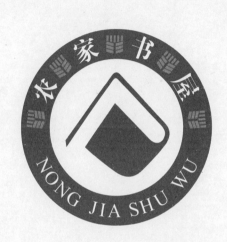

农家书屋

NONG JIA SHU WU

LINCHUANG CHANGJIANBINGZHENG JIJIU ZHENLIAO ZHINAN

临床常见病症急救诊疗指南

主编 李 莉 李福琴 刘 毅

河南大学出版社

·开封·

图书在版编目(CIP)数据

临床常见病症急救诊疗指南/李莉,李福琴,刘毅主编. —开封:河南大学出版社,
2010.2 (2011.3 重印)

ISBN 978-7-5649-0127-1

Ⅰ.①临…　Ⅱ.①李…②李…③刘…　Ⅲ.①常见病:急性病－急性－指南②常见病:急性病－诊疗－指南　Ⅳ.①R459.7－62

中国版本图书馆 CIP 数据核字(2010)第 023219 号

责任编辑　余建国
责任校对　谢　冰
封面设计　马　龙

出　版	河南大学出版社		
	地址:河南省开封市明伦街 85 号	邮编:475001	
	电话:0378-2825001(营销部)	网址:www.hupress.com	
排　版	郑州市今日文教印制有限公司		
印　刷	开封市精彩印务有限公司		
版　次	2010 年 3 月第 1 版	印　次	2011 年 3 月第 2 次印刷
开　本	787mm×1092mm　1/16	印　张	11.50
字　数	260 千字	印　数	5001－30000 册
定　价	25.00 元		

临床常见病症急救诊疗指南编委会

主　编　李　莉　李福琴　刘　毅

编　委　（按姓氏笔划排序）

王明太　冯亚民　朱　光　陈聚伍

吴景录　罗希芝　赵龙现　秦历杰

前　言

四川汶川特大地震灾害发生之后，我们经历和目睹了太多的人间悲剧，痛苦和悲恸像电流一样传遍了中华民族的筋脉和肌体。这不仅是汶川之痛、中国之痛，也是人类之痛！在残酷的自然灾难面前，我们看到了生命的脆弱，倍感生命的珍贵。至此，我们才发现，灾难发生后自救互救知识的普及是多么的重要，专业医务人员尤其是急救人员救援水平的不断提高是多么的迫切。

为了能够快速、有效应对各类突发事件，努力建设一支高素质的专业医疗救援队伍，适应"覆盖城乡、功能完善、运转协调、救治有力"的医疗急救服务体系建设需求，我们围绕日常急救工作和突发应急工作中的常见病症，结合临床工作经验，编写了这本书，希望能为从事急诊急救工作的医务人员带来方便，推动急救工作的健康、快速发展。

本书由来自河南省人民医院、郑州大学第一附属医院、郑州大学第二附属医院、郑州大学第五附属医院、解放军153中心医院、河南省漯河市中心医院、河南省新乡市中心医院、河南省三门峡市中心医院从事急诊急救工作的医疗和护理专家共同编写，参与本书编写的王明太、冯亚民、刘毅、朱光、李莉、李福琴、陈聚伍、吴景录、罗希芝、赵龙现、秦历杰等各位专家教授均来自于临床一线，并具有较强的带教工作能力。全书共分七个部分，涵盖了内、外科常见急症的诊治要点和急救护理常识，内容新颖，图文并茂，贴近临床，是临床医务人员快速掌握急救知识及操作技能的必备手册之一，也是医院急诊急救日常培训、考核的实用教材。

由于编写时间仓促，书中难免存在疏漏和不足之处，恳请读者批评指正。

编　者

2009 年 12 月

目　　录

第一章 绪 论

急救医学是一门新兴的医学学科,也是一门多专业的综合学科。它是处理和研究各种急性病变和急性创伤的一门新专业,也就是指在短时间内,对威胁人类生命安全的意外灾害和疾病,所采取的一种紧急救护措施的科学。它不处理伤病的全过程,而是把重点放在处理伤病急救阶段,其内容主要是:心、肺、脑的复苏,循环功能引起的休克,急性创伤,多器官功能衰竭,急性中毒等。并且急救医学还要研究和设计现场抢救、运输、通讯等方面的问题,所以急救医学从广义范围讲主要包括:院前急救、院内急诊和重症监护三部分。这三部分构成急救医学的全过程,它们彼此各有特点和重点,但彼此之间又相互紧密联系。

现代医学的进步给急救医学赋予了新的概念和内涵,急救医学侧重于对急危重症、创伤、灾害事件的急救反应能力,包括人员、车辆、通讯的调动准备,现场初级抢救、转运过程,到达医院的抢救等,更加突出了抢救生命和稳定生命指征的救治和组织管理,其核心是急救的合理过程;还涉及熟练并有效的运用常用的急救技术,也包括培训非专业人员或普通公众了解掌握必要的急救知识和技能,鼓励他们参与到突发事件伤病员的自救、互救中去。

第一节 急救医学发展历程

一、我国急救医学发展简史

从 20 世纪 50 年代起,我国参照前苏联模式在一些大中城市建立急救站,80 年代我国现代急救医疗体系开始起步,1980 年卫生部颁布了《关于加强城市急救工作的意见》,促进了急救相关领域的学术交流。1985 年,中华医学会急诊医学分会建立,1986 年,卫生部与邮电部门正式对外公布 120 急救电话号码。与此同时急救医学刊物相继创刊,如《中国急救医学》、《急诊医学》等。到 20 世纪 90 年代末期,全国县及县以上医院基本上都建立了急诊科,大中城市建立了独立或附属于医院的急救中心,急诊医学学科体系初见雏形。2003 年国务院正式颁布了《突发公共卫生事件应急条例》,明确提出:"县级以上各级人民政府应当加强急救医疗服务网络的建设,配备相应的医疗救治药物、技术、设备和人员,提高医疗卫生机构应对各类突发事件的救治能力"。部分省份在各自辖区内也尝试加强了医疗急救体系建设与管理工作,急救体系建设呈现出快速、稳步、有序的发展态势。

二、我国目前急救工作存在的问题

(一) 应急资源底数不清

医疗卫生资源底数不清是目前制约医疗急救事业发展的首要问题,由于多年以来,医疗卫生事业中医疗机构分散,紧急状态下可调配使用的救护车辆、病床、担架、急救必备药品、器械等底数不详尽,加上部分基层医疗急救资源的不合理设置,导致了急救资源的重复建设甚至闲置。

(二)急救队伍素质仍需继续加强

急救队伍在人员组成上各地差别较大,有的是主治医师、医师或助理医师,有的配置护士,有的配置担架员,而医生的来源也各种各样,没有一个统一的门槛,没有一个统一的准入制度,也没有先前接受过专门的急救训练。近几年全国各地通过不同形式的急救技术比武、培训等活动的开展,急救人员的整体素质得到了明显提高,但急救新技术的普及和应用工作任务仍十分艰巨,急救培训工作力度仍需继续加强。

(三)急救站建设不规范

由于历史、地理、环境等原因,多数急救站建设不规范,广泛表现在布局不合理,急救流程未能实现便捷、顺畅,存在着抢救单元面积过小等现象。急救站的设置和审批也存在着一定差异,有的城市急救网络布设过密,有的城市急救站辐射半径过大,不能满足急救需求,农村地区存在大面积急救盲区。

(四)院前急救质量不均,急救质控工作未能开展

在建设、完善急救网络过程中,对急救网络日常管理力度不够,没有实现对急救网络的真正分级管理,行业的准入制度也没有全面开展。在规范救护车装备,健全管理监督机制,定期对急救站进行质控管理等方面应加强工作力度。对医德医风、医疗质量、抢救常规、服务态度、收费情况以及规范化服务如:出车速度、转送病人、病历、处方、设备管理、车辆管理、护理质量、医院感染控制等方面还应进行重点监控。

(五)应急准备能力不足,应急预案闲置率高

对于突发公共事件,目前的医疗急救体系缺乏一个有效的、可行的、规范的、科学的应急处理机制,缺乏明确责任、分工与义务、规范应对的行为。而以往在突发事件发生时,临时组建指挥系统,没有完善的应急预案对指挥机构定位,存在着现场协作关系和信息沟通等表述不明确。同时缺乏突发事件灾难的阶段性评估,以及执行机构的组织、准备、动员、运作、培训、演练、监测工作的支持和约束,致使指挥协调功能的乏力,以至于医疗救助指挥混乱。特别是面对突发疫情,多是需要卫生、公安、交通、工商等诸多部门的协调配合,但长期的部门条块分割,造成信息沟通有障碍,使得应急处理表现为"反应时间"的迟缓,政府的决策缺乏信息依据而难以迅速贯彻执行。非典疫情之后,各行各业都制定了各种详细的应急预案,但受体制和习惯行为的影响,当突发事件来临时,多靠传统的临时指挥协调来应对,应急预案难以真正落实,应急预案闲置率较高。

(六)体系缺乏科学管理

急救网络内的急救机构体制多样,隶属关系复杂,资金投入渠道不同,造成医疗网络内急救站点建设的工作滞后。生存条件成为个别急救站的主要问题,严重影响指挥的实施,指令的执行和机构的建设,还有人员的培训和队伍的稳定工作。

第二节　医疗急救服务体系介绍

一、国外急救模式简介

美国的大都市医疗反应系统：美国政府认为公共卫生安全与国防安全、金融安全、信息安全都是国家安全重点，1979 年 4 月就成立了联邦应急管理署，主要负责联邦政府对大型灾害的预防、监测、响应、救援和恢复工作，是国家级的紧急事务管理系统机构。大都市医疗反应系统(简称 MMRS)隶属于美国卫生部的突发事件准备办公室，是一个地方层次的、对恐怖事件和大规模伤害等公共卫生突发事件进行反应的运作系统。这个系统使大都市能在城市范围内管理公共卫生突发事件，直到州或联邦政府反应的到来。1996年，在乔治亚州亚特兰大和华盛顿特区首次建立了大都市医疗袭击反应队。到 1997 年，25 个城市约定成立地方系统，2000 年，有 25 个城市建立了地方的 MMRS，到 2003 年共有 97 个城市建立了 MMRS。MMRS 的主要特征是：具有完善的医疗反应系统，有详细的反应和操作计划，有受过专业化训练的各层次反应人员，有专门的突发事件反应设备，有专门的医疗设备和药物储备，有高效率的医疗运输和治疗能力。

英国公共卫生突发事件管理体系：近年来，英国在公共卫生领域灾难频频，疯牛病、口蹄疫、猪瘟等的流行，不仅严重打击了英国的畜牧业，对公众健康也造成了严重损害。在处理危机的同时，英国政府通过不断改进和调整，积累了丰富经验，并形成了应对各种突发公共卫生事件的机制和网络。英国的公共卫生管理以及卫生服务的提供由卫生部及其指导下的的国民医疗服务体系共同承担，卫生部和国民医疗服务体系是公共卫生突发事件管理和服务的主体。

日本的紧急医疗系统：日本的紧急医疗系统以日本首都东京为例，东京特别区卫生主管部门实施对医疗机构的管理、监察和引导的职能。同时，统一管理医生、护士和专业医护人员，共同建立社区医疗护理系统。日常紧急医疗系统包括：全天候紧急医疗系统；边远地区的紧急医疗护理；市立医院的紧急医疗；社区医疗功能协调系统等四个方面。

法国院前急救系统：法国急救电话号码为 15，日常院前急救工作主要由消防队员承担，消防队员承担着消防、现场治安、伤员转运等职能，受过初步的院前急救常识培训。

二、国内医疗急救模式简介

【院前急救型】

以院前急救为主要任务，不设床位，出诊时随车人员为急救医师。其优点是专职人员完成院前急救工作，将院前急救做的更加标准化，不需院内医生承担任务，一定程度上减轻了院内医生的负担。缺点为院前布点不足，要完善院前分站的建设需要大量的资金投入。

【依托服务型】

依托医疗机构急诊科建立医疗急救体系，由于不是独立建制，急救中心人员工资、运行成本等由医院承担，减少了政府的负担，但却增加了医院的负担。其优点是不需要重新建设急救站,可以用一套资源完成两套工作。现场急救人员均为专职的医师,具有较高的业务水平。院前和院内通常情况下由同一人员完成,在衔接上较为方便。缺点是增加医务人员工作负担,不利于院内急诊的发展,转运不合理,运行成本高,管理不到位。

【独立设置型】

特点是急救中心独立的完成院前急救——院内急诊——重症监护的急救三环紧扣。优点是形成了院前急救与院内急诊的最佳有机结合,使患者在救治过程中享受到最完整的一体化服务。缺点为城市负担重,容易造成重复建设,资源浪费,并且运转半径大,不利于快速急救反应。

【指挥调度型】

受当地卫生行政部门委托,成立独立的120急救指挥中心,按照"统一指挥调度、划区就近出诊、尊重病人意愿、合理分流转运、保证急救质量"的原则,本着"就近、就急、就专业"的目标,开展急救指挥调度,派遣离事发地点最近的急救站派急救车辆赴现场开展医疗救援工作。较为成功的模式以河南省为例,全省各省辖市和县级全部建立了120急救指挥中心,行使指挥调度职能。优点是有统一的指挥和调度,在安排急救站出诊、救护车辆和人员时可以统筹安排,在重大突发事件发生后,能够在较短时间内协调辖区大量救护车辆和人员投入医疗救护工作中。缺点是只设指挥中心,没有下属直接的救治队伍,并且对医疗机构的管理缺乏行政约束力,在管理方面存在着较大工作难度,需要指挥中心认真进行协调解决。

三、医疗急救体系建设要求

(一)加强领导,统一思想认识

医疗急救工作是卫生部门的形象和窗口,是医疗机构综合救治能力的客观反映,与人民群众的身体健康和生命安全密切相关。卫生行政主管部门和医疗机构要把建立健全医疗急救服务体系作为保障人民健康,维护社会稳定,树立政府形象的德政工程去认真实施,同时要加大对医疗急救工作的资金投入和政策扶持力度,努力为医疗急救事业的持续稳步发展创造良好的外围环境。

(二)明确目标,落实责任制度

医疗急救服务体系的建设需要及时明确责任目标,分解工作任务,落实责任制度,要形成一种一把手负总责,各分管领导具体负责,分工明确,责任到人的管理体制,使各级管理部门人员心中有目标,肩上有担挑,确保各项任务的落实。

(三)科学设置,严格统一管理

要积极制定急救站、急诊科建设基本标准,并按照标准要求,积极开展急救站、急诊科设置的科学考评工作。要本着属地管理的原则,对辖区的急救站进行统一编号设置,统一形象、统一车辆喷饰和人员着装,努力树立急救行业形象。

(四)严格培训,加强日常监管

要建立急救人员长效培训规划,严格急救岗位人员准入条件,探索急救队伍稳定与发展的长效工作机制。编写急救人员岗位培训教材,分批分类对医疗急救人员、调度员、救护车司机等人员开展培训工作。要围绕加强日常管理,强化基本技能,由各级卫生行政部门和医疗机构定期或不定期组织开展形式多样的急救基本技能比武与演练活动,并将医务人员的急救基本技能水平作为急救站、急诊科考核验收以及医院管理工作评价的重要依据之一。

(五)健全队伍,完善救援机制

要加快县级突发公共事件应急医疗救治队伍建设,建立健全符合当地实际的省、市、县三级应急医疗救治队伍,并完成对应急医疗救治队伍的培训工作。认真研究紧急医疗救援机制,结合重大活动的医疗卫生保障工作,探索建立规范、科学、高效的大规模突发事件或群死群伤事件紧急医疗救援模式,完善科学、规范、有效应对各种突发事件的程序和措施。

第三节 急救医师标准

【希波克拉底誓言】

凡授我艺者,敬之如父母,作为终身同业伴侣,彼有急需,我接济之。视彼儿女,犹我兄弟,如欲受业,当免费并无条件传授之。凡我所知,无论口授书传,俱传之吾与吾师之子及发誓遵守此约之生徒,此外不传与他人。

我愿尽余之能力与判断力所及,遵守为病家谋利益之信条,并检束一切堕落和害人行为,我不得将危害药品给与他人,并不作该项之指导,虽有人请求亦必不与之。尤不为妇人施堕胎手术。我愿以此纯洁与神圣之精神,终身执行我职务。凡患结石者,我不施手术,此则有待于专家为之。无论至于何处,遇男或女,贵人及奴婢,我之唯一目的,为病家谋幸福,并检点吾身,不作各种害人及恶劣行为,尤不作诱奸之事。

凡我所见所闻,无论有无业务关系,我认为应守秘密者,我愿保守秘密。尚使我严守上述誓言时,请求神祇让我生命与医术能得无上光荣,我苟违誓,天地鬼神实共殛之。

【医学生誓言】

健康所系,性命相托。当我步入神圣医学学府的时刻,谨庄严宣誓:我志愿献身医学,热爱祖国,忠于人民,恪守医德,尊师守纪,刻苦钻研,孜孜不倦,精益求精,全面发展。我决心竭尽全力除人类之病痛,助健康之完美,维护医术的圣洁和荣誉。救死扶伤,不辞艰辛,执著追求,为祖国医药卫生事业的发展和人类身心健康奋斗终生。

【急救医师具备的三种素质】

(一)道德素质

我国卫生事业是具有一定福利性的社会公益性事业。公立医疗机构的医务人员尤其是急救人员直接践行政府的这一福利政策,其医德如何关系到国家这一福利政策的落实,关系到社会公平和正义的实现。卫生工作还直接关系到社会稳定及对人权的尊重等一系列重要问题,所以必须对医务人员进行道德规范教育,使医德转化为医务人员的个人内在品质,从而在诊疗活动中真正体现出为人民服务的意识。急救医师的道德素质决定了在紧急状态下能否行使人道主义、治病救人,体现行业形象的关键所在。

(二)心理素质

要具备细致周到、善解人意和仁爱坦诚,即对病人的同情和关爱。要机敏、沉着、体力充沛、勇于攻坚、奋不顾身，即对病人的高度社会责任感。要有广博的知识、娴熟的组织协调能力、高度的注意力和领悟力。有高超的处理与同事、病人家属和社会关系的能力，具有一定的心理承受能力和自我调节能力。

（三）技术素质

广博的医学知识——对疾病的敏锐洞察力。

深谙急救技术——熟练的技术操作能力。

掌握专业领域的进展和趋势——科学研究能力。

善于总结和积累临床经验和教训——自我更新能力。

【急救医师应具备的七种意识】

（一）服务意识

要为患者提供优良的就医环境，不断加强卫生服务能力建设；落实便民措施，实行导诊咨询服务，开展卫生宣教，落实首诊负责制；维护患者的知情权，推行医疗费用"一日清单"制，建立医疗费用查询系统和农村医保对象医疗费用直报制度，签订医患关系合约书和手术费用知情同意书；实行"微笑"服务，讲文明用语、禁服务忌语，道一声问候，送一个微笑，营造一种温馨和谐的舒适氛围，使患者有在院如在家的感觉。

（二）质量意识

要把医疗质量和医疗安全作为医院工作的生命线来抓。要通过教育促进医务人员增强法律与安全意识，时刻保持医疗质量"高压"态势，做到警钟长鸣。强化医疗文书书写质量，及时、准确、规范完成各种医疗文书，尤其是病历的书写质量，一定要常抓不懈，从而有效的防范医疗纠纷。要严格执行医疗护理操作常规，规范工作行为，不发生工作差错，不断提升医疗技术水平，杜绝等级医疗事故的发生。

（三）协作意识

急救工作的开展，往往需要多个专业、兄弟科室和多名医务人员共同努力和密切协作才能完成。要在医生之间、医护之间建立一种新型的同志式的关系，在临床科室和医技科室及兄弟科室之间互相尊重劳动成果。

（四）创新意识

要积极研究和追踪国内外医学前沿领域，注重学习、引进高新技术和医学边缘学科技术，不断挖掘自身潜力，敢于填补空白。开展科研探索，促进研究成果迅速向临床转化，形成科技创新氛围。

（五）风险意识

要正确认识医疗事业发展的受益性和风险性，引导患者客观、理性的认识医学的发展。科学进行风险告知和手术知情同意，规范医疗文书书写，正确把握手术适应症，牢固树立风险意识，科学、客观地进行病情风险评估。

（六）奉献意识

清代医生费伯雄曾说："抢救人而学医则可，欲谋利而学医则不可"。在当前医疗领域中，医德医风问题关系到一个医院的声誉，因此，引导树立"患者至上，服务第一"的服务宗旨是广大医务工作者的首要责任。

（七）自我心理调节意识

要有一个坦荡的胸怀，一颗热忱的心态，一对奉献的双手，一个可调的心态，最终取得一个美好的结果。

第四节　急救质量控制探讨

急诊急救工作是医院的重要窗口，是抢救患者生命的前沿阵地，是医院为患者提供医疗服务的重要部门。急诊急救质量控制工作是医院医疗质量控制工作的缩影和综合体现，是医院医疗技术水平的集中反映，是衡量医院管理水平的重要标志，急诊急救质控工作的好坏直接影响医院在社会中的地位和声誉，急诊质量管理在医院质量管理中占有越来越重要的地位。因此，加强急诊急救质量控制工作已成为现代医院建设和发展的客观要求。

一、急救质量控制

【急救质量控制内容】

（一）医疗文件书写

医疗文件书写是急诊医师最重要的、经常性的基础医疗工作，其质量反映出诊疗的质量和医院管理的水平，体现医师的综合素质和工作作风，也是病人诊治过程一个有法律依据的记录，必须加以重视，定期检查。主要包括门诊病历书写质量；抢救记录书写质量；各种检查申请单、处方书写质量；检查结果报告单书写质量；急诊护理记录、表格书写质量等。

（二）医疗质量指标评价考核

医疗质量指标是衡量和评价急诊医疗质量的主要客观依据，反映了科室急诊工作情况。定期（每月）对医疗质量指标进行统计分析、评估是急诊质量控制的主要内容，也是质量管理的经常性工作。不同的医院和不同的时期医疗质量标准的要求都不相同，要建立和完善符合实际的急诊质量指标体系，积极开展质量认证，严格按指标完成情况进行考核，推动质量不断提高。

（三）服务质量

服务质量是保证医疗质量的重要方面，是急诊工作质量的综合体现，是质量控制的重点内容之一，主要包括服务态度是否热情；服务语言是否文明；服务行为是否规范；服务措施是否落实；服务标准是否到位；服务设施是否完善；服务结果是否满意。

（四）环境质量

急诊环境质量主要体现在：建筑布局是否符合病人和医疗的需要；一次性医疗用品的处理及保洁措施是否符合院内感染控制的要求；路标、指示牌是否醒目清晰、准确，符合规范；诊区是否干净、整洁。

（五）病人满意度评价

病人对急诊工作的满意程度是评价质量的重要指标。要定期对急诊病人进行满意度调查（一般每季度进行一次），对调查结果进行认真分析，查找工作中存在的问题和薄弱环节,将意见和问题整合,进行认真的分析,找出问题所在并提出改进措施。建立病人投诉制度,重视病人的意见和建议。通过对病人满意度评价,促进急诊工作的不断改进。

(六) 缺陷管理

缺陷管理是质量控制的重要内容,是改进和提高工作质量和服务水平必不可少的手段,必须给予足够重视。急诊急救工作的特点决定了医疗服务的缺陷容易发生,只是缺陷的性质和程度不同。控制和减少甚至杜绝医疗缺陷,确保医疗安全是提高急诊质量的前提。要制定防范医疗护理差错及事故的措施和医疗护理服务规范,严格执行规章制度,把零缺陷作为急诊质量管理的目标。

(七) 规章制度执行情况

建立和完善并严格执行各项规章制度是加强急诊质量控制工作的基本内容和方法。质量控制必须依靠规章制度。对交接班及值班制度、首诊负责制度,新技术、新业务准入审批制度、消毒隔离制度、疾病监控报告制度等各项规章制度落实情况要进行经常检查,提高急诊各级、各类人员执行规章制度的自觉性。

【急诊质量评价的主要标准】

质量评价是质量控制的重要环节,也是一项十分复杂的工作。急诊质量评价主要体现在:诊断是否正确、全面、及时;治疗是否及时、有效、彻底,副作用大小及程度;检查、治疗方法是否给病人造成不应有的痛苦或损伤,是否有并发症或院内感染;医疗费用是否合理;病人对诊疗过程是否满意等等。主要指标有以下两个方面。

(一) 基本统计指标

急诊病人抢救成功率,指危重、急症病人在急诊科经过紧急救治后抢救成功的人数,即:急诊病人抢救成功率=抢救成功人数/抢救总人数。一般要求在80%以上。急诊病人抢救成功率是评价治疗质量、技术水平以及医院应急救治能力的重要指标。急诊质量在很多方面体现在基础医疗护理质量上,要纠正医护人员只重视掌握高新技术而忽视基础工作的做法。按规定的质量标准检查急诊病历、处方、检查申请单,书写合格的份数分别占检查总份数的比例,用百分数表示。按规定的质量标准检查急诊抢救和观察病房的护理记录、表格,书写的合格数分别占检查总数的比例,用百分数表示。

(二) 病人满意度

病人满意度是一项重要的质量评价指标,越来越受到医院管理者的重视,也是衡量医疗和服务质量的最高标准。病人满意度的概念:病人满意度是指在一定的就诊病人人群中对医院提供的医疗服务有满意感的人所占的比例。病人满意度调查内容主要包括:病人对急诊就医过程、治疗效果是否满意;对检查、治疗措施是否放心;认为医疗费用是否合理;社会对医院整体服务功能的满意程度是否认可和有好的评价。满意度调查结果可作为评价医院管理水平、医疗和服务质量等方面的重要指标,从一个侧面反映医院在社会中的地位和形象,为医院改善医疗服务状况,提高整体医疗服务水平,增强医院的社会声誉和竞争力提供重要参考。病人满意度的影响因素:医护人员的服务态度、技术水平和治疗结果是影响病人满意度的主要因素;医院设备、就医环境、医疗费用对病人的满意度产生一定影响;病人的主观感受是影响病人满意度重要的、也是最终的因素。另外,调查统计方法对病人满意度的结果也有影响。

【加强急诊质量控制的主要措施】

（一）转变观念

从领导层来说要把急诊建设摆在重要位置，急诊的特点决定了在为病人提供医疗服务上的重要性。随着医疗卫生体制改革的不断深化，医院面临着前所未有的发展机遇和竞争挑战，急诊在巩固和扩大医院的医疗市场上发挥着越来越重要的作用，加强急诊建设是医院建设和发展的必然要求。一是纠正急诊工作平庸，难出成绩，浪费时间的错误观念，提高急诊工作对医学人才培养重要性的认识；二是纠正把急诊科作为医院安置调皮捣蛋，不好好工作医护人员的传统做法，提高新形势下对急诊高素质人才需求的迫切性认识；三是把急诊科作为重点科室，从医院发展的战略高度加强急诊建设，政策上给予重点扶持和倾斜，研究解决急诊建设中遇到的问题，促进急诊质量的不断提高。

（二）以人为本

建立健全急诊质量保证体系，加强急诊质量管理是医院建设永恒的主题。建立健全急诊质量保证体系，是质量建设的根本要求。建立一支相对稳定的高素质急诊急救队伍是保证急诊质量的前提。急诊医疗质量主要体现在急诊医师的技术水平上，急诊质量控制的关键环节在于对急诊医师的管理。一是建立急诊医师的准入制度；二是制定急诊会诊管理规定；三是实行岗位培训制度；四是严格规章制度的落实。医务人员的行为规范和医疗准则，必须认真自觉地遵守，切实把执行规章制度作为保证和提高医疗质量的重要手段，特别是与病人生命安危密切相关的制度，必须落到实处。要始终关注和把握影响医疗质量管理、制约质量提高的关键环节，努力寻求提高急诊质量和技术水平的创新点。借鉴ISO9000标准，建立并不断完善急诊质量评价体系，科学、客观评价急诊质量。遵循先进性、科学性、实用性和可操作性的原则，建立健全各种急危重症病人的抢救流程，制定服务规程或技术操作规程，要从制度上把好病人救治过程的环节质量关。

（三）加强工作程序和抢救流程建设

对急诊病人的抢救和治疗，有许多成熟的抢救技术和基本指南，这些应成为程序化治疗步骤，使每个急救医护人员掌握，避免忙中出错，使急重症抢救有章可循。急诊科危重病人多，变化快，病情复杂，特别是群死群伤，大型突发事件应建立详细的应急预案。

（四）实施多学科抢救小组和恰当的组织管理

其宗旨是实现急救一体化、抢救现场化、技术现代化，救治小组对任务的分派必须是一目了然，医生确保领导所作出全部决定能够有效实施，在时间和空间上协调众多的医疗参与者。

（五）建立健全急救网络

急诊工作牵涉到全院各科，特别是多脏器疾病的抢救，需要多学科的广泛合作，院内建立急救网络确定符合网络资质的人员名单，确定网络启动的方式，确定不同级别网络对应的疾病类型，确定联络保障方式：手机、固定电话、对讲机、短信平台等。

【影响急诊质量的主要因素】

影响急诊质量的因素诸多，有主观因素，也有客观因素；有可控因素，也有不可控因素；有病人因素，也有医护人员因素。从医院自身的角度分析，就可控因素而言，影响急诊质量主要有四大因素。

（一）人员因素

人员因素主要指急诊医护人员的因素,是影响急诊质量的首要因素。主要有以下三个方面:一是人员的素质。医护人员的素质包括思想作风、业务水平、表达能力、责任心和良好的人际关系及协作精神等。医护人员的医学知识和临床经验以及技术熟练程度对急诊质量有着重要的影响。医护人员的素质越高,急诊质量就越高。培养和选拔高素质的医学人才是提高急诊质量的根本保证。二是人员的配备。主要指医护人员数量和职称结构上的安排是否能满足实际工作的需要,医护人员技术水平直接影响到急诊质量。三是人员的协作状况。急诊疑难、危重病人多,往往需要多科会诊,共同完成诊疗工作,医务人员的协作精神对提高质量特别重要。不同科室之间、医护人员之间的相互协作、密切配合的程度可以直接或间接影响急诊的质量,协作越好,诊疗工作组织越周密,质量就越有保证。

（二）技术因素

医护人员的医疗护理技术水平是影响急诊质量的关键因素。技术决定质量,有什么样的技术就有什么样水平的质量,质量随着技术的提高而提高。急救人员技术实力和优势越强,急诊质量就会越高。

（三）设备因素

医疗仪器设备是影响急诊质量的重要因素,医疗仪器设备现代化先进程度对医疗质量和水平有直接的影响。高、精、尖的医疗仪器设备使疾病的诊断和治疗更加简便、准确,更加有效,损伤更小,能够使医疗质量提高到新的层次和水平,是提高医疗质量非常必要的物质基础。急救设备齐全、功能完好的状况也是保证急救病人能够得到迅速救治的关键。

（四）管理因素

科学管理是急诊质量影响因素中的核心因素,是提高医疗质量的重要保证。管理可以调动一切影响质量的因素发挥出最大的效应。管理促进质量,质量体现管理。质量教育、质量评价、质量改进、质量保证、质量创新的过程是管理的过程。

二、急诊科设置和布局

【设置要求】

急诊科是医院急症诊疗的首诊场所,也是社会医疗服务体系的重要组成部分。急诊科实行 24 小时开放,承担来院急诊患者的紧急诊疗服务,为患者及时获得后续的专科诊疗服务提供支持和保障。急诊科应当具备与医院级别、功能和任务相适应的场所、设施、设备、药品和技术力量,以保障急诊工作及时有效开展。

急诊科应当设在医院内便于患者迅速到达的区域,并临近大型影像检查等急诊医疗依赖较强的部门。急诊科入口应当通畅,设有无障碍通道,方便轮椅、平车出入,并设有救护车通道和专用停靠处;有条件的可分设普通急诊患者、危重伤病患者和救护车出入通道。急诊科应当设医疗区和支持区。医疗区包括分诊处、就诊室、治疗室、处置室、抢救室和观察室,三级综合医院和有条件的二级综合医院应当设急诊手术室和急诊重症监护室;支持区包括挂号、各类辅助检查部门、药房、收费等部门。

医疗区和支持区应当合理布局,有利于缩短急诊检查和抢救距离半径。

急诊科应当有醒目的路标和标识,以方便和引导患者就诊,与手术室、重症医学科等相连接的院内紧急救治绿色通道标识应当清楚明显。在医院挂号、化验、药房、收费等窗口应当有抢救患者优先的措施。

急诊科医疗急救应当与院前急救有效衔接,并与紧急诊疗相关科室的服务保持连续与畅通,保障患者获得连贯医疗的可行性。

急诊科应当明亮,通风良好,候诊区宽敞,就诊流程便捷通畅,建筑格局和设施应当符合医院感控管理的要求。儿科急诊应当根据儿童的特点,提供适合患儿的就诊环境。

急诊科抢救室应当临近急诊分诊处,根据需要设置相应数量的抢救床,每床净使用面积不少于 12 平方米。抢救室内应当备有急救药品、器械及心肺复苏、监护等抢救设备,并应当具有必要时施行紧急外科处置的功能。

急诊科应当根据急诊患者流量和专业特点设置观察床,以收治需要在急诊临时观察的患者,观察床数量根据医院承担的医疗任务和急诊病人量确定。急诊患者留观时间原则上不超过 72 小时。

急诊科应当设有急诊通讯装置(电话、传呼、对讲机)。有条件的医院可建立急诊临床信息系统,为医疗、护理、感控、医技、保障和保卫等部门及时提供信息,并逐步实现与卫生行政部门和院前急救信息系统的对接。

三、急诊科管理

医院须建立相关急诊科管理制度,保证急诊科能够执行"急诊"和"急救"医疗的功能,并能与医院相关联科室协调运转。

(一)建立院长领导下的急诊管理体制

急诊工作既要形成独立的系统,又要与医院各科室、各部门密切相联系。它是全院医疗水平的综合体现。急诊管理应建立业务主管院长直接领导下的管理体制,在业务主管院长领导下,成立急诊领导小组,成员有医务处(或门诊部)主任,护理部主任,内、外、妇产科主任,急诊科主任、护士长。急诊科日常业务接受医务处(或门诊部)指导,遇有重大抢救,为了调动全院各部门协同作战,则由急诊领导小组参加指挥。

(二)急诊科人员配备要求

1. 急诊科应当根据每日就诊人次、病种和急诊科医疗和教学功能等配备医护人员。

2. 急诊科应当配备足够数量,受过专门训练,掌握急诊医学基本理论、基础知识和基本操作技能、具备独立工作能力的医护人员。

3. 急诊科应当有固定的急诊医师,且不少于在岗医师的 75%,医师梯队结构合理。

4. 除正在接受住院医师规范化培训的医师外,急诊医师应当具有 3 年以上临床工作经验,具备独立处理常见急诊病症的基本能力,熟练掌握心肺复苏、气管插管、深静脉穿刺、动脉穿刺、心电复律、呼吸机、血液净化及创伤急救等基本技能,并定期接受急救技能的再培训,再培训间隔时间原则上不超过 2 年。

5. 三级综合医院急诊科主任应由具备急诊医学副高以上专业技术职务任职资格的医师担任。二级综合医院的急诊科主任应当由具备急诊医学中级以上专业技术职务任职资格的医师担任。

6. 急诊科主任负责本科室的医疗、教学、科研、预防和行政管理工作,是急诊科诊疗质量、病人安全管理和学科建设的第一责任人。

7. 急诊科应当有固定的急诊护士,且不少于在岗护士的75％,护士结构梯队合理。

8. 急诊护士应当具有3年以上临床护理工作经验,经规范化培训合格,掌握急诊、危重症患者的急救护理技能,常见急救操作技术的配合及急诊护理工作内涵与流程,并定期接受急救技能的再培训,再培训间隔时间原则上不超过2年。

9. 三级综合医院急诊科护士长应当由具备主管护师以上任职资格和2年以上急诊临床护理工作经验的护师担任。二级综合医院的急诊科护士长应当由具备护师以上任职资格和1年以上急诊临床护理工作经验的护师担任。

10. 护士长负责本科室的护理管理工作,是本科室护理质量的第一责任人。

11. 急诊科以急诊医师及急诊护士为主,承担各种病人的抢救、鉴别诊断和应急处理工作。急诊患者较多的医院,还应安排妇产科、儿科、耳鼻喉科等医师承担本专业的急诊工作。

12. 急诊科可根据实际需要配置行政管理和其他辅助人员。

(三)急诊科仪器和设备

急诊科应备有"五机"和"九包"。"五机"包括呼吸机、心电图机、电动吸痰器、电动洗胃机、除颤起搏器。有条件的应具备中心给氧装置及中心吸引装置。"九包"包括腰穿包、气管切开包、深静脉穿刺包、静脉切开包、清创缝合包、输液包、输血包、导尿包、胸腔及腹腔穿刺包,此外胃肠减压包、开胸包、烧伤包也是应备的。各种仪器及设备应定人保管,定点放置,定期检查维修,建立使用说明卡,用后立即消毒,并及时安装齐备,归还原处,以备急用。急救仪器设备完好率100％。

(四)急救药品

急诊科备用的急救药品要齐全,主要包括中枢神经系统兴奋剂,升压、降压药,强心剂,利尿及脱水剂,抗心律失常药,血管扩张药,解痉药,镇静药,止痛药,解热药,止血药,解毒药,止咳平喘药,激素类药,局部麻醉药,纠正水电解质酸碱失衡药及常用液体如葡萄糖液、平衡盐液等。各种药品应标签清晰,分类定位放置,定人管理,定期清查,及时补充;毒、麻药品应加锁保管,并列入交班内容。

(五)科室管理

1. 急诊科应当建立健全并严格遵守执行各项规章制度、岗位职责和相关诊疗技术规范、操作规程,保证医疗服务质量及医疗安全。

2. 急诊科应当根据急诊医疗工作制度与诊疗规范的要求,在规定时间内完成急救诊疗工作。急诊实行首诊负责制,不得以任何理由拒绝或推诿急诊患者,对危重急诊患者按照"先及时救治,后补交费用"的原则救治,确保急诊救治工作及时有效进行。

3. 急诊应当制定并严格执行分诊程序及分诊原则,按病人的疾病危险程度进行分诊,对可能危及生命安全的患者应当立即实施抢救。

4. 急诊科要设立针对不同病情急诊病人的停留区域,保证抢救室危重病人生命体征稳定后能及时转出,使其保持足够空间便于应对突来的其他危重病人急救。

5. 急诊科内常备的抢救药品应当定期检查和更换,保证药品在使用有效期内。麻醉药品和精神药品等特殊药品,应按照国家有关规定管理。

6. 急诊科应当对抢救设备进行定期检查和维护,保证设备完好率达到100％,并合理摆放,有序管理。

7. 急诊科医护人员应当按照病历书写有关规定要求书写医疗文书,确保每一位急诊患者都有急诊病历,要记录诊疗的全过程和患者去向。

8. 急诊科应当遵循《医院感染控制管理办法》及相关法律法规的要求,加强医院感控管理,严格执行标准预防及卫生规范,并对特殊感染病人进行隔离。

9. 急诊科在实施重大抢救时,特别是在应对突发公共卫生事件或群体灾害事件时,应当按规定及时报告医院相关部门,医院根据情况启动相应的处置程序。

10. 医院应当加强对急诊科的质量控制和管理,急诊科指定专(兼)职人员负责本科医疗质量和安全管理。

11. 医院及医务管理部门应当指定专(兼)职人员负责急诊科管理,帮助协调紧急情况下各科室、部门的协作,指挥与协调重大抢救和急诊患者分流问题。

12. 医院应当制定主要常见急危重症的抢救流程和处置预案,做到急诊科抢救关键措施及相关医技等科室支持配合有章可循。各类辅助检查部门应当按规定时间出具急诊检查报告,药房等部门应当按有关规定优先向急诊患者提供服务。

13. 医院应当建立保证相关人员及时参加急诊抢救和会诊的相关制度。其他科室接到急诊科会诊申请后,应当在规定时间内进行急诊会诊。

14. 医院应当建立急诊病人优先住院的制度与机制,保证急诊处置后需住院治疗的患者能够及时收入相应的病房。

15. 医院应重视对急诊科的安全保卫工作,加强对急诊科的安全巡视,保证急诊科正常工作秩序。

16. 医院应当根据急诊工作的性质和特点,对急诊科医务人员在职称晋升和分配政策方面给予倾斜。

(六) 急诊抢救人员的培训

目前急诊医学的发展已经给急诊医师较为合理的定位,专科医师不可取代急诊科医师,急诊医师普遍掌握心肺脑复苏技术、心电图的阅读、呼吸机的应用、除颤起搏及多功能监护仪的应用、气管插管技术、气管切开以及环甲膜穿刺、动静脉穿刺置管术、静脉切开、腰穿、胸穿、腹穿以及三腔管应用技术,在多脏器功能衰竭、高级生命支持等环节都是其他专科无法比拟的。有针对性地加强急诊科医师专业知识的培训,努力形成自己的业务特长。

1. 制定各类急诊抢救人员的培养计划,包括科内固定人员、新进人员、进修人员、院内轮科人员的培训计划,定期复训。新进人员必须经岗前培训并达要求后方能上岗。应建立专门培训室,配备心肺复苏、除颤、气管插管等培训模型。

2. 制定本科人员医学继续教育规划。副高级以下职称人员必须参加医学继续教育。每年参加至少1次院级以上的"三基"(基础知识、基本理论和基本技能)培训。同时还要重点培训中青年技术骨干。对各级医、护人员都要分别提出最低指标要求,定期考核,达不到要求的要限期补课。

3. 建立定期业务学习制度。学习新知识、新技术、新进展,科内每月业务学习(含教学病例讨论)至少 1 次。

4. 培训可结合实际情况采用灵活方式,如讲课、床边教学、现场观摩、在实际工作中传、帮、带和短期进修等等。

5. 经常在医院内或科室内开展学术活动,及时获取国内外急救医学新知识、新技术和新经验,加强同行间交流、相互切磋,达到共同进步的目的。

四、急诊科工作制度

【医疗工作制度】

(一)首诊负责制度

1. 首诊医师对患者的检查、诊断、治疗、抢救、转科和转院等工作负责。对非本科室范畴或边缘性疾病患者,首诊医师均不得拒诊。对非本科室疾病患者,应详细询问病史,进行必要的体格检查,认真书写急诊病历,并耐心向患者介绍其病种及应去就诊科室。对边缘疾病患者,首诊医师应负责诊疗,对诊疗尚未明确的患者应在对症治疗的同时,及时请上级医师或有关科室医师会诊,不得互相推诿。

2. 重危患者如非本科室范畴,首诊医师应首先对患者进行一般抢救,并马上通知有关科室值班医师会诊,会诊人员应在 15 分钟内到位,在会诊医师到来后,向其详细介绍病情及抢救措施。危重症患者如需检查、住院或转院者,首诊医师应陪同或安排医务人员陪同护送;如需转院者,首诊医师应与所转医院联系安排后再予转院。

3. 首诊医师在处理患者,尤其是急、危、重患者时,有组织相关人员会诊、决定患者收住科室等医疗行为的决定权,任何科室、任何个人不得以任何理由推诿或拒绝。

4. 首诊医师下班前,应将患者移交接班医师,把患者的病情及注意事项交代清楚,并认真做好交接班记录。

(二)预检分诊制度

1. 急诊预检分诊工作必须有熟悉业务、责任心强的护士担任。

2. 预检护士必须坚守工作岗位。临时因故离开时必须由护士长安排能胜任的护士代替。

3. 预检护士应热情接待每一位前来就诊的病人,简要了解病(伤)情,重点观察体征。进行必要的初步检查及化验并记录,尽量予以合理的分诊,遇到分诊困难时,可请有关医生协助。

4. 根据病情轻重缓急,优先安排病情危重者诊治,急危病人一般先抢救后挂号。

5. 对危重病人,一边予以紧急处理,并及时通知相关医护人员进行抢救。

6. 遇有严重工伤事故或成批伤病员时,应立即通知科主任及医教部(医务处)组织抢救工作。对涉及刑事、民事纠纷的伤病员,应及时向有关部门报告。

7. 掌握急诊就诊范围,做好解释工作,对婴幼儿及老年病人酌情予以照顾。

(三)急诊工作制度

1. 对急诊病人的诊断、紧急处理等应有高度的责任感,认真严肃,迅速准确。避免发生科室相互推诿的现象。

2. 急诊室内的一切用品实行"四固定"制度(定数量、定位置、定人管理、定期消毒和检修)。

3. 工作人员必须坚守岗位,随时准备抢救病人。如需要暂时离开,必须告知有关人员,非固定在急诊室的其他各科室值班医生,应有固定地点,便于一呼即到。若需离开固定地点,应随时告知急诊室值班护士去向。

4. 护士在治疗时应严格查对,按照医嘱所要求的药品名称、剂量、用药途径进行治疗,严防差错事故发生。

5. 做好急诊室各项统计工作。

(四)危重病人抢救制度

1. 危重病人的抢救由总住院医师和护士长共同组织,必要时值班主任或值班医师须到现场。

2. 重大事故或成批伤员的抢救应报告医务处(科)或医院行政值班室,由院领导组织有关科室实施。所有参加抢救人员必须听从指挥与调遣,严肃认真进行抢救并做好记录。

3. 病人需紧急抢救时,护士应在医师到达前酌情处理。抢救过程中,医护人员必须密切配合,严格执行查对制度,护士对口头医嘱必须重复一遍,确认无误后方可执行。用完的抢救药物的安瓿、输液空瓶及输血空袋应集中放置,以便查对。各种抢救物品或仪器、设备在使用后应及时清洗、消毒、补充。

4. 抢救记录应在抢救完成后6小时内如实补记并注明,字迹要清晰,不得涂、刮、粘贴,记录内容应扼要、完整、准确。

(五)抢救室工作制度

1. 抢救室专为抢救患者设置,其他任何情况不得占用。被抢救的病人一旦病情允许搬动,即应转移出抢救室,以便再来抢救患者使用。

2. 一切抢救药品、物品、器械及敷料均须放在指定位置,并有明显标记,不得任意挪用或外借。

3. 物品、器械用后均需及时清理、消毒,消耗部分要及时补充,放回原处,以便再用。

4. 每日核对一次物品,班班交接,做到账物相符。

5. 无菌物品须注明灭菌日期,超过一周时不准使用。

6. 每周须彻底清扫、消毒一次,室内禁止吸烟。

7. 抢救时抢救人员要按岗定位,遵照各种疾病的各种抢救常规程序进行工作。

8. 每次抢救病人完毕后,要作现场评论与初步评估。

9. 抢救病人时,患者亲属一般不得进入抢救室,必要时可留一名亲属了解病情。

(六)出诊抢救制度

1. 凡接到120急救指挥中心派诊或所承担区域呼救信号时,应有急诊科派出救护车奔赴现场抢救。

2. 救护车内应配备急救箱、必要的抢救仪器。有条件者应配备心电监护等装置。出诊医生、护士、担架员随车出诊。

3. 根据病人情况可施行就地抢救或运送途中抢救。

(七) EICU 工作制度

1. 急诊监护病房(EICU)是救治危重病人的重要场所,由分管急诊 EICU 的主治医师以上人员具体负责。

2. 病房要保持室内安静、整洁,工作人员入室时应按规定着装、换鞋,未经许可,非医护人员不得随意入内。

3. 病房内的抢救仪器、监护设备要按操作规程使用,操作前要熟悉仪器性能和注意事项,用后要及时整理并放回原处,关掉电源。贵重仪器要建立使用登记卡,遇有故障速报护士长及科主任,并通知专业人员及时检修。

4. EICU 病房,需严格执行三级查房制度,所有病人的监护与抢救治疗方案由主治医师以上人员制定。

5. EICU 病房内各种抢救设备、仪器、器械、药品应定人、定位、定量保管,用后应及时清洁、消毒、补充,并及时排除故障。

6. 监护室护士应对病人进行 24 小时连续监护并予详细、准确记录病情,对病人在诊治过程中所发生的问题应及时报告、及时处理,工作时必须集中精力,不得擅离职守,如需暂时离开必须有人替换。

7. 各班医师和护士应严格执行监护室床旁交接班制度,并及时将危重病人的病情和注意事项记录在交班本上。

8. 监护室内原则上不准留陪护人员,并谢绝探视,但须留有病人单位、亲属住址和电话号码,以便医护人员与亲属或单位随时取得联系。

9. 病人病情好转且稳定后应及时转出至有关病室。

(八) 急诊留观室工作制度

1. 留观患者是指病情复杂、诊断不明、需住院诊治而暂时无病床或需要在医院进行短暂治疗者。

2. 值班医生和护士要严密观察留观病人的病情变化,及时开好医嘱并填好观察病历,随时记录病情经过及处理措施,认真做好交接班。

3. 急诊观察室医师早晚各查房一次,重症病人随时查看。主治医师每天查房一次,随时修订诊疗计划。

4. 急诊观察室值班护士要随时主动巡视患者的病情、输液、给氧等情况。发现病情变化,立即报告医师并及时记录。

5. 加强基础护理,预防褥疮、肺部感染等情况的发生。

6. 留观患者只许留一人陪护(特殊情况除外)。

7. 留观时间三级医院一般不超过 48 小时,二级医院不超过 72 小时。

(九) 急诊手术室工作制度

1. 急诊手术室主要为急诊病人实施紧急手术之用。手术室内须配备专职护士,手术主刀及麻醉师须由中级职称以上医师担任。

2. 病人需要急诊手术时,应先作好术前相关准备,包括术前与病人及其亲属谈话,并签具手术知情同意书。

3. 手术室工作人员必须认真遵守无菌原则,严格执行手术室各级人员职责,严格无菌操作、消毒常规、急诊抢救制度、查对制度、防止交叉感染原则、特种感染处理原则、防止差错事故制度、安全制度、药品、物品器械管理制度、值班制度等。保持室内整洁,进入手术室时,必须穿戴手术室的鞋、帽、隔离衣及口罩。

4. 术后应及时书写手术记录和病程记录,开好术后医嘱并向患者及其亲属交代术后注意事项。

5. 手术室应保持干净整洁,清洁物品和污染物品标志要明显。手术室的药品、器械、敷料应由专人保管放在固定位置。急诊手术所需的全套器材、电气等设备应经常检查,以保证急诊手术的正常进行。消耗的物品材料要及时进行补充。

6. 对施行手术的病人应详细登记,按时统计上报。

(十) 急诊查房制度

1. 急诊科查房分为行政查房和业务查房,行政查房由院领导或科主任主持,科室副主任及护士长参加;业务查房按三级查房制度进行,可分为医疗查房、教学查房和护理查房,上级医师查房时,下级医师必须参加。

2. 行政查房每月 1~2 次,查房内容主要为科室管理、学科发展、医疗质量、医疗安全和后勤保障工作等。

3. 急诊科正、副主任医师查房,每天 1 次,主要解决疑难、危急重症的诊断治疗等问题,并结合病例进行临床教学。主治医师查房每天 1~2 次,主要对新入院病人、危重病人进行重点查房并组织讨论,制定诊治方案并检查病历质量。

4. 住院医师实行 24 小时负责制,需经常巡视病人,各班应至少查房 1 次,危重病人更应细致观察,及时处理,详细记录。遇到难以处理的问题时,应随时请总住院医师协助诊治。

5. 护理查房由护士长组织护理人员进行,主要检查基础护理质量、健康教育规章制度执行情况。

(十一) 急诊会诊制度

1. 急诊会诊分科内、科间及全院大会诊。

2. 急诊病人的首次会诊由首诊医师提出,会诊医师原则上仅限于总住院医师或值班医师,需进一步会诊时须按三级查房制度逐级会诊。

3. 科内大会诊原则上每周一次,特殊情况一般由主治医师提出,征得科主任许可并组织科内相关人员参加。

4. 科间会诊一般需填写会诊申请单,邀请会诊科室同级水平医师会诊,需点名会诊时应由主治医师以上职称的医师提出申请,申请者需及时通知有关科室医师前来会诊,情况紧急时可用电话联系。

5. 院内大会诊一般由副主任或主任医师提出,由总住院医师填写好会诊通知单,科主任签字同意后报医务处(科),由医务处(科)通知相关科室派人参加并派员主持大会诊。申请科室应作好会诊前的各项准备并详细记录会诊意见和建议。当各科室在会诊后对病人归属有分歧时,由医务处(科)作出裁决。

(十二) 急诊请示报告制度

1. 遇下列情况,接待分诊护士或急诊值班医师应向总值班或科主任汇报,必要时直接向医务处(科)报告：

(1) 大批外伤、中毒或传染病人；

(2) 重大事故,需要现场抢救；

(3) 经费不足但需要立即抢救、住院或手术的病人；

(4) 可能有重大社会影响的病人。

2. 若发生医疗差错、医疗事故或重大医疗纠纷,当班医护人员应立即向科主任和医务科汇报。

3. 贵重医疗设备、仪器损坏或被盗,贵重药品、麻醉药品丢失或发现有影响急诊工作的其他情况,应及时向护士长、科主任、医务处(科)或院领导报告。

(十三) 死亡病例讨论制度

1. 死亡病例讨论主要是对患者的诊断、抢救经过、死亡原因等进行认真讨论,其目的是总结经验、教训,提高医疗、护理质量。

2. 凡在急诊科经抢救无效死亡的病人,均应进行死亡病例讨论。意外死亡病例于死后 24 小时内讨论,尸检病例在获得病理报告后讨论,正常死亡病例 1 个月讨论 1 次,涉及差错事故或重大医疗纠纷的死亡病例讨论,可邀请相关科室的专家参与讨论,必要时请医务处(科)派人参加。

3. 死亡病例讨论由科主任主持,全科医师、护士长及有关护士均应参加。

4. 死亡病例讨论必须明确：

(1) 诊断是否正确；

(2) 诊疗、护理是否恰当；

(3) 死亡原因是否清楚；

(4) 抢救措施是否正确；

(5) 应吸取哪些经验和教训；

5. 建立死亡病例讨论登记本,认真记录讨论内容。特殊死亡病例应报告上级主管部门。

(十四) 出具死亡证明制度

1. 来急诊科就诊后死亡的病例,由参与抢救的医师按死亡证明单要求出具死亡证明,签名盖章,交死者亲属。

2. 若死亡原因涉及法律方面的问题。应先向科主任或医院保卫部门报告,根据批复及有关规定再出具死亡证明。

3. 来急诊科就诊前已经死亡(主要指在事发现场或在转运途中死亡者)的病例,死者亲属须先出示当地派出所证明,医师方能出具医院死亡证明单。

(十五) 急诊病人收住院制度

1. 在急诊科值班的医师有权收治急、危、重症病人,各病室每天应留出 1～2 张病床优先考虑收住急诊科急、危、重症病人。

2. 急诊病人在急诊抢救室停留时间一般不得超过 12 小时,在留观室不得超过 72 小时。对于短期内难以明确诊断的疑难复杂病人,由急诊科主任或医务处(科)根据病情决定相关科室收治。

3. 危重病人在转送病房途中,急诊科应酌情派医师或护士护送,护送人员须向病房医护人员交代病情后方可离开。对转院途中的注意事项或可能发生的意外,主管医师须向患者或其亲属交代清楚,必要时请患方家属签字同意。

4. 需急诊手术的病人应按"急诊绿色通道"原则尽快送手术室救治。

(十六) 医疗纠纷、差错和事故处理制度

1. 急诊科医务人员应严格执行并遵守有关规章制度和操作规程,严防医疗纠纷、差错、事故的发生。

2. 科内设立医疗纠纷、差错和事故登记本,由科主任和护士长进行登记。

3. 发生医疗纠纷、差错或事故应及时报告护士长或科主任,发生重大纠纷、差错和事故应同时报告医务处(科)或院领导,必要时报告医院保卫部门。科主任或护士长接到报告后应及时采取措施,组织人员进行抢救、处理,防止事态发展,必要时请医务处(科)、保卫科协助工作。

4. 发生医疗纠纷、差错或事故后,应保存好原始资料、物品等,医疗文件不得涂改、伪造、毁坏或遗失。

5. 医疗差错、事故发生后,当事人应尽快写出详尽的书面材料,科主任和护士长应作好调查研究,认真听取当事人和病人方面的意见,并及时在科内进行讨论,确定性质,提出处理意见,并将处理意见上报医务处(科)或医院领导。

【护理工作制度】

(一) 交接班制度

1. 各班护士要严格执行交接班制度,填写交接班记录本,危重患者应进行床头交接。

2. 按当地卫生行政部门的要求认真填写交接班报告本,要重点突出、准确、扼要、真实。

3. 交班前应将各单元已使用过的器械进行清洁、整理。

4. 各班人员按时接班认真清点各种物品、器械、药品并与登记本进行核对。

(二) 护士查房制度

1. 护士长每周参加一次由主任主持的查房或疑难病例讨论。

2. 各病床责任护士每天随主管医生查房一次。

3. 危重、疑难病人随时查房,密切观察病人病情变化。

4. 护士长或主管护士组织白班护士每天进行一次基础护理质量查房。

5. 每月进行一次教学查房。

(三) 查对制度

1. 认真执行各项护理制度和技术操作规程,正确执行医嘱,防止差错事故发生。

2. 执行医嘱前严格查对姓名、床位、药名、剂量、浓度、时间、用法,遇到不清楚或有疑问的医嘱,须认真核实后方可执行。

3. 各种药物用后要保留安瓿、药瓶,以备查对。

4. 除抢救外,不得执行口头医嘱,以免发生误差。抢救中口头医嘱应重复一遍再执行,并及时补开医嘱。

5. 未执行的医嘱,要认真做好交接班。

6. 静脉用药要注意有无变质,瓶口有无裂隙;多种药物合用时,要注意配伍禁忌;输血、输液时,需经二人查对无误后方可执行。

(四) 抢救药品管理制度

1. 抢救药品由治疗班负责管理。

2. 抢救药物置于抢救车内,每种药品均定基数,统一放置。

3. 每班认真交接,及时登记。

4. 抢救患者时所用药品应及时补充,过期药品应及时更换。

5. 护士长每周检查二次抢救药品的登记及使用情况。

(五) 危重病人护理制度

1. 重点护理危重病人,随时记录病情变化。

2. 随时巡视病房,密切观察病情变化,坚持床头交接班。

3. 随时监测病人生命体征、出入水量、血气、电解质浓度等。

4. 重点做好基础护理,包括口腔护理、管道护理、褥疮护理等。

(六) 护士业务培训考核制度

1. 积极参加上级卫生行政部门及医院组织的急救技能考试和考核。

2. 各医院要结合临床实际进行急救知识和技能的培训。

3. 新上岗的护士自觉接受岗前培训,考核合格后方能上岗。

4. 护士长要对护士进行不定期的考试、考核,包括理论考试与技术操作考核。

5. 考试结果与奖惩相挂钩。

第二章　急症症状的诊断与治疗

第一节　发　　热

正常人的体温受体温调节中枢所调控,并通过神经、体液因素使产热和散热过程呈动态平衡,保持体温在相对恒定的范围内。当机体在致热源作用下或各种原因引起体温调节中枢的功能障碍时,体温升高超出正常范围,称为发热。

【病因】

1. 感染性疾病:细菌、病毒、真菌、寄生虫等感染。

2. 胶原血管病:风湿病、类风湿性关节炎、系统性红斑狼疮、皮肌炎等。

3. 恶性肿瘤:恶性淋巴瘤、白血病、实体肿瘤和骨髓增生综合征等。

4. 其他:中暑、脑血管病、组织无菌性坏死、内分泌与代谢疾病以及不明原因发热。

【临床表现】

(一) 发热的分类

按发热的高低可分为:低热 37.3～38℃,中等度热 38.1～39℃,高热 39.1～41℃,超高热 41℃以上。

(二) 热型

1. 稽留热:是指体温恒定地维持在 39～40℃以上的高水平,达数天或数周,24h 内体温波动范围不超过 1℃。常见于大叶性肺炎、斑疹伤寒及伤寒高热期。

2. 弛张热:又称败血症热型,体温常在 39℃以上,波动幅度大,24h 内波动范围超过 2℃,但都在正常水平以上,常见于败血症、风湿热、重症肺结核及化脓性炎症等。

3. 间歇热:体温骤升达高峰后持续数小时,又迅速降至正常水平,无热期(间歇期)可持续 1 天至数天,如此高热期与无热期反复交替出现。常见于疟疾、急性肾盂肾炎等。

4. 波状热:体温逐渐上升达 39℃或以上,数天后又逐渐下降至正常水平,持续数天后又逐渐升高,如此反复多次。常见于布氏杆菌病。

5. 回归热:体温急剧上升至 39℃或以上,持续数天后又骤然下降至正常水平,高热期与无热期各持续若干天后规律性交替一次,可见于回归热、霍奇金病等。

6. 不规则热:发热的体温曲线无一定规律,可见于结核病、风湿热、支气管肺炎、渗出性胸膜炎等。

(三) 伴随症状

1. 寒颤:常见于大叶性肺炎、败血症、急性胆囊炎、急性肾盂肾炎、流行性脑脊髓膜炎、疟疾、钩端螺旋体病、药物热、急性溶血或输血反应等。

2. 结膜充血:常见于麻疹、流行性出血热、斑疹伤寒、钩端螺旋体病等。

3. 单纯疱疹:口唇单纯疱疹多出现于急性发热性疾病,常见于大叶性肺炎、流行性脑脊髓膜炎、间日疟、流行性感冒等。

4. 淋巴结肿大:常见于传染性单核细胞增多症、风疹、淋巴结结核、局灶性化脓性感染、丝虫病、白血病、淋巴瘤、转移癌等。

5. 肝脾肿大:常见于传染性单核细胞增多症、病毒性肝炎、肝及胆道感染、布氏杆菌病、疟疾、结缔组织病、白血病、淋巴瘤及黑热病、急性血吸虫病等。

6. 出血发热伴皮肤黏膜出血:可见于重症感染及某些急性传染病,如流行性出血热、病毒性肝炎、斑疹伤寒、败血症等。也可见于某些血液病,如急性白血病、重症再生障碍性贫血、恶性组织细胞病等。

7. 关节肿痛:常见于败血症、猩红热、布氏杆菌病、风湿热、结缔组织病、痛风等。

8. 皮疹:常见于麻疹、猩红热、风疹、水痘、斑疹伤寒、风湿热、结缔组织病、药物热等。

9. 昏迷:先发热后昏迷者常见于流行性乙型脑炎、斑疹伤寒、流行性脑脊髓膜炎、中毒性菌痢、中暑等;先昏迷后发热者常见于脑出血、巴比妥类药物中毒等。

(四)实验室检查与特殊检查

1. 血常规、尿常规及血生化检查。

2. 血涂片:查疟原虫、狼疮细胞等。

3. 取血、痰、尿、粪、引流物、脑脊液或骨髓做细菌或真菌培养以确定病原微生物,血沉、抗"O"、血清免疫学检查等用于诊断未明的病人。

4. X线摄片、超声波检查以及骨髓检查等。

5. 其他检查:按病史、体检等进行有关的相应检查,如内镜、淋巴结穿刺细胞学检查等。

【救治原则】

(一)病因治疗

尽早找出病因,及时治疗。

(二)对症治疗

1. 对症休息,高热量、富有维生素等饮食,必要时静脉补充。

2. 每天需水 3000mL 或以上,不能口服者可静脉滴注。

3. 物理降温:用冰水敷前额及腹股沟置冰袋,冰水灌肠,50%乙醇溶液擦浴腋窝等处。

4. 药物降温:口服复方阿司匹林、对乙酰氨基酚或肌内注射复方氨基比林。使用退热栓等,注意出汗、虚脱、低血压及其他不适。

5. 高热惊厥则需要退热镇静,甚至冬眠疗法。

第二节　昏　　迷

昏迷是严重的意识障碍,表现为意识持续的中断或完全丧失。按其程度可分为三个阶段。

轻度昏迷:意识大部分丧失,无自主运动,对声、光刺激无反应,对疼痛刺激尚可出现痛苦表情或肢体退缩等防御反应。角膜反射、瞳孔对光反射、眼球运动、吞咽反射等可存在。

中度昏迷：对周围事物及各种刺激均无反应，对于剧烈刺激可出现防御反应。角膜反射减弱，瞳孔对光反射迟钝，眼球无转动。

深度昏迷：全身肌肉松弛，对各种刺激全无反应，深、浅反射均消失。

【病因】

1. 重症急性感染：如败血症、肺炎、中毒型菌痢、伤寒、斑疹伤寒、恙虫病和颅脑感染（脑炎、脑膜脑炎、脑型疟疾）等。

2. 颅脑非感染性疾病：如①脑血管疾病：脑缺血、脑出血、蛛网膜下腔出血、脑栓塞、脑血栓形成、高血压脑病等；②脑占位性疾病：如脑肿瘤、脑脓肿；③颅脑损伤：脑震荡、脑挫裂伤、外伤性颅内血肿、颅骨骨折等；④癫痫。

3. 内分泌与代谢障碍：如尿毒症、肝性脑病、肺性脑病、甲状腺危象、甲状腺功能减退、糖尿病性昏迷、低血糖、妊娠中毒症等。

4. 心血管疾病：如重度休克、心律失常引起阿-斯综合征等。

5. 水、电解质平衡紊乱：如低钠血症、低氯性碱中毒、高氯性酸中毒等。

6. 外源性中毒：如安眠药、有机磷杀虫药、氰化物、一氧化碳、酒精和吗啡等中毒。

7. 物理性及缺氧性损害：如高温中暑、日射病、触电、高山病等。

【临床表现】

（一）伴随症状

1. 伴发热：先发热，然后有意识障碍可见于重症感染性疾病；先有意识障碍然后有发热，见于脑出血、蛛网膜下腔出血、巴比妥类药物中毒等。

2. 伴呼吸缓慢：是呼吸中枢受抑制的表现，可见于吗啡、巴比妥类、有机磷杀虫药等中毒、银环蛇咬伤等。

3. 伴瞳孔散大：可见于颠茄类、酒精、氰化物等中毒以及癫痫、低血糖状态等。

4. 伴瞳孔缩小：可见于吗啡类、巴比妥类、有机磷杀虫药等中毒。

5. 伴心动过缓：可见于颅内高压症、房室传导阻滞以及吗啡类、毒蕈等中毒。

6. 伴高血压：可见于高血压脑病、脑血管意外、肾炎尿毒症等。

7. 伴低血压：可见于各种原因的休克。

8. 伴皮肤黏膜改变：出血点、瘀斑和紫癜等可见于严重感染和出血性疾病；口唇呈樱桃红色提示一氧化碳中毒。

9. 伴脑膜刺激征：见于脑膜炎、蛛网膜下腔出血等。

（二）病史收集

1. 起病时间、发病前后情况、诱因、病程、程度。

2. 有无发热、头痛、呕吐、腹泻、皮肤黏膜出血及感觉与运动障碍等相关伴随症状。

3. 有无急性感染休克、高血压、动脉硬化、糖尿病、肝肾疾病、肺源性心脏病、癫痫、颅脑外伤、肿瘤等病史。

4. 有无服毒及毒物接触史。

（三）体格检查

1. 一般体格检查：皮肤、呼吸、体温、脉搏以及血压。

2. 神经系统检查

(1) 眼症状:①眼球:昏迷病人的眼球活动异常或位置异常可提示脑损害;②瞳孔:双瞳散大可见于多种药物和食物中毒,双瞳缩小如针尖伴高热常见于原发性脑桥出血。两瞳孔不等大常提示脑疝形成;③眼底检查:应常规进行,视盘水肿提示颅内高压;视网膜水肿,且黄斑部有星芒状渗出物提示尿毒症。

(2) 病理反射:主要是脑膜刺激征,多见于脑膜炎、蛛网膜下腔出血和脑出血病人,深度昏迷者脑膜刺激征不明显。

(3) 神经系统局灶体征:昏迷病人伴有偏瘫提示颅内局灶神经系统病变,如颅内占位性病变等。

3. 实验室检查

(1) 脑脊液检查:蛛网膜下腔出血和脑出血者脑脊液可呈血性;化脓性脑膜炎者脑脊液浑浊,白细胞增多,蛋白质升高,糖降低或正常;结核性脑膜炎白细胞增多,且以淋巴细胞为主,蛋白增高,氯化物或糖含量降低。

(2) 血生化检查:血尿素氮、肌酐增高提示尿毒症,血糖升高合并尿酮阳性者多为糖尿病酮症酸中毒昏迷;血糖明显降低应考虑低血糖昏迷;血氨升高见于肝性昏迷病人。

4. 特殊检查

CT 或 MRI 等可帮助确立诊断,特别是对脑出血、占位性病变、感染性引起的昏迷有决定性意义。

【救治原则】

1. 临床对症治疗。

2. 病因治疗。

3. 保持呼吸道通畅。

4. 防治脑水肿、降低颅内压。

5. 改善微循环,增加脑灌注血量。

6. 促进脑细胞代谢药物。

7. 苏醒剂。

8. 抗生素。

9. 其他。

第三节 晕 厥

晕厥亦称昏厥,是由于一时性广泛性脑供血不足所致的短暂意识丧失状态,发作时病人因肌张力消失不能保持正常姿势而倒地。一般为突然发作,迅速恢复,很少有后遗症。

【病因】

大致分四类:

1. 血管舒缩障碍:见于单纯性晕厥、直立性低血压、颈动脉窦综合征、排尿性晕厥、咳嗽性晕厥及疼痛性晕厥等。

2. 心源性晕厥:见于严重心律失常、心脏排血受阻及心肌缺血性疾病等,如阵发性心动过速、阵发性心房颤动、病态窦房结综合征、高度房室传导阻滞、主动脉瓣狭窄、先天性心脏病某些类型、心绞痛与急性心肌梗死、原发性肥厚型心肌病等,最严重的为阿-斯综合征(Adams-stokes)。

3. 脑源性晕厥:见于脑动脉粥样硬化、短暂性脑缺血发作、偏头痛、无脉症、慢性铅中毒性脑病等。

4. 血液成分异常:见于低血糖、通气过度综合征、重症贫血及高原晕厥等。

【临床表现】

(一)病因分类表现

1. 血管舒缩障碍

(1)单纯性晕厥(血管抑制性晕厥):多见于年轻体弱女性,发作常有明显诱因(如疼痛、情绪紧张、恐惧、轻微出血、各种穿刺及小手术等),在天气闷热、空气污浊、疲劳、空腹、失眠及妊娠等情况下更易发生。晕厥前期有头晕、恶心、上腹不适、面色苍白、肢体发软、坐立不安和焦虑等,持续数分钟后继而突然意识丧失,常伴有血压下降、脉搏微弱,持续数秒或数分钟后可自然苏醒,无后遗症。发生机制是由于各种刺激通过迷走神经反射,引起短暂的血管扩张,回心血量减少、心输出血量减少、血压下降导致脑供血不足所致。

(2)直立性低血压(体位性低血压):表现为在体位骤变,主要由卧位或蹲位突然站起时发生晕厥。可见于:①某些长期站立于固定位置及长期卧床者;②服用某些药物,如氯丙嗪、胍乙啶、亚硝酸盐类等或交感神经切除术后病人;③某些全身性疾病,如脊髓空洞症、多发性神经根炎、脑动脉粥样硬化、急性传染病恢复期、慢性营养不良等。发生机制可能是由于下肢静脉张力低,血液蓄积于下肢(体位性)、周围血管扩张淤血(服用亚硝酸盐药物)或血循环反射调节障碍等因素,使回心血量减少、心输出血量减少、血压下降导致脑供血不足所致。

(3)颈动脉窦综合征:由于颈动脉窦附近病变,如局部动脉硬化、动脉炎、颈动脉窦周围淋巴结炎或淋巴结肿大、肿瘤以及瘢痕压迫或颈动脉窦受刺激,致迷走神经兴奋、心率减慢、心输出血量减少、血压下降致脑供血不足。可表现为发作性晕厥或伴有抽搐。常见的诱因有用手压迫颈动脉窦、突然转头、衣领过紧等。

(4)排尿性晕厥:多见于青年男性,在排尿中或排尿结束时发作,持续约1~2min,自行苏醒,无后遗症。机制可能为综合性的,包括自身自主神经不稳定,体位骤变(夜间起床),排尿时屏气动作或通过迷走神经反射致心输出血量减少、血压下降、脑缺血。

(5)咳嗽性晕厥:见于患慢性肺部疾病者,剧烈咳嗽后发生。机制可能是剧咳时胸腔内压力增加,静脉血回流受阻,心输出血量降低、血压下降、脑缺血所致,亦有认为剧烈咳嗽时脑脊液压力迅速升高,对大脑产生震荡作用所致。

(6)其他因素:如剧烈疼痛、下腔静脉综合征(晚期妊娠和腹腔巨大肿物压迫)、食管、纵隔疾病、胸腔疾病、胆绞痛、支气管镜检时由于血管舒缩功能障碍或迷走神经兴奋,引致发作晕厥。

2. 心源性晕厥

由于心脏病造成心输出血量突然减少或心脏停搏,导致脑组织缺氧而发生。最严重的为阿-斯综合征,主要表现是在心搏停止5~10s出现晕厥,停搏15s以上可出现抽搐,偶有大小便失禁。

3. 脑源性晕厥

由于脑部血管或主要供应脑部血液的血管发生循环障碍,导致一过性广泛性脑供血不足所致。如脑动脉硬化引起血管腔变窄,高血压病引起脑动脉痉挛,偏头痛及颈椎病时基底动脉舒缩障碍,各种原因所致的脑动脉微栓塞、动脉炎等病变均可出现晕厥。其中短暂性脑缺血发作可表现为多种神经功能障碍症状。由于损害的血管不同而表现多样化,如偏瘫、肢体麻木、语言障碍等。

4. 血液成分异常

(1) 低血糖综合征:是由于血糖低而影响大脑的能量供应所致,表现为头晕、乏力、饥饿感、恶心、出汗、震颤、神志恍惚、晕厥甚至昏迷。

(2) 通气过度综合征:是由于情绪紧张或癔症发作时,呼吸急促、通气过度,二氧化碳排出增加,导致呼吸性碱中毒、脑部毛细血管收缩、脑缺氧,表现为头晕、乏力、颜面四肢针刺感,并可伴有血钙降低而发生手足抽搐。

(3) 重症贫血:是由于血氧低下而在用力时发生晕厥。

(4) 高原晕厥:是由于短暂缺氧所引起。

(二) 伴随症状

1. 伴有明显的自主神经功能障碍(如面色苍白、出冷汗、恶心、乏力等)者,多见于血管抑制性晕厥或低血糖性晕厥。

2. 伴有面色苍白、发绀、呼吸困难,见于急性左心衰竭。

3. 伴有心率和心律明显改变,见于心源性晕厥。

4. 伴有抽搐者,见于中枢神经系统疾病、心源性晕厥。

5. 伴有头痛、呕吐、视听障碍者提示中枢神经系统疾病。

6. 伴有发热、水肿、杵状指者提示心肺疾病。

7. 伴有呼吸深而快、手足发麻、抽搐者见于通气过度综合征、癔症等。

(三) 诊断

1. 详细问诊:包括晕厥发生年龄、性别;发作的诱因、发作与体位关系、与咳嗽及排尿关系、与用药关系;发生速度、发作持续时间、发作时面色、血压及脉搏情况;伴随的症状;有无心、脑血管病史;既往有无相同发作史及家族史。

2. 进行全面体检:注意有无心血管系统及神经系统损害的体征。

3. 针对具体情况进行必要的实验室及特殊检查。

(四) 鉴别诊断

1. 眩晕:无意识障碍,是自身或外界环境发生旋转,伴不能睁眼,恶心呕吐等。

2. 昏迷:是长时间的意识障碍,不会在短时间内恢复。

3. 癔症性昏睡:多有精神刺激等诱因,神智清楚,持续时间较长,无血压、脉搏等改变,暗示治疗有效。

4. 癫痫小发作:无诱因及先兆,发作时间短,一般无跌倒,血压正常。

5. 癫痫大发作:多有癫痫病史,有强制痉挛性抽搐伴尿失禁或其他外伤,血压、脉搏变化不大,意识恢复较慢。

【救治原则】

（一）发作时处理

应立即处卧位或低头位，松开颈部衣扣，指压或针刺人中穴位，一般多能缓解，并可适当饮水。

（二）病因治疗

1. 血管舒缩障碍：一般不用药物治疗。

2. 心源性晕厥：应积极明确病因，由专科进行针对性治疗。

3. 脑源性晕厥：积极治疗原发病。

第四节　呕血和咯血

一、呕血

呕血是上消化道疾病（指屈氏韧带以上的消化道，包括食管、胃、十二指肠、肝、胆、胰疾病）或全身性疾病所致的上消化道出血，血液经口腔呕出。常伴有黑便，严重时可有急性周围循环衰竭的表现。

【病因】

（一）消化系统疾病

1. 食管疾病：返流性食管炎、食管憩室炎、食管癌、食管异物、食管贲门黏膜撕裂、食管损伤等。大量呕血常由门脉高压所致的食管静脉曲张破裂所致，食管异物戳穿主动脉也可造成大量呕血，并危及生命。

2. 胃及十二指肠疾病：最常见为消化性溃疡，其次有急性糜烂出血性胃炎、胃癌、胃泌素瘤、胃血管异常如恒径动脉综合征等亦可引起呕血。其他少见疾病有平滑肌瘤、平滑肌肉瘤、淋巴瘤、息肉、胃黏膜脱垂、急性胃扩张、胃扭转、憩室炎、结核、克罗恩病等。

3. 门脉高压引起的食管胃底静脉曲张破裂。

（二）上消化道邻近器官或组织的疾病

如胆道结石、胆道蛔虫、胆囊癌、胆管癌及壶腹癌出血均可引起大量血液流入十二指肠导致呕血。此外还有急慢性胰腺炎、胰腺癌合并脓肿破溃、主动脉瘤破入食管、胃或十二指肠、纵隔肿瘤破入食道等。

（三）全身性疾病

1. 血液疾病：血小板减少性紫癜、过敏性紫癜、白血病、血友病、霍奇金病、遗传性毛细血管扩张症、弥散性血管内凝血及其他凝血机制障碍（如应用抗凝药过量）等。

2. 感染性疾病：流行性出血热、钩端螺旋体病、登革热、暴发型肝炎、败血症等。

3. 结缔组织病：系统性红斑狼疮、皮肌炎、结节性多动脉炎累及上消化道。

4. 其他：尿毒症、肺源性心脏病、呼吸功能衰竭等。

如上所述，呕血的原因很多，但以消化性溃疡引起的最为常见，其次为食管或胃底静脉曲张破裂，再次为急性糜烂性出血性胃炎和胃癌，因此考虑呕血的病因时，应首先考虑上述四种疾病。当病因未明时，也应考虑一些少见疾病，如平滑肌瘤、血管畸形、血友病、原发性血小板减少性紫癜等。

【临床表现】

（一）主要症状

1. 呕血与黑便：呕血前常有上腹不适和恶心，随后呕吐血性胃内容物。其颜色视出血量的多少及在胃内停留时间的长短以及出血的部位而不同。出血量多、在胃内停留时间短、出血位于食管则血色鲜红或混有凝血块，或为暗红色；当出血量较少或在胃内停留时间长，则因血红蛋白与胃酸作用形成酸化正铁血红蛋白，呕吐物可呈咖啡渣样，为棕褐色。呕血的同时因部分血液经肠道排出体外，可形成黑便。

2. 失血性周围循环衰竭：出血量占循环血容量 10％ 以下时，病人一般无明显临床表现；出血量占循环血容量 10％～20％ 时，可有头晕、乏力等症状，多无血压、脉搏等变化；出血量达循环血容量的 20％ 以上时，则有冷汗、四肢厥冷、心慌、脉搏增快等急性失血症状；若出血量在循环血容量的 30％ 以上，则有神志不清、面色苍白、心率加快、脉搏细弱、血压下降、呼吸急促等急性周围循环衰竭的表现。

3. 血液学改变：出血早期可无明显血液学改变，出血 3～4h 以后由于组织液的渗出及输液等情况，血液被稀释，血红蛋白及血细胞比容逐渐降低。

4. 其他大量呕血可出现氮质血症、发热等表现。

（二）伴随症状

1. 上腹痛：中青年人，慢性反复发作的上腹痛，具有一定周期性与节律性，多为消化性溃疡；中老年人，慢性上腹痛，疼痛无明显规律性并伴有厌食、消瘦或贫血者，应警惕胃癌。

2. 肝脾肿大：脾肿大，皮肤有蜘蛛痣、肝掌、腹壁静脉曲张或有腹水，化验有肝功能障碍，提示肝硬化门脉高压；肝区疼痛、肝大、质地坚硬、表面凹凸不平或有结节，血清甲胎蛋白（AFP）阳性者多为肝癌。

3. 黄疸：黄疸、寒颤、发热伴右上腹绞痛而呕血者，可能由胆道疾病所引起；黄疸、发热及全身皮肤黏膜有出血倾向者，见于某些感染性疾病，如败血症及钩端螺旋体病等。

4. 皮肤黏膜出血：常与血液疾病及凝血功能障碍性疾病有关。

5. 其他：近期有服用非甾体类抗炎药物史、酗酒史、大面积烧伤、颅脑手术、脑血管疾病和严重外伤伴呕血者，应考虑急性胃黏膜病变。在剧烈呕吐后继而呕血，应注意食管贲门黏膜撕裂。

（三）诊断要点

1. 确定是否为呕血应注意排除口腔、鼻咽部出血和咯血。

2. 呕血的诱因：是否有饮食不节、大量饮酒、毒物或特殊药物摄入史。

3. 呕血的颜色：可帮助推测出血的部位和速度，如食管病变出血或出血量大、出血速度快者多为鲜红或暗红色；胃内病变或出血量小、出血速度慢者多呈咖啡色样。

4. 呕血量：可作为估计出血量的参考，但由于部分血液可较长时间滞留在胃肠道，故应结合全身表现估计出血量。

5. 患者一般情况如是否口渴、头晕，立位时是否有心悸、心率变化，是否有晕厥或昏倒等。

6. 过去是否有慢性上腹部疼痛、反酸、胃灼热和长期药物摄入史，需注意药名、剂量及反应等。是否伴有心悸、出汗等症状以及卧位变坐位、嗳气等消化不良病史，应考虑是否有肝病。

【救治原则】

1. 一般治疗

暂禁食并考虑给予胃肠减压；补充血容量，纠正休克；应用药物止血。

2. 病因治疗

根据病因进行有效治疗。

3. 内镜下局部止血、放射介入血管栓塞止血。

4. 保守治疗无效或查明出血原因适于手术者，应手术治疗。

二、咯血

喉及喉部以下的呼吸道任何部位的出血，经口腔咯出称为咯血，少量咯血有时仅表现为痰中带血，大量咯血时血液从口鼻涌出，常可阻塞呼吸道，造成窒息死亡。

【病因】

咯血原因很多，主要见于呼吸系统和心血管系统疾病。

1. 支气管疾病：常见有支气管扩张、支气管肺癌、支气管结核和慢性支气管炎等；少见的有支气管结石、支气管腺瘤、支气管黏膜非特异性溃疡等。

2. 肺部疾病：常见有肺结核、肺炎、肺脓肿等；较少见于肺淤血、肺栓塞、肺寄生虫病、肺真菌病、肺泡炎等。肺炎出现的咯血，常见于肺炎球菌肺炎、金黄色葡萄球菌肺炎、肺炎杆菌肺炎和军团菌肺炎，支原体肺炎有时也可出现痰中带血。在我国，引起咯血的首要原因仍为肺结核。

3. 心血管疾病：较常见于二尖瓣狭窄，其次为先天性心脏病所致肺动脉高压或原发性肺动脉高压，另有肺栓塞、肺血管炎、高血压病等。心血管疾病引起咯血可表现为小量咯血或痰中带血、大量咯血、粉红色泡沫样血痰和黏稠暗红色血痰。

4. 其他血液病（如白血病、血小板减少性紫癜、血友病、再生障碍性贫血等）、某些急性传染病（如流行性出血热、肺出血型钩端螺旋体病等）、风湿性疾病（如结节性多动脉炎、系统性红斑狼疮、wegener 肉芽肿、白塞病等）或气管、支气管炎症，子宫内膜异位症等均可引起咯血。

【临床表现】

(一) 主要症状

1. 年龄：青壮年咯血常见于肺结核、支气管扩张、二尖瓣狭窄等。40 岁以上有长期吸烟史（纸烟 20 支/日×20 年）者，应高度注意支气管肺癌的可能性。儿童慢性咳嗽伴少量咯血与低色素贫血，须注意特发性含铁血黄素沉着症的可能。

2. 咯血量：咯血量大小的标准尚无明确的界定，但一般认为每日咯血量在 100mL 以内为小量，100～500mL 为中等量，500mL 以上或一次咯血 100～500mL 为大量。大量咯血主要见于空洞性肺结核、支气管扩张和慢性肺脓肿等。支气管肺癌少有大咯血，主要表现为痰中带血，呈持续或间断性。慢性支气管炎和支原体肺炎也可出现痰中带血或血性痰,但常伴有剧烈咳嗽。

3. 颜色和性状:因肺结核、支气管扩张、肺脓肿和出血性疾病所致咯血,其颜色为鲜红色;铁锈色血痰可见于典型的肺炎球菌肺炎,也可见于肺吸虫病和肺泡出血;砖红色胶冻样痰见于典型的肺炎克雷伯杆菌肺炎;二尖瓣狭窄所致咯血多为暗红色;左心衰竭所致咯血为浆液性粉红色泡沫痰;肺栓塞引起咯血为黏稠暗红色血痰。

(二)伴随症状

1. 咯血伴发热:多见于肺结核,肺炎、肺脓肿、流行性出血热、肺出血型钩端螺旋体病、支气管肺癌等。

2. 咯血伴胸痛:多见于肺炎球菌肺炎、肺结核、肺栓塞(梗死)、支气管肺癌等。

3. 咯血伴呛咳:多见于支气管肺癌、支原体肺炎等。

4. 咯血伴脓痰:多见于支气管扩张、肺脓肿、空洞性肺结核继发细菌感染等。其中干性支气管扩张则仅表现为反复咯血而无脓痰。

5. 咯血伴皮肤黏膜出血:可见于血液病、风湿病及肺出血型钩端螺旋体病和流行性出血热等。

6. 咯血伴杵状指:多见于支气管扩张、肺脓肿、支气管肺癌等。

7. 咯血伴黄疸:须注意钩端螺旋体病、肺炎球菌肺炎、肺栓塞等。

(三)诊断

1. 确定是否咯血:首先须鉴别是咯血还是呕血。注意询问出血有无明显病因及前驱症状,出血的颜色及其血中有无混合物等。

2. 发病年龄及咯血性状:仔细询问发病年龄及咯血性状对分析咯血病因有重要意义。如青壮年大咯血多考虑肺结核、支气管扩张等;中年以上间断或持续痰中带血则须高度警惕支气管肺癌的可能;中老年有慢性潜在疾病出现咳砖红色胶冻样血痰时多考虑克雷伯杆菌肺炎等。

3. 伴随症状和体征:询问有无伴随症状是进行鉴别诊断的重要步骤。如伴有发热、胸痛、咳嗽、咳痰首先须考虑肺炎、肺结核、肺脓肿等;伴有呛咳、杵状指须考虑支气管肺癌;伴有皮肤黏膜出血须注意血液病、风湿病及肺出血型钩端螺旋体病和流行性出血热等。

4. 个人史:须注意有无结核病接触史、吸烟史、职业性粉尘接触史、生食海鲜史及月经史等。如肺寄生虫病所致咯血、子宫内膜异位症所致咯血均须结合上述病史作出诊断。

5. 特殊检查

(1)胸部 X 线检查。

(2)病原学检查:痰培养可发现致病菌。

(3)细胞学检查:对诊断肺癌有重要帮助。

(4)纤支镜检查:可确定出血部位及咯血病因(严重心肺功能损害、大咯血时不宜进行此项检查)。

(5)肺血管造影检查:肺动脉造影或选择性支气管动脉造影可明确出血部位,后者还可进行栓塞止血治疗。

(6)其他:心电图、肺核素灌注扫描、MRI 等。

【救治原则】

1. 痰中带血或少量咯血

对症治疗为主,休息,镇静,必要时用止咳剂和常规止血药,尽快查明病因,并针对病因治疗。

2. 中等量或大量咯血

(1)基本治疗:卧床休息,酌情补液,大量咯血应及时输血,消除紧张情绪,防治感染及病因治疗。

(2)药物:垂体后叶素、酚妥拉明、维生素K、氨甲环酸等。

(3)纤支镜止血:由纤支镜注入止血剂如肾上腺素＋冷盐水、凝血酶原或纤维蛋白原等。

(4)支气管动脉栓塞。

(5)外科急诊手术。

3. 咯血窒息的防治

关键在于疏通呼吸道,维持肺功能。

第五节 呕 吐

呕吐是一种常见的急诊就诊症状,其病因很多,主要见于消化系统疾病,如急性胃肠炎、肠梗阻等。呕吐也可以是其他疾病的症状之一,常见的有代谢紊乱如尿毒症、心肌梗死、酒精或药物中毒、晕动症、偏头痛、神经性贪食症、剧烈疼痛等。呕吐严重者可以导致严重的电解质紊乱、脱水甚至死亡,因此,急诊对呕吐患者应及时、正确的诊断和处理。

【病因】

呕吐是由于内脏和躯体一系列不随意运动所致,先兆症状有恶心、干呕。呕吐时,主要排出动力来自于腹肌和膈肌,而胃处于相对被动状态,具体表现为胃底和胃食管括约肌松弛,腹肌和膈肌强力收缩使腹腔内压力急剧上升,幽门括约肌收缩,导致胃内容物进入食道并排出体外。

呕吐由两个不同的延髓中枢控制,即位于外侧网状结构背侧的呕吐中枢及位于第四脑室底部背侧的化学感受器触发带。呕吐中枢接受来自消化道受体、化学感受器触发带和前庭神经核的传入刺激,然后通过膈神经、迷走神经和脊髓神经支配和协调呕吐动作。

引起呕吐的病因之多,几乎涉及所有的器官和系统。在急诊最常见的还是消化系统疾病所致,其他还有神经系统、内分泌系统疾病和中毒等。

【临床表现】

呕吐的病因不同所表现的前驱症状、呕吐的时间、频率、内容物和伴随的症状也各不相同。剧烈而大量的呕吐可以导致一系列临床后果,有些可造成严重后果,因此需要早期发现并紧急进行处理。呕吐可具体有下列并发症:

1. 低血容量:与呕吐造成的大量水和氯化物丢失有关。细胞外液浓缩激活肾素-血管紧张素系统。

2. 代谢性碱中毒:主要与呕吐造成的H离子丢失有关。造成碱中毒的其他因素还有碱性物质摄入过多、低钾、氯化物缺失等。

3. 低钾：低钾的主要原因是由于尿中钾的丢失。代谢性碱中毒导致大量的碳酸氢钠被运送到远端肾小管，其次，高醛固酮水平引起大量钠离子重吸收，从而导致大量钾离子排泄到尿中。

4. Mallory－Weiss 撕裂（食管贲门黏膜撕裂）：大多发生在一阵剧烈的干呕和呕吐之后，表现为黏膜下层 1～4cm 左右的绒线状撕裂伤，75％的病例撕裂伤位于靠近胃食管连接处的胃壁。可引起出血。多数很轻并呈自限性，但据统计有 3％的上消化道出血死亡者是由于 Mallory-Weiss 撕裂所致。

5. Boerhaave 综合征（食管破裂）：指由于剧烈干呕或呕吐引起的食管全层穿孔，脏层胸膜撕裂，食管内容物可以进入纵隔和胸腔，85％的病例裂口位于食管下端的后外侧。如果 24 小时内不进行外科手术，死亡率达 50％。

6. 误吸：呕吐物的误吸与患者的神志障碍有关，对呕吐后出现肺部改变的患者应进一步对误吸的量和后果进行评估，并采取必要的治疗措施。

（一）诊断

通过详细的病史采集和体格检查一般都能发现恶心和呕吐的病因。

1. 病史

（1）呕吐物成分：呕吐物有胆汁提示胃出口通道梗阻；返流未消化的食物则提示贲门失弛缓症、食管狭窄可能；呕粪则提示远端肠梗阻，但也可见于胃结肠瘘和由于胃出口长时间梗阻造成的胃内容物细菌过度生长。

（2）呕吐时间：急性起病的恶心和呕吐提示胃肠炎、胰腺炎、胆囊炎或药物的副作用。症状发生在清晨则有可能是妊娠、尿毒症或颅内压增高等所致；进食 1 小时后发生呕吐则提示胃出口梗阻或胃轻瘫可能；呕吐 12 小时前吃进的食物提示可能有幽门梗阻；恶心和呕吐超过 1 个月则为慢性呕吐。

（3）伴随症状：呕吐可伴随有排便、心动过速、心动过缓、心房颤动和阵发性室性心率失常等症状。如果恶心、呕吐伴有慢性头痛则应怀疑有颅内病变；呕吐前无恶心则是神经系统病变的典型表现。

（4）个人史：包括是否有酗酒史。

（5）既往病史：应重点关注消化道疾病和手术史，其他还有营养和服药史。

2. 体格检查

如果发现有黄疸、淋巴结肿大、腹部包块和大便带血则有助于确定病因。对于有脱水表现、头晕、全身无力或有中毒的患者应记录立位时的生命体征。神经系统体检则包括颅神经、眼底镜和步态检查。

3. 辅助检查

根据病史和体检发现，确定做适当的辅助检查。

（1）血常规：血细胞比容和血红蛋白增高提示有血液浓缩。

（2）电解质：严重的长时间呕吐可以引起低氯血症、低钾血症、代谢性碱中毒、对于症状超过 3 日和需要静脉补液的患者应检测电解质。

（3）血尿素氮和肌酐：血尿素氮/肌酐比值超过 20：1 提示有严重脱水。

（4）血清酶：胰腺炎患者血清酶、脂肪酶升高。

（5）尿液检查：对所有的育龄妇女都要作尿妊娠试验。尿中有亚硝酸盐、白细胞和细胞菌提示有尿路感染，酮体则提示糖尿病酮症，血尿则可能有尿路结石。

（6）血药浓度检测：对于服用茶碱、地高辛和水杨酸的患者有一定价值，特别是无人照顾服用药物治疗的老年人。

（7）腹部成像：怀疑肠梗阻者要拍摄腹部 X 线平片和站立位片，对怀疑腹部外科情况者必要时还可选择 CT 扫描，怀疑胆结石的成人和考虑幽门狭窄、肠套叠的儿童还可进行超声检查。

（8）心电图：怀疑冠状动脉缺血者应进行检查。

（二）鉴别诊断

呕吐的原因相当繁多，但通过病史、体检和必要的辅助检查多可鉴别，一般原因如下表：

呕吐原因分析表

分类	原因分析
反射性呕吐	1. 消化系统疾病：咽刺激、胃十二指肠疾病、其他消化系统疾病。2. 急性中毒；3. 呼吸系统疾病；4. 泌尿系统疾病；5. 循环系统疾病；6. 妇科疾病
中枢性呕吐	药物毒性作用、中枢系统疾病、代谢障碍、体内毒素刺激、放射性损害
前庭障碍性呕吐	迷路炎、美尼尔氏病、晕动病
神经官能性呕吐	胃神经官能症、癔病

【救治原则】

1. 快速评估和处理

首先评估患者的血流动力学状态是否稳定，及时识别危急状况及造成呕吐的原因和疾病。资料采集包括呕吐持续的时间，呕吐物中有无血液，有无容量不足的临床表现，以及有无提示严重基础疾病的伴随症状。体检内容包括意识水平、腹部情况、有无神经系统局灶体征及重要生命体征。

初步治疗包括建立静脉通路，对血容量不足者进行液体复苏，心电监护以及针对基础疾病的治疗。

2. 进一步治疗

（1）一般处理：摄入减少是呕吐患者脱水和营养不良的主要原因，因此对持续性呕吐的患者应放置胃管。

（2）病因治疗：病因治疗是缓解呕吐的根本。

（3）对症治疗：止吐剂的效果因人而异。常用的有抗组胺药物和噻嗪类。抗组胺药物有异丙嗪、苯海拉明氯茶碱（晕海宁），对内耳功能障碍引起的呕吐有效，但由于不作用于化学感受器触发带，对其他原因引起的呕吐效果较差。吩噻嗪作用比较复杂，主要是通过拮抗化学感受器触发带的多巴胺受体起到止吐作用。常见的有丙氯拉嗪等。

多数急诊就诊的呕吐患者属急性胃肠炎等良性疾病，经过处理后症状很快可以缓解，但是对于有严重基础疾病、病因不明、儿童和年老体弱者以及有比较严重呕吐并发症的患者应及时收住院,进一步接受诊疗。

第六节 腹 泻

腹泻是常见的急诊症状之一,据 WHO 统计,世界范围内,每年因腹泻造成 4000000 人死亡。腹泻约占全部急诊患者的 5%。尽管腹泻的病因很多,但 85% 的病例与感染有关。大多数腹泻是自限性的,只需加强护理和对症治疗。感染性腹泻可以引起严重后果,特别是对易感人群,可导致大规模发病和死亡。非感染性腹泻同样可以对健康人群和患者造成巨大威胁。腹泻也可以是腹部疾病、内分泌疾病、中毒以及其他系统疾病的临床表现之一,因此,只有广泛考虑或排除其他病因之后才能诊断胃肠炎或病毒性腹泻。

【病因】

病理生理:

腹泻是相对患者的正常状况而言,大便的量和次数增加,或粪便呈水样。痢疾是由病原体引起的炎症性腹泻,病原体侵犯肠道黏膜,在大便中出现血液、黏液和蛋白成分,常伴其他症状如发热、腹痛、食欲不振、脱水和体重下降等。

根据病程腹泻可以分为急性和慢性,病程小于 4 周的称为急性腹泻,超过 4 周的为慢性腹泻。根据特点又可分为:渗透性、分泌性、炎性和异常动力性腹泻 4 种类型。

根据感染状况,腹泻分为感染性(约占 85%)和非感染性(约占 15%)两种。感染性病因中又包括病毒、细菌和寄生虫感染,其中病毒性占 70%,细菌性占 24%,寄生虫性占 6%。

1. 感染性腹泻。(1)细菌和寄生虫在临床上可以引起侵袭性炎症,造成大规模的发病和死亡,特别是在易感人群中。部分侵袭性细菌,多数是沙门菌属和志贺菌属,可以引起菌血症、脓毒血症和死亡。(2)病毒和部分细菌只引起自限性分泌性腹泻,表现为轻度脱水,全身症状轻微。急性阿米巴痢疾在临床上很难与细菌性痢疾鉴别,由特殊病原菌引起的感染性腹泻很少能在急诊科明确诊断。

2. 非感染性腹泻。(1)尽管非感染性腹泻在临床表现上可能和感染性腹泻并无多大区别,但是有必要考虑是否存在腹部器官的外科疾病,包括胃肠道出血、缺血性肠病、急性阑尾炎、肠套叠、异位妊娠和肠梗阻;(2)有无接触或外科疾病,如重金属中毒、食入植物或鱼类毒素等;(3)应该考虑到内分泌疾病(如肾上腺功能不全)和一些其他系统疾病,还要特别注意患者所处的医疗条件、所用药物和既往手术史。

【临床表现】

1. 病史

(1) 大便的量、次数和特征;腹泻开始和持续的时间;伴随症状,如呕吐、发热、腹痛、里急后重以及神经系统症状。

(2) 腹泻开始与其他症状的关系:大量水样便后出现痉挛性疼痛多考虑胃肠炎,大便后出现腹痛则提示外科病变。

(3) 大便中是否有血液和黏液。

（4）腹泻治疗的效果如何,有无既往用药史和手术史,特别注意对免疫有影响的治疗。有无 HIV 感染史、糖尿病、胃肠道出血、恶性肿瘤、腹部手术和内分泌疾病。最近是否接受抗生素治疗和使用缓泻剂。

（5）个人和家族史中腹泻性疾病的情况。

（6）特别应注意饮食情况;近期旅游史和户外活动情况;有无毒物接触史,包括重金属、一氧化碳、水杨酸盐和地高辛。

（7）有无过敏反应。

2. 体格检查

体格检查要评估患者的一般情况,查找容量不足的证据和中毒表现,排除腹部外科情况,并明确有无血便。

（1）低血压和心动过速则提示容量不足,应当检查黏膜的湿度、皮肤的弹性和是否有意识状态的改变。儿童还应检查瞳孔是否呈针尖样、前囟是否下陷,排尿有无减少,以及体重下降情况。

（2）腹部体检。有明显腹痛的患者应先考虑是否有感染性胃肠炎以外的其他原因。

（3）直肠检查可确定有无粪便嵌塞、黑粪便和血便。大量血液见于消化道出血、缺血性肠病、肠套叠和放射治疗等。同时注意取标本送检。

3. 辅助检查

大多数腹泻都是自限性的,因此实验室检查和诊断性检查价值有限。对病程较长和对保守治疗无效的患者也应进行相应检查,全血检测对确立诊断帮助很小,因为敏感性和特意性都很低。对有选择的患者进行肝肾功能检查、血清脂酶检查和妊娠实验对诊断有一定帮助。

（1）大便潜血和细胞技术:临床上根据大便涂片检查发现白细胞只是支持诊断,但对细菌性结肠炎不具特异性。许多因素引起的炎症性腹泻在大便中都可出现红细胞和白细胞,包括细菌、寄生虫和许多非感染性因素,如化疗、放疗、过敏反应、自身免疫性疾病和炎症性肠病等。排泄物中红细胞不一定与白细胞同时存在,如果粪便中只有红细胞而没有白细胞往往提示阿米巴、恶性肿瘤、重金属中毒、穿孔、痔疮、肠缺血和消化道出血等。

（2）艰难梭菌毒素检测:艰难梭菌引起的腹泻最常见于抗生素使用过程中,因此,如果患者主诉近期用过抗生素,则应考虑进行该项检查。

（3）大肠杆菌 O157、H7 毒素:在流行地区和怀疑溶血尿毒综合征的患者可以考虑进行该项检查。

（4）大便细菌培养:在有发热、出现中毒表现、免疫抑制、高龄、病程延长和传统治疗无效的患者有必要进行大便培养。

（5）大便寄生虫和虫卵检测:不推荐作为常规检查。仅下列情况可考虑:①慢性腹泻;②旅游史;③接触过托儿所的婴儿;④HIV 感染者。

（6）尿液检查:在怀疑泌尿系统感染和妊娠时应进行尿样检查。

（7）放射检查:在考虑腹部外科疾病时应进行相应的放射检查,如肿瘤、梗阻、瘘管等。

【救治原则】

1. 快速评估和处理:评估和治疗腹泻患者应当从评估患者的整体健康状况,容量不足的程度和进行必要的监测开始。监测血压、脉搏、呼吸频率、脉搏血氧饱和度和肛温。如果患者严重脱水,预计要进行静脉补液时,要检测血电解质。

应注意血流动力学不稳定的证据,如低血压、心动过速、皮肤湿冷而苍白、少尿、呼吸急促以及精神状态改变。寻找全身疾病的体征如发热、腹痛、脱水、血便、肌痛、头痛、食欲不振等。

对循环不稳定者应给予吸氧、建立静脉通道、进行连续心电和脉搏血氧饱和度监测,同时用生理盐水进行容量复苏。如果腹泻确定由感染所致,并且有全身感染的表现,应早期给予抗生素治疗。

2. 进一步治疗:如果有证据表明患者病情严重,或有中毒表现,或已经出现循环不稳定,都需要积极进行治疗,对于年老、年幼、有严重基础疾病和免疫抑制者应收住院治疗。

腹泻患者的初始治疗包括支持护理以及评估脱水程度。轻到中度脱水者可以选择口服补液治疗手段。对儿童患者,口服补液按 $50\sim100mL/kg$ 剂量给予糖盐水,4 小时即可完成。对于严重脱水的患者,则应选择静脉补充生理盐水或乳酸林格氏液,儿童按 $20mL/kg$ 剂量快速补充生理盐水,必要时可重复补液。

对于腹泻患者还要根据病因采取针对性治疗,如对考虑外科疾病患者进行进一步检查和外科会诊;对中毒者尽快消除污染,加强护理和使用特殊解毒剂;对其他非感染性腹泻采取相应的治疗措施。

急诊科常很难确诊腹泻是由哪种特异性病原菌引起的,因此针对微生物只能根据感染性腹泻的常见致病菌采取经验性治疗。对成人目前推荐的经验性抗生素治疗有:环丙沙星,每次 $500mg$,2 次/日,连用 $3\sim7$ 日,孕妇和年龄<18 岁的未成年人禁止使用。如果考虑阿米巴痢疾,推荐在查找大便中寄生虫和虫卵后使用甲硝唑,继以双碘喹啉治疗。如果患者近期使用过抗生素,怀疑艰难梭菌肠炎,可以选择万古霉素或甲硝唑治疗。

第七节　少尿和无尿

健康成人昼夜(24 小时)尿量为 $1000\sim2000mL$(排尿量约为 $1mL/min$),且日尿量多于夜尿量。如 24 小时内尿量少于 $400mL$ 或每小时尿量小于 $17mL$,称为少尿。如 24 小时尿量少于 $100mL$ 或 12 小时内无尿者称为无尿或尿闭。随着患者少尿或无尿时间的持续延长,体内将出现血清肌酐、血尿素氮升高、水电解质紊乱及代谢性酸中毒等表现。

【病因】

引起少尿或无尿的原因常见于:

1. 肾缺血或各种外源性动植物中毒可发生肾小管上皮细胞损伤或坏死,使肾小管对钠的重吸收减少,以及肾小球滤过率降低。

2. 重症感染,如尿毒症、肾综合征出血热等合并低血压或休克时,由于肾血流量减少,均可导致急性肾小管坏死,肾小球滤过率降低。

3. 各种原因引起的血管内溶血,释放出来的血红蛋白以及创伤时产生的肌红蛋白,均通过肾脏排泄,可损伤肾小管而引起急性肾小管坏死。也可阻塞管腔,引起少尿或无尿。

4. 各种原因引起的自身免疫性疾病,如各种急进性肾小球肾炎,系统性红斑狼疮(SLE)所致的肾炎综合征,急性肾小管坏死及急性肾小管间质性炎症、动脉粥样硬化、肾动脉栓塞或血栓形成所致的肾小球或肾小管损害,以及肾结石、肾肿瘤等引起尿路梗阻的各种因素,均可导致尿路梗阻致使双侧肾盂积水,严重时会引起少尿或无尿。

【临床表现】

(一) 症状

1. **先驱症状**:乏力、倦怠、水肿,大多数在先驱症状12～24小时后即开始出现少尿或无尿。

2. **消化系统**:伴有恶心、呕吐、厌食、呃逆及腹泻等。

3. **呼吸系统**:呼吸深而快,常有气促,甚至发生库斯莫尔(kussmaul)呼吸,易合并感染,尤以呼吸道感染常见。

4. **循环系统**:血压不同程度升高,重者可发生高血压脑病。发生心包炎时,左胸剧烈疼痛,常伴有心包摩擦音,甚至发生心包压塞。晚期可出现心脏扩大、各种心律失常和心力衰竭等。

5. **血液系统**:绝大多数患者出现贫血,一般为正常形态、正色素性贫血,且随着肾功能的减退而加剧。发生贫血的原因主要与肾脏分泌促红细胞生成素减少、血中存在抑制红细胞生成的物质、红细胞寿命缩短、造血物质(铁和叶酸)缺乏、继发感染等有关。

6. **神经系统**:头昏、烦躁不安,严重者可出现意识障碍、抽搐、扑翼样震颤及肌阵挛等,思维不集中、失眠或嗜睡、周围神经病变、自主神经症状等也较多见。

7. **皮肤表现**:患者面色萎黄、水肿,皮肤干燥、脱屑、无光泽、有色素沉着。顽固性皮肤瘙痒常见,与尿素及钙盐沉着有关。

8. **性腺功能障碍**:慢性肾衰的患者肾素－血管紧张素、泌乳素及胃泌素分泌过多,促甲状腺素、睾丸素、皮质醇较正常偏低。可出现甲状腺、性腺功能低下,男性可出现性欲缺乏和阳痿,女性可出现闭经、不孕。胰岛素、高血糖素及甲状旁腺素等作用时间延长。

9. **代谢异常**:慢性肾衰的患者呈负氮平衡,必需氨基酸水平较低,空腹血糖正常或偏低,糖耐量常有减退。甘油三酯水平常有升高,极低及低密度脂蛋白增多等。

(二) 实验室检查

1. **尿液检查**:尿密度、尿细胞学检查对肾前性与肾性少尿或无尿有鉴别诊断意义。一般情况下,肾前性少尿或尿密度增高,急性肾小管坏死尿密度一般低于1.014,尿中含大量病理成分提示为肾性少尿。尿钠定量 > 30mmol/L,尿蛋白定性阳性(＋～＋＋＋＋不等)。尿沉渣镜检可见粗大颗粒管型、红白细胞等。

2. **肾功检查**:血尿素氮和肌酐升高。血尿素氮/血肌酐≤10是重要的诊断指标。此外,尿液中尿素/尿素氮 < 15(正常尿中尿素 200～600mmol/24h,尿/血尿素之比 > 20),尿肌酐/血肌酐≤10也有诊断意义。尿及血生化检查对肾前性及肾性少尿或无尿有鉴别诊断意义。

3. **血液**:血细胞及血红蛋白均下降,白细胞增多,血小板减少。可有高血钾、低血钠、高血镁、高血磷、低血钙等,二氧化碳结合率亦降低。

4. **滤过钠排泄分数测定**:该法对病因诊断有一定意义。其值 > 1者为急性肾小管坏死,见于部分少尿型急性肾小管坏死及尿路梗阻。其值 < 1 者,为肾前性氮质血症及急性肾小球肾炎。

5. 中心静脉压测定:对鉴别肾前性与急性肾小管坏死有意义,而且对指导亦有作用。

6. 纯水清除率测定:该法有助早期诊断。

纯水清除率测定＝尿量(1 小时)/(1－尿渗透压/血渗透压)

注:－30 为正常值,负值越大,肾功能越好;越接近 0,肾功能不全越严重。－30～－25 说明肾功能已开始有变化,－25～－15 说明肾功能轻、中度损害,－15～0 说明肾功能严重损害

7. 影像学检查:选择尿路 X 线(如腹部平片)、超声、CT 及膀胱镜等检查有助于病因诊断,如对肾动脉狭窄、血栓、肾盂积水、肾囊肿、多囊肾、肾肿瘤、肾结石等疾病患者,影像学检查多可诊断病因。

8. 肾图:肾图对评价尿路梗阻引起的肾功能受损程度比静脉肾盂造影灵敏,对于诊断尿路梗阻等肾后性少尿是一种可靠、简便而且检出率较高的方法。

【救治原则】

1. 紧急处理

应优先处理危及生命的血容量过多或不足以及高血钾现象。

(1) 收入 ICU 或透析室,检测生命体征和中心静脉压,评估血容量是否充足。

(2) 如果血容量不足,应进行补液治疗。当血容量补足后,如果仍少尿或无尿,可给予呋塞米或依他尼酸,如果血压仍持续较低,应使用缩血管药物。

(3) 如果血容量较多,应考虑紧急血液透析或滤过,并给予吸氧和呋塞米、硝酸酯类药物

(4) 积极处理高血钾。可给予 10％葡萄糖酸钙 10～20mL 静注,根据需要可在 1h 后重复使用;50％葡萄糖 50mL 加入胰岛素 10U,15～30min 内静注,必要时可行血液透析治疗。

2. 进一步治疗

在上述治疗的基础上,应进一步处理酸中毒、低钠血症、高磷血症、营养不良、脓毒症等。

3. 病因治疗

积极治疗原发病,尽快完成相关检查以明确引起少尿或无尿的病因,并采取相应措施,处理原则是标本兼治,急则治其标。

(1) 肾前性少尿或无尿:针对病因予以治疗,如补充血容量、纠正脱水和休克,改善循环;低蛋白血症补充白蛋白;综合治疗心衰等。

(2) 肾实质性引起的少尿或无尿:根据其原发病给予不同处理,可在血容量充足的前提下适当使用利尿药物。

(3) 肾后性少尿或无尿:有明确引起梗阻原因者,及时解除梗阻;有手术指征者,应尽早手术治疗。

4. 对症治疗

如有尿潴留,应及时导尿治疗,必要时放置导尿管;及时处理病程中出现的高钾血症。

第三章　急诊内科综合征和危重病症诊疗

第一节　急性冠状动脉综合征

急性冠状动脉综合征(acute coronary syndrome,ACS)是指由于急性心肌缺血所致的一组冠状动脉事件或一组临床综合征,包括不稳定型心绞痛、ST 段抬高型心肌梗死、非 ST 段抬高型心肌梗死和心源性猝死。急性冠状动脉综合征是 20 世纪 80 年代以后心血管领域提出的新诊断概念。据统计,全世界每年大约有 2000 万人死于心脏疾病,其中 ACS 是心源性死亡的主要原因之一。提高对 ACS 的认识、早期诊断、及时选择合适的治疗方法,有望降低 ACS 患者的病死率。

【概念与新分型】

ACS 是一种较为复杂的急性心肌缺血综合征,以冠脉斑块不稳定为特征。如能及时识别与治疗,绝大多数病人的症状将趋向稳定,甚至消失,否则极易发展为心肌梗死或心源性猝死(SCD),严重威胁病人生命。从指导临床治疗出发,有学者将 ACS 分为 ST 段抬高与 ST 段不抬高两大类型。ST 段抬高的 ACS 也称为 ST 段抬高的心肌梗死。ST 段不抬高的 ACS 包括 ST 段不抬高的心肌梗死(心肌酶增高达到或超过正常上限的 2 倍)和不稳定型心绞痛(心肌酶不增高或增高程度不到正常上限的 2 倍)。

【发病机制】

在各种内外因素作用下导致冠状动脉粥样硬化斑块不稳定,引起斑块破裂、出血,在动脉损伤处凝血机制被激活、血栓形成,使受累冠状动脉短期内狭窄加剧或完全闭塞,血流减少或中断,心肌氧供需失衡,导致心肌缺血甚至坏死。冠脉粥样硬化斑块的发生发展与血管内皮功能失调、斑块受损、炎症反应、脂质浸润以及血栓形成有关。其中,斑块发生破裂导致血栓形成是 ACS 的主要病理基础。

【临床表现】

90％以上的 ACS 患者有发作性胸痛;少数 ACS 患者可无胸痛或先兆症状,也无明确诱因。临床上无痛性 ACS,多见于高龄或合并糖尿病患者,即可发生所谓无痛性心肌梗死。除胸痛外,ACS 可伴有恶心、呕吐(尤多见于下壁心肌缺血或梗死),大汗淋漓,面色苍白,患者常有濒死感或恐惧感。若 ACS 主要表现为心绞痛,患者常因心动过速而感到心悸;若 ACS 为急性心肌梗死(AMI),尤其是广泛前壁心肌梗死则可出现急性左心衰竭的症状,常伴有各种类型的心律失常,以室性期前收缩和室性心动过速最为常见。下壁心肌梗死者可有窦性心动过缓或房室传导阻滞的表现。此外,ACS 因心肌缺血或坏死,导致心电不稳定,可诱发室性心动过速、心室颤动而猝死。

【辅助检查】

(一) 心电图在 ACS 诊断中的价值

尽管心电图是评价胸痛患者最有用而廉价的方法,但大量研究表明,在 AMI 中出现典型心电图改变者为 50%～70%,其中不少属于微小心肌损伤者心电图很难确诊。ACS 患者的心电图表现包括 ST 段抬高、ST 段压低和心电图无变化。胸痛时应及时记录心电图,症状发作时心电图正常强烈提示患者的症状为非心源性,而有 ST 段动态变化或 T 波倒置则强烈支持不稳定型心绞痛或无 Q 波性心肌梗死的诊断。

(二) 血清心肌坏死标志物的检测

对临床上高度怀疑 ACS 的患者,应行血清心肌坏死标志物的检测,其既可作为 ACS 的诊断依据,又可为评估 ACS 危险性及治疗效果提供依据。反映急性心肌缺血、损伤的早期指标包括肌钙蛋白(troponin,Tn)、肌红蛋白(myoglobin,Mb)和肌酸激酶同工酶(creatinekinase－MB,CK－MB)等。

(三) 其他实验室检查

1. C 反应蛋白(C－reactive protein,CRP):CRP 是高度敏感的非特异性炎性标志物,由肝脏合成,可由各种炎症、感染和组织损伤触发。ACS 患者血清 CRP 水平升高,推测与处于活动进展期的动脉粥样硬化斑块炎症的刺激和组织损伤有关。此外,不稳定的动脉粥样硬化斑块部位的单核细胞刺激组织因子激活,不仅启动凝血过程,也刺激 CRP 的产生。CRP 与低密度脂蛋白胆固醇、损伤的血管内皮细胞相互作用,可进一步激活补体系统,增加冠状动脉病变恶化的危险。因此,CRP 浓度升高被认为是心绞痛患者发生急性冠状动脉事件的独立预测因子。

2. B 型脑钠肽(B－type natriuretic peptide,BNP):BNP 是由 32 个氨基酸组成的多肽类激素,主要在心室肌中合成分泌。左心室扩张和心室壁张力增加是 BNP 合成分泌的主要原因。心肌缺血是使血浆 BNP 水平升高的另一重要因素。不稳定型心绞痛以及冠状动脉成形术气囊充气极短缺血后 BNP 浓度迅速升高。

(四) 特殊检查

对临床上高度怀疑 ACS 而不能确诊的患者,可根据情况选择超声心动图、放射性核素扫描、多排 CT 等无创性检查,或冠状动脉造影、血管镜等有创性检查,以便进一步确诊。

【诊断与危险分层】

鉴于 ACS 临床表现复杂,且缺少特异性,相似临床表现可见于急性肺栓塞、主动脉夹层、急腹症、急性非特异性心包炎等多种疾病。因此,ACS 的诊断尚需根据病史、体格检查,结合实验室检查,尤其是心电图、Tn、心肌酶学测定等,并进行动态观察和综合分析,才能做出正确诊断,以利于及时治疗。

在选择有效的治疗方案之前,如条件允许,可连续多次记录 12 导联心电图和动态测定特异性的心肌坏死标志物如肌钙蛋白(TnIorTnT)、CK－MB 和 CRP 反应蛋白等,以进行 ACS 的危险分层。研究显示,定量 ST 段压低、脑钠肽(BNP)、冠状动脉 CT 血管造影、床边超声心动图等指标都可以预测危险度分层。根据患者临床表现、心电图和心肌坏死标志物将病人分为:

(1)高危险组至少具备下列条件之一：48h内心肌缺血症状持续加重，新近发生或加重的肺部罗音、肺水肿、二尖瓣返流杂音、第三心音、低血压、心动过缓或过速为主的临床表现，尤其见于高龄病人（＞70岁）；心电图表现为ST段改变＞0.05mV，持续性室速和TnT或TnI明显升高（＞0.1ng/mL）。

(2)中危险组无高危组特点，但有下列条件之一：既往曾有心脑血管病史如心肌梗死、冠脉搭桥史和长期服阿司匹林者，以静息时胸痛持续时间20min以上或小于20min，经休息或舌下含服硝酸甘油能缓解，也见于年龄大于70岁以上者；心电图为T波倒置＞0.2mV，或病理性Q波和TnT或TnI轻度升高（＞0.01ng/mL，但＜0.1ng/mL）。

(3)低危险组无中、高危组的特点，但有下列条件之一：近2周内发生心绞痛，以加拿大心脏病学会心绞痛分级达到Ⅲ或Ⅳ级且中、高度疑为冠心病，胸痛发作时心电图和心肌坏死标志物均为正常。

【救治原则】

（一）心肌缺血再灌注治疗

无论是溶栓治疗还是经皮冠状动脉介入治疗（percutaneous coronary inter－vention，PCI)或冠状动脉搭桥术（coronary artery by－pass grafting，CABG)治疗，目的都在于尽量减少心肌坏死，尽早实现血流的再灌注。根据新的分型，ACS的治疗对策：①保证将ST段抬高的患者尽早实现血流的再灌注；②对ST段不抬高的患者，应在住院观察和充分抗血栓和抗心肌缺血治疗的基础上，进一步进行危险性评估（将ST段不抬高的心肌梗死分为心肌酶达到或超过正常上限2倍和心肌酶低于正常上限2倍两种类型)，然后将心肌酶低于正常上限2倍的患者分为TnT或TnI升高和TnT或TnI不升高两种。TnT或TnI升高的患者是发生心血管事件的高危患者，在充分抗血栓和抗心肌缺血治疗48h仍不能满意控制心绞痛发作的患者，或新出现心功能不全或发作时血压下降的患者，应紧急行血运后重建（PCI或CABG)术。

1. 静脉溶栓治疗

对ST段抬高的心肌梗死患者或新发生左束支传导阻滞（LBBB)的ACS患者，只要无溶栓禁忌症，应该尽早接受静脉溶栓治疗，以提高其疗效和生存率。新近提出溶栓制剂和抗栓药物联合使用为ACS尤其是STEMI患者中梗塞冠脉的再通提供了快速有效的治疗方案，同时有望进一步降低再次血栓和（或）再梗死的可能性。宜严格掌握溶栓治疗的适应症，并注意出血等并发症的防治。可选用尿激酶、链激酶、重组组织型纤溶酶原激活剂、葡激酶等溶栓剂进行溶栓治疗。溶栓治疗越早越好，1～2h内开始比6h内进行要好；12h后的溶栓已无效果。此外，对ST段不抬高的ACS行溶栓治疗不但无益，反而增加出血并发症和斑块内出血的概率；溶栓治疗可使与凝血块结合的凝血酶暴露于血流，造成高凝状态，从而对临床转归产生负面影响。

2. PCI治疗

PCI是ST段抬高的心梗患者迅速得到血管再通的最有效手段。90％的患者在PCI后可获得TIMI3级血流，同时可显著改善患者的近期和远期预后，PCI后30天、180天的主要不良心脏事件的发生率分别为4.3％和6.9％，显著低于药物治疗，尤其是对高危患者，PCI带来的益处更明显。PCI治疗与溶栓治疗比较，梗死相关血管再通率高，缺血复发少,再闭塞率低,而且出血的危险性低。对溶栓失败后仍有持续性或再发心肌缺血的患者,应尽快行冠状动脉造影,若 TIMI 血流 0～Ⅱ级立即行补救性 PCI 术。

3. CABG 治疗

主动脉-冠状动脉旁路移植术(冠状动脉搭桥术、CABG),主要适合于以下患者:左冠状动脉主干病变狭窄>50%;左前降支和回旋支近端狭窄≥70%;冠状动脉 3 支病变伴左心室射血分数<50%;PCI 治疗失败者。

(二) 抗栓治疗

1. 抗血小板治疗

目前临床上可选用的抗血小板药物有环氧化酶抑制剂,如阿司匹林;ADP 受体拮抗剂,如氯吡格雷、噻氯匹啶等;血小板 GPⅡb/Ⅲa 受体拮抗剂,如阿昔单抗、依替非巴肽、替罗非班等。一般首选阿司匹林,对因过敏或有严重胃肠道反应不能耐受阿司匹林的患者使用氯吡格雷。

(1)阿司匹林为环氧化酶抑制剂,通过乙酰化作用抑制花生四烯酸代谢过程中的环氧化酶,从而抑制 TXA2 的合成,发挥抗血小板和抗血栓形成作用。

(2)噻氯匹啶(Ticlopidine)和氯吡格雷(Clopidogrel):为 ADP 受体拮抗剂,具有阻断 ADP 促使血小板聚集的作用,且对血管损伤后暴露的内皮下胶原、凝血酶和肾上腺素等诱发的血小板聚集也有抑制作用。可阻止血小板 GPⅡb/Ⅲa 受体与 Fb 的结合,从而达到较强的抑制 TXA2 诱导的血小板聚集,同时对动脉壁前列腺环素的合成却无抑制作用,故在理论上优于阿司匹林。

(3)血小板 GPⅡb/Ⅲa 受体拮抗剂,具有竞争性占据 GPⅡb/Ⅲa 受体的结合位点,能有效地阻断由该受体激活后诱导血小板聚集的最终通路,从而干扰 Fb 与 GPⅡb/Ⅲa 受体的连接与聚集,促使血小板失活,同时对血小板还有其他抑制作用,故属强效、广谱的抗栓药物。

2. 抗凝治疗

普通肝素和低分子肝素:低分子肝素有应用方便、不需监测凝血时间、出血并发症低等优点,已成为 ACS 患者抗凝治疗的首选药物。与低分子肝素相比,普通肝素易于中和,所以对于 24h 内可能行 CABG 的患者首选普通肝素。

(三) 抗心肌缺血治疗

(1)硝酸酯类药物:如硝酸甘油、硝酸异山梨酯等,可降低心脏前后负荷、扩张冠状动脉、改善心肌供血、降低心肌耗氧量,明显缓解心绞痛症状。

(2)β受体阻滞剂:如美托洛尔、比索洛尔等,通过阻断交感胺类对心率和心收缩力受体的作用,减慢心率、降低血压,降低心收缩力和心肌耗氧量,特别适用于交感神经张力较高的患者。

(3)钙拮抗剂:可扩张冠脉,改善侧支循环,缓解冠脉痉挛,增加血流量,还可减慢心率,既能降低心肌耗氧量,又能防止斑块破裂。用于左室功能尚好的患者,可显著降低再发心肌梗死及心肌梗死后心绞痛的发生率。短效的二氢吡啶类钙拮抗剂有潜在的增加不良心脏事件的可能,应避免使用。

(4)血管紧张素转换酶抑制剂:如培哚普利、福辛普利等,可通过改善心室重构、减轻心室过度扩张而降低心力衰竭的发生率,从而降低 ACS 患者的病死率。

(四) 调脂治疗

对 ACS 患者,应尽早应用他汀类药物调脂治疗,以改善内皮功能,稳定动脉粥样硬化斑块,防止血栓形成,降低其病死率。

(五) ACS 的院前治疗

在到达医院前,约有一半的 AMI 病人会发生猝死,大多数死亡原因为无脉性室性心动过速(VT)或心室颤动(VF)。在 AMI 发病后前 4 小时最主要危险是 VF。发生在心肌梗死急性期的 VF 被称为"原发性 VF",AMI 病人 VF 发生率为 4%~18%。病人入院后,院内 VF 发生率大约为 5%,VF 的发生出现下降的趋势。早期 VF 发生率为 3.6%,晚期 VF 为 0.6%。院前治疗可以减少早期 VF 的发生率,降低 ACS 患者的早期死亡率。

1. 早期电除颤

所有急诊医疗服务体系(EMSS)和救援机构人员都应接受培训,并使急救人员有责任致力于心脏急救,因为 VF 在院前有很高的发生率。每辆救护车都应装备除颤设备,并能熟练运用。由于 AMI 病人发病第 1 小时内存在心源性猝死的高风险,因此院前急救系统能够提供立即电除颤是至关重要的。如此时发生 VF,立即电除颤非常有效,并可使多数病人因此获救。ACS 患者在院前期间,死亡原因主要包括:VF/VT、充血性心力衰竭、心源性休克和左室泵衰竭,或出现血管再堵塞的梗死面积扩展,伴有心脏破裂或心脏结构破坏的机械并发症。针对这些因素,专业急救人员应该将注意力放在限制梗死面积扩大,治疗心律失常,保护左心室功能上。

2. 病人教育与谈话

ACS 发病后,影响治疗时间耽误有 3 个主要因素:

(1) 来自病人对发病的认识;

(2) 院前转运;

(3) 医院内评价。

由于心肌存活与血管闭塞时间紧密相关,在发病最初几小时明确诊断并得以及时治疗,患者将会获得最大程度的益处。因此,在患者到达医院后,尽可能快地做出诊断和予以治疗是至关重要的。患者本身、急救人员以及医院三方面的延迟,均可降低溶栓治疗的效果,从而增加死亡率。

患者对病情的认识不足是延误治疗最主要方面。ACS 发病时常伴有前驱症状,但这些症状常被患者忽视或误判,尤其是老年人、妇女、以及糖尿病和高血压病人是最可能被延误的人群,部分原因是他们发病时缺少典型的症状和体征。对病人教育就是在发病早期使之减少对症状的忽视或误判。强调对症状的认识,医生要向病人宣传关于在发病时如何求救当地急救系统,以及自身如何获得快速适当的治疗,如硝酸甘油和阿司匹林的使用。以减少院前耽误时间,在病情严重之前获得及时治疗。

3. 院前溶栓治疗

临床试验表明,典型缺血性胸痛发作后,尽可能快地接受溶栓治疗可以获得最大限度的益处。因为 AMI 早期心肌具有潜在最大存活可能。在 GREAT 试验中,医生发现如果在家实施溶栓治疗比在医院早 130 分钟的话,死亡率降低 50%。5 年随访发现,院前治疗者与院内治疗者相比死亡率下降 25％～36％(P＜0.025)。

4. 院前心电图

在院前以及转运病人去医院急诊科途中,心电图(ECG)检查可以发现并观察 ACS 患者病情变化。多项研究显示:院前获得一份 12 导联心电图是切实可行的,对胸痛病人其诊断准确性可达 85％。记录一份 12 导联心电图时间大概需 4 分钟。此外,病人到达医院前获得一份 12 导联心电图比到医院之后再检查,更有利于及时诊断。院前心电图对胸痛病人进行评价,能避免院前时间的耽误,在到达医院后更有利于诊断和采取溶栓治疗。所有急救车都应当有能力在转运病人去医院途中做一份 12 导联心电图。

第二节　高血压急症

高血压急症是高血压患者在疾病发展过程中或在某些诱因作用下使血压显著或急骤的升高(收缩压＞200mmHg,或舒张压＞130mmHg),常同时伴有心、脑、肾及视网膜等靶器官功能损害的一种严重危及生命的临床综合征。

【病因分类】

1. 需在 1～2 小时内将血压降至适当水平的高血压危急症,包括:高血压危象;高血压脑病;高血压合并脑卒中、颅内出血、蛛网膜下腔出血;高血压合并不稳定性心绞痛、急性心肌梗死、急性左心衰伴肺水肿、急性主动脉夹层;妊娠子痫;这些患者常伴有急性靶器官损害。

2. 需在 24 小时内将血压降至适当水平的高血压次急症,包括:高血压 3 级;高血压伴有进行性靶器官损害;急进型恶性高血压;妊娠高血压;围手术期高血压;这类患者常无或仅有很轻的靶器官损害。

【临床表现】

1. 高血压危象

在高血压病的进程中,如全身小动脉发生暂时性急剧地强烈痉挛,周围血管阻力明显上升,致使血压急骤上升而出现一系列临床症状时称为高血压危象。可见于缓进型高血压各期和急进型高血压。血压改变以收缩压突然明显升高为主,常≥200mmHg,可高达 260mmHg;舒张压也可升高。病人出现剧烈头痛、头晕、眩晕,亦可有恶心、呕吐、胸闷、心悸、气急、视力模糊、腹痛、尿频、尿少、排尿困难等。有的伴随植物神经紊乱症状,如发热、口干、出汗、兴奋、皮肤潮红或面色苍白、手足发抖等;严重者,尤其在伴有靶器官病变时,可出现心绞痛、肺水肿、肾功能衰弱、高血压脑病等。发作时尿中出现少量蛋白和红细胞,血尿素氮、肌酐、肾上腺素、去甲肾上腺素可增加,血糖也可升高、眼底检查小动脉痉挛,可伴出血、渗出或视神经乳头水肿。发病机制是由于在高血压基础上,交感神经活动亢进和血循环内儿茶酚胺过多。发作一般历时短暂,控制血压后,病情可迅速好转,但易复发。在有效降压药普遍应用的人群,此危象已很少发生。

2. 急进型-恶性高血压

占高血压病的 1％,可由缓进型突然转变而来,也可起病即为恶性型,其病理特征是全身细小动脉,尤其是肾脏的细小动脉的变化,以纤维素性坏死为主并有显著内膜增厚,导致增殖性内膜炎。这种改变的病理基础是血压升高。恶性高血压可发生在任何年龄，但以 30～40 岁为最多见。血压明显升高，舒张压多在 130mmHg 以上，有乏力、口渴、多尿等症状。视力迅速减退，眼底有视网膜出血及渗出，常有双侧视神经乳头水肿。迅速出现蛋白尿、血尿及肾功能不全。也可发生心力衰竭、高血压脑病和高血压危象。病程进展迅速多死于尿毒症。恶性高血压的诊断应具备四个条件，①舒张压持续在 130mmHg 以上。②眼底改变 IV 级。③急剧进展的肾功能障碍（在六个月发展到肾功衰竭）。④血压及肾功能恶化的同时，大多有脑部症状及心力衰竭。

3. 高血压脑病

在急进型或严重的缓进型高血压病人，尤其是伴有明显脑动脉硬化者时，可出现脑部小动脉先持久而明显的痉挛，继之被动性或强制性扩张，急性的脑循环障碍导致脑水肿和颅内压增高从而出现了一系列临床表现，在临床上称为高血压脑病。发病时常先有血压突然升高，收缩压、舒张压均高，以舒张压升高为主，常超过 120mmHg。病人出现剧烈头痛、头晕、恶心、呕吐、烦躁不安、脉搏多慢而有力，可有呼吸困难、视力障碍、抽搐、意识模糊甚至昏迷，也可出现暂时性偏瘫、失语、偏身感觉障碍等。检查可见视神经乳头水肿，脑脊液压力增高、尿蛋白含量增高。发作短暂者历时数分钟，长者可数小时甚至数天。妊娠高血压综合征、肾小球肾炎、肾血管性高血压和嗜铬细胞瘤的患者，也可能发生高血压脑病这一危急病症。

【救治原则】

急救处理原则：应迅速控制血压，控制抽搐，防止并发症，病情稳定后应巩固疗效。

1. 一般措施

卧床休息，吸氧，头部抬高 30 度。消除病人的紧张恐惧心理，酌情使用镇静药。监测血压或作无创性血压连续监护。

2. 迅速降压

尽快使血压降至足以阻止心、脑、肾等靶器官的进行性损害，但又不导致重要器官灌注不足的水平。做到迅速、安全、有效。至于血压下降程度则因人而异，如肾功能正常，无脑血管病或冠心病者则血压可降至正常。但如病人为 60 岁以上高龄，有冠心病或脑血管病，或肾功能不全，血压下降过快、过猛可导致冠状动脉或脑动脉供血不足或少尿。开始时降压药剂量宜小，使舒张压降至 120mmHg。密切观察是否有神经系统症状、心输出量降低、少尿等现象。然后逐渐增加剂量，使舒张压降至 110mmHg。1～2 日内逐渐降至 100mmHg，应使病人能够耐受血压下降的速度。静脉用药者 1～2 天内应加上口服降压药，争取短期内停用静脉给药。如一药无效可合并用药以提高疗效减少副作用。根据病情可选用下列措施：

(1)硝普钠：25～100mg，加入 5％葡萄糖溶液 500mL，避光静脉滴注，滴速 0.5～10μg(kg·min)，使用时应监测血压，根据血压下降情况调整滴速。应即配即用，药液超过 6h 无效，持续静滴一般不应超过 72h，如应用超过 72h 者，应隔日测定血中硫氰酸盐浓度。

(2)拉贝洛尔：1.5～2mg/min 静滴，血压迅速下降，对心率、心输出量无明显影响。大剂量可致体位性低血压。

(3)酚妥拉明：20～50mg 加入 5％葡萄糖溶液 250mL 中静滴，以 0.1mg/min 开始，

每 10~15min 增加 0.1mg/min;亦可先予 5~10mg 加入葡萄糖溶液 20mL 缓慢静脉注射,再静滴维持。注意防止血压下降过度。主要用于嗜铬细胞瘤高血压危象。

(4)对血压显著增高,但症状不严重者,可舌下含用硝苯地平 10mg,或卡托普利 12.5～25.0mg。或口服哌唑嗪 1～2mg,可乐定 0.1～0.2mg 或米诺地尔等。也可静脉注射地尔硫卓或尼卡地平。

3. 制止抽搐

可用地西泮(安定)10～20mg 静脉注射,或苯巴比妥钠 0.1～0.2g 肌肉注射。亦可予 25%硫酸镁溶液 10mL 深部肌肉注射,或以 5%葡萄糖溶液 20mL 稀释后缓慢静脉注射。硫酸镁若注射过快或过量,可致呼吸麻痹和血压骤降,应即静注氯化钙或葡萄糖酸钙以对抗其作用。

4. 脱水、排钠、降低颅内压

(1)呋塞米(速尿)20～40mg 或利尿酸 25～50mg,加入 50%葡萄糖溶液 20～40mL 中,静脉注射。

(2)20%甘露醇或 25%山梨醇静脉快速滴注,半小时内滴完。

5. 其他并发症的治疗

(1) 抗心衰:合并急性左心衰竭时予强心、利尿及扩血管治疗,选用硝普钠最为理想。

(2) 合并肾功能不全:若降压治疗后,血 BUN 不降或增加至>35.7mmol/L,血 Cr>707.2μmol/L,伴有代谢性酸中毒,需考虑血液透析治疗。

(3) 合并妊高症时:早期通过限制活动和盐的摄入增加子宫、胎盘和肾的血流。如蛋白尿加重、血压升高、视力下降、尿量减少,体重增加或头痛应住院治疗,尤其是头痛应引起重视,提示可能发生子痫,在子痫发生之前应终止妊娠。若病人发生子痫,应静脉注射 10%硫酸镁 10mL,给予镇静剂(以安定较适宜,必要时静注 10～20mg)、中枢神经抑制剂,患者应绝对卧床休息,避免激惹而再度发生子痫。舒张压大于或等于 115mmHg 者应积极降压治疗。子痫发生后应延缓分娩,以子痫停止发作 24～48h 后分娩为宜。

(4) 对主动脉夹层分离:应采取积极的降压治疗,诊断确定后,宜施行外科手术治疗。

第三节　急性心力衰竭

心力衰竭(heartfailure)是指在有适量静脉血回流的情况下,由于心输出量绝对或相对减少,不能满足机体代谢需要而引起的以循环功能障碍为主的综合征。循环功能障碍主要表现为体循环和(或)肺循环淤血以及组织灌注不足。

【病因】

一、病因

1. 心肌本身疾病

(1)缺血性心肌损害:冠心病心肌缺血或心肌梗死是引起心力衰竭的最常见原因之一。

(2)心肌炎和心肌病:以病毒性心肌炎和扩张型心肌病最为常见。

（3）心肌代谢障碍：见于糖尿病心肌病、维生素 B_1 缺乏、肺源性心脏病、高原病等。

2．心室负荷过重

（1）压力负荷（后负荷）过重：①左室压力负荷过重常见于高血压、主动脉瓣狭窄等；②右室压力负荷过重常见于肺动脉高压、肺栓塞、肺动脉瓣狭窄、慢性阻塞性肺疾患等。

（2）容量负荷（前负荷）过重：①左室容量负荷过重常见于主动脉瓣关闭不全、二尖瓣关闭不全等；②右室负荷过重常见于肺动脉瓣关闭不全、三尖瓣关闭不全、房间隔缺损等；③双心室容量负荷过重见于贫血、甲状腺机能亢进症、动静脉瘘等。

3．心室舒张受限

见于肥厚型心肌病、限制型心肌病、心包疾患等。

二、诱因

1．感染：为诱发和加重心力衰竭的常见因素，包括呼吸道感染、风湿热、感染性心内膜炎、尿路感染等，其中，以呼吸道感染为多见。

2．电解质紊乱和酸碱平衡失调：低钾、低镁可影响洋地黄的应用而加重心力衰竭；严重酸碱中毒可诱发心力衰竭。

3．心律失常：快速性心律失常（如心房颤动、阵发性心动过速等）因心室充盈时间缩短、舒张期充盈量降低、心肌耗氧量增加可诱发心力衰竭；极度心动过缓因心输出量降低而诱发心力衰竭。

4．血容量增加。

如摄入钠盐过多，静脉输入液体过多、过快。

5．妊娠和分娩。

因心脏负荷和心肌耗氧量增加而诱发心力衰竭；另外，临产期的子宫收缩疼痛、精神紧张等，亦可诱发心力衰竭。

6．体力或脑力劳动过度、情绪激动等应激状态，可增加心肌耗氧量而诱发或加重心力衰竭。

7．药物应用不当：如不恰当使用强心剂、受体阻滞剂、钙通道阻滞剂等。

8．原有心脏病变加重或并发其他疾病：如合并贫血、甲状腺机能亢进症、肺栓塞等。

【临床表现】

一、左心衰竭（肺淤血）

1．呼吸困难：是心力衰竭较早出现和最常见的症状，由于肺淤血和肺顺应性降低引起肺活量减少所致。

（1）劳力性呼吸困难：休息时患者常无症状，当体力活动或劳累时体循环压力梯度增加，回心血量增多，左房充盈压增加，肺淤血加重而出现呼吸困难，休息后可缓解。

（2）夜间阵发性呼吸困难：患者在夜间熟睡时突然窒息而醒，因胸闷、气急而被迫坐起，有时伴阵咳，咳泡沫痰，重者可有哮鸣音，称之为"心源性哮喘"。其发生机理为：①平卧时静脉回流增加，心脏前负荷增加；②平卧时膈肌上升，肺活量减少；③夜间迷走神经张力增高。

（3）端坐呼吸：肺淤血达到一定程度时，患者不能平卧，因平卧时回心血量增多。高枕卧位、半卧位甚至端坐时方可使憋气好转。坐位时由于重力作用，使部分血液转移到身体下垂部位，可减轻肺淤血。

（4）急性肺水肿：是"心源性哮喘"的进一步发展，是左心衰呼吸困难最严重的形式。突发严重呼吸困难，呼吸频率常达每分钟 30～40 次，端坐喘吸，频繁咳嗽，咯出大量白色或粉红色泡沫样痰，严重者泡沫样血痰可从口、鼻中涌出。病人常极度烦躁不安，大汗淋漓，面色灰白，皮肤湿冷。极重者可因脑缺氧而致神志模糊。肺水肿早期可因交感神经激活，血压一度升高；但随着病情持续，血管反应减弱，血压下降。肺水肿如不能及时纠正，则终致心源性休克。听诊时两肺布满湿性罗音和哮鸣音，心尖部第一心音减弱，频率快，同时有舒张早期奔马律，肺动脉瓣第二心音亢进。

2. 咳嗽、咳痰、咯血。

3. 两肺湿性罗音及哮鸣音。

4. 左室第三心音奔马律和交替脉。

5. 紫绀（中心型）。

二、右心衰竭（体循环淤血）

1. 胃肠道症状：长期胃肠道淤血、水肿可引起上腹胀满、食欲减退、恶心呕吐等症状。

2. 颈静脉怒张，肝—颈静脉回流征阳性。

3. 肝肿大、压痛：早期肝脏肿大、柔软、有压痛；长期慢性肝淤血而发生心源性肝硬化时，肝脏质地较硬，边缘较锐利，压痛不明显。

4. 水肿、胸水和腹水、心包积液：胸水的产生与体静脉压和肺静脉压升高及胸膜毛细血管通透性增加有关。胸水以右侧多见，其机理可能为：①右侧胸腔血液通过奇静脉回流路程长，故易积液于右侧。②右肺的平均静脉压较左侧高，同时右肺的容量较左肺大，右肺的表面滤出面积也就比左肺大，因而以右侧胸水多见。

5. 紫绀（周围型）：为静脉压增高、静脉血氧分压降低所致。

三、全心衰竭

左右心力衰竭同时并存。但一旦出现右心衰竭，肺淤血的症状可相应减轻。

【救治原则】

治疗目的：①减轻心脏负荷，增加心排血量，缓解症状；②提高运动耐量，改善生活质量，防止心肌损害进一步加重；③降低死亡率。

一、改善临床症状的措施

（一）洋地黄制剂

1. 作用机制：①抑制心肌细胞膜 Na^+/K^+ ATP 酶，增加 Na^+－Ca^{2+} 交换，增加肌浆网 Ca^{2+} 利用，增加心肌收缩力；②反射性降低交感神经张力，减慢心率；减少抗利尿激素分泌，增加肾血流量；③减低血浆肾素水平，降低血醛固酮，激活心房利钠肽分泌。

2. 适应症：①射血分数低（EF＜40%），心室腔扩大的收缩功能障碍心力衰竭患者，洋地黄为首选;②合并室上速或快速房颤的心力衰竭患者。

3. 禁忌症:①洋地黄中毒或过敏;②预激综合征合并心房颤动;③肥厚梗阻型心肌病;④病态窦房结综合征;⑤高度或完全性房室传导阻滞;⑥单纯二尖瓣狭窄或心包积液患者为相对禁忌。

4. 制剂和用法

速给法:西地兰 0.2~0.4mg 稀释后缓慢静脉注射,注射后 10 分钟起效,1~2 小时达高峰,24 小时总量 0.8~1.2mg。毒毛花子甙 K0.125~0.25mg 静注,注射后 5 分钟起作用,0.5~1 小时达高峰,24 小时总量 0.5~0.75mg。

缓给法:地高辛每日 0.25~0.5mg,约经 5 个半衰期(5~7 天)后可达稳态治疗浓度,此种用法可使洋地黄中毒的发生率明显降低。

5. 洋地黄中毒及其处理

(1)诱发洋地黄中毒的因素:①水、电解质紊乱特别是低血钾、低血镁;②肾功能不全;③心肌缺血缺氧或有急性病变;④药物的相互作用:奎尼丁、心律平、维拉帕米、胺碘酮、硝苯地平、地尔硫卓、华法令、阿司匹林、红霉素等与地高辛合用时,可使地高辛血清浓度升高 30%~100%。

(2)洋地黄中毒的诊断:①洋地黄中毒最重要的反应是各类心律失常,由心肌兴奋性过强及传导系统的传导阻滞构成,最常见者为室性早搏、房室传导阻滞、交界性逸搏心律等。快速性心律失常又伴有传导阻滞(如非阵发性交界性心动过速伴房室分离、心房颤动伴房室传导阻滞)是洋地黄中毒的特征性表现。洋地黄引起的心电图 ST−T 变化,只说明有洋地黄作用,不能据此诊断中毒。②胃肠道反应如恶心、呕吐、食欲不振对洋地黄中毒的诊断不具特异性。③神经系统症状如头痛、忧郁、视力模糊、黄视或绿视等在普及维持量给药以来已十分少见。④测定血药浓度有助于洋地黄中毒的诊断,在治疗剂量下,地高辛血浓度为 1.0~2.0ng/mL,但这种测定需结合临床表现来确定其意义。

(3)洋地黄中毒的治疗:发生洋地黄中毒后应立即停药。单发室性早搏、一度房室传导阻滞等停药后常自行消失;对快速性心律失常者,如血钾浓度低则可用静脉补钾、补镁,如血钾不低可用利多卡因或苯妥英钠。电复律一般禁用,因易致心室颤动,有传导阻滞及缓慢心律失常者可用阿托品。

(二) 利尿剂

1. 利尿剂的作用

降低前负荷:使心室舒张末压和室壁张力降低,显著减轻肺循环或体循环淤血的症状。

2. 对利尿剂的评价

目前尚无足够证据证实利尿剂可改善病人预后,但在减轻症状及体征方面,其他药物无可替代,其快速有效的作用奠定了在抗心衰治疗中不可动摇的地位。

3. 利尿剂的分类及特点

(1)袢利尿剂:以呋塞米(速尿)为代表,利尿作用最强,增加肾血流,不降低肾小球滤过率。其利尿作用与剂量呈正相关,剂量愈大利尿效应愈强。由于抑制精氨酸加压素的作用,清除体内游离水的能力强于其他利尿剂。

（2）作用于髓袢升支粗段皮质部及远曲小管近段的药物：噻嗪类、吲哒帕胺等，通过抑制肾小管对 Na^+ 的重吸收而起作用。与其他利尿剂相比属中效。噻嗪类利尿剂可减少肾血流及肾小球滤过率，中小剂量时（100～150mg）利尿作用与剂量呈正相关，过大剂量利尿效应无明显增加。噻嗪类利尿剂降低血钾的副作用较乙酰唑胺及袢利尿剂强，且可抑制尿酸的排泄，引起高尿酸血症；还可干扰糖及胆固醇代谢，长期应用应注意监测。

（3）作用于远曲小管远段及集合管的药物：安体舒通、氨苯蝶啶等，通过抑制 Na^+ 与 H^+ 及 K^+ 的交换而起作用，利尿作用弱，具有保钾作用。安体舒通具有增加心肌收缩力的作用，安体舒通可减少心室重朔，改善病人预后，其（20mg/d）与 ACEI、袢利尿剂及地高辛合用可显著降低心力衰竭病人死亡率、再住院率及冠脉血管成形术的需要。

（4）作用于近端肾小管的药物：乙酰唑胺主要抑制碳酸酐酶活性而发挥利尿作用，其作用弱，不影响肾血流及肾小球滤过率，用于低氯性碱中毒。

4. 利尿剂的用法与用量

利尿剂一般用于有钠水潴留证据（如肺充血、颈静脉压增高、外周水肿及腹水等）的心衰患者。如果右房压不高，无明显钠水潴留，一些心衰患者可能不需利尿剂或仅需间断使用。鉴于快速利尿可引起碱中毒性痉挛、低血钠、低血钾、低血镁及血 BUN、肌酐增高，导致心衰患者病情恶化，故宜缓慢利尿，严重水肿时以体重减轻 0.5～2.0kg/d 为宜。自小剂量开始，逐渐增加剂量，直至尿量增加、体重减轻，一旦钠水潴留消失，根据体重调整利尿剂剂量，以最小有效剂量长期维持，以免反复出现钠水潴留。轻度心衰可用噻嗪类，如双氢克尿塞每日 25～100mg，分 2～3 次服用，同时补充钾盐。中重度心衰需用袢利尿剂，如速尿每次 20～100mg 口服或静脉注射，每日 2 次；必要时与安体舒通合用，安体舒通一般用 20mg，每日 3 次。充血性心衰患者利尿剂应用宜个体化。

5. 利尿剂的副作用及药物相互作用

利尿剂最常见的副作用为电解质紊乱尤其是低血钾。噻嗪类利尿剂可引起糖耐量异常，补钾可减轻严重钾丢失患者的糖耐量异常状况。低剂量噻嗪类利尿剂可引起血胆固醇、甘油三酯、低密度脂蛋白胆固醇轻度异常（1～5％），$\alpha1$ 阻滞剂及 ACEI 可减轻此异常。双氢克脲塞可增加血尿酸，氨苯蝶啶可拮抗之。耳毒性偶见于单独应用呋塞米的非慢性心衰患者；袢利尿剂可加重前列腺增生患者的尿潴留。利尿剂或利尿剂与 ACEI 合用可引起氮质血症及低血压。非甾体抗炎药可拮抗呋塞米促进肾脏前列腺素合成的作用，非甾体抗炎药（吲哚美辛、阿司匹林）及丙磺舒可降低袢利尿剂的效应。

（三）血管扩张剂

1. 作用机理

通过扩张容量血管和外周阻力血管而减轻心脏前、后负荷，从而迅速改善症状，改善心室功能。

2. 血管扩张剂的选择

（1）小静脉扩张剂：硝酸酯类，以硝酸甘油最常用。可降低心脏的前负荷，适于左室舒张末期压高者（PCWP＞20mmHg）。硝酸甘油含化或静脉滴注，后者用量 10～100μg/min。

（2）小动脉扩张剂：α-受体阻滞剂，能对抗肾上腺素的反应，扩张小动脉，使周围循环阻力下降,适于低排高阻者。酚妥拉明 0.1～1.0mg/min,静脉滴注。

（3）动静脉均衡血管扩张剂:直接作用于血管平滑肌,使小动、静脉扩张,减轻心脏前后负荷,改善心排血量,适用于左室舒张末期压高及低排高阻者。硝普钠 10～100μg/min,使用时注意避光。

（四）环磷酸腺苷(cAMP)依赖性正性肌力药物

1. 儿茶酚胺类强心剂

（1）多巴胺(dopamine)

①小剂量(2～5μg. kg^{-1}. min^{-1})主要兴奋多巴胺受体,扩张肾及内脏血管,尿量增加;

②中剂量(6～10μg. kg^{-1}. min^{-1})主要兴奋心脏 β1-受体,增加心肌收缩力和心排出量;

③大剂量(＞10μg. kg^{-1}. min^{-1})主要兴奋 α-受体,外周血管收缩,心排出量反而下降。

（2）多巴酚丁胺(dobutamine)

①对心肌产生正性肌力作用,主要作用于 β1-受体,对 β2-及 α-受体作用相对较小。②能直接激动心脏 β1-受体以增强心肌收缩和增加搏出量,使心排血量增加。③可降低外周血管阻力(后负荷减少),但收缩压和脉压一般保持不变,或仅因心排血量增加而有所增加。④能降低心室充盈压,促进房室结传导。⑤心肌收缩力有所增强,冠状动脉血流及心肌耗氧量常增加。⑥由于心排血量增加,肾血流量及尿量常增加。⑦与多巴胺不同,多巴酚丁胺并不间接通过内源性去甲肾上腺素的释放,而是直接作用于心脏。

由于衰竭心肌,β1-受体下调,此类药物短期应用有效;长期应用症状改善不明显,甚至死亡率上升;增加剂量副作用增多。

2. 磷酸二酯酶(PDE)抑制剂

（1）氨力农(amrinone):负荷量 0.75mg/kg 缓慢静注,继以 5～10μg/kg·min 静脉滴注。

（2）米力农(milrinone):负荷量 25～75μg/kg,5～10 分钟缓慢静注,以后每分钟0.25～1.0μg/kg 维持,每日最大剂量不超过 1.13mg/kg。据报道米力农治疗心力衰竭时,病死率增加 28％,心血管死亡危险增加 34％;目前仅用于急性心衰或慢性心衰急性恶化,仅短期应用,长期用无效。

二、改善远期预后的措施

（一）β-受体阻滞剂

1. β-受体阻滞剂作用机制

打破心力衰竭内分泌异常恶性循环,减轻心肌缺血,改善心肌做功效益,减轻心肌能量匮乏状态,减轻心肌应激状态下儿茶酚胺对心肌的毒性作用,减轻和逆转心室重构,抗心律失常,预防猝死,使 β-受体密度上调。

2. β-受体阻滞剂适应症和禁忌症

适应症:所有左室收缩功能不全(射血分数＜0.40)患者,无 β-受体阻滞剂禁忌症,均

应开始 β-受体阻滞剂治疗。

禁忌症：①低血压（SBP＜90mmHg）；②心动过缓（＜50 次/min）；③二度以上传导阻滞；④支气管哮喘。

3. β-受体阻滞剂的用法

应从小剂量开始，观察患者反应，逐渐增量。如美托洛尔 6.25mg 每日 2 次，若患者耐受良好，可逐周增加剂量为 12.5mg～25mg，每日 2 次，直至心率、血压维持在一个理想水平，即可长期服用。

（二）血管紧张素转换酶抑制剂

1. 作用机制

①减少循环和心肌组织血管紧张素Ⅱ的生成和增加了缓激肽的蓄积，扩张血管，减轻心脏负荷；②降低血管紧张素Ⅱ对心肌的毒性作用，防止和减轻左室重构；③抑制交感神经系统，降低循环儿茶酚胺水平，减少心律失常，从而降低死亡率，提高生存率。

2. 适应症和禁忌症

适应症：①左室收缩功能不全患者；②LVEF 低而无症状的患者。

禁忌症：①低血压（SBP＜80mmHg）；②血 Cr＞3mg/L；③双肾动脉严重狭窄；④血钾＞5.5mmol/L；⑤有致命性副作用（如血管神经性水肿）；⑥妊娠期。

3. 药物种类及剂量

卡托普利(Captopril)6.25～25mg，每日 2～3 次；依那普利(Enalapril)2.5～20mg，每日 1～2 次；培哚普利(Perindopril)2～8mg，每日 1 次；西拉普利(Cilazapril)2.5～5mg，每日 1 次；苯那普利(Benazapril)2.5～20mg，每日 1 次；雷米普利(Ramipril)2.5～5mg，每日 1 次；赖诺普利(Lisinopril)5～40mg，每日 1 次。以上药物从小剂量开始，根据患者反应，逐渐增加剂量。

（三）血管紧张素Ⅱ受体拮抗剂(ARBs)

其优点为：①完全性抑制 AngⅡ的作用（包括经典和非经典途径）；②刺激和保护 AngⅡ受体亚型 AT2 的有益作用；③避免"逃逸现象"。常用药物为氯沙坦、缬沙坦、伊贝沙坦、厄贝沙坦、替米沙坦等。适应症、禁忌症及用法同 ACEI 类。

（四）醛固酮受体拮抗剂——螺内酯

1. 醛固酮的有害作用

人心肌细胞上存在醛固酮受体。给予肌体醛固酮以及过量的钠盐，在可以诱导高血压的同时即出现心肌细胞肥大和心肌间质纤维化。醛固酮和血管紧张素Ⅱ共同参与心肌细胞坏死、心肌细胞肥大和心肌纤维化过程。具体为：①独立于 AngⅡ和相加于 AngⅡ的对心脏结构和功能的不良影响；②引起钠水潴留；③钾镁丢失，致恶性心律失常；④促使心肌纤维化，心室肥大；⑤交感活性增加。

2. 醛固酮受体拮抗剂治疗心衰的评价

醛固酮受体拮抗剂可使人心肌纤维化消退，已证实小剂量的安体舒通(25mg/d)可减轻心力衰竭的病程，降低心衰患者的死亡率。

三、急性左心衰竭的急救措施

1. 体位

患者取坐位,双腿下垂,以减少静脉回流。

2. 吸氧

常用高流量(6~8L/min)鼻导管吸氧,严重缺氧者可采用面罩正压供氧,氧浓度以40%~60%为宜。

在吸氧的同时使用抗泡沫剂,消除肺泡内泡沫,增加气体交换面积。可吸入二甲基硅油消泡剂,或将氧气先通过50%~70%酒精湿化瓶后吸入,以降低泡沫的表面张力而使之破裂。

3. 吗啡

5~10mg静脉缓注不仅可使患者镇静,减少躁动所带来的额外心脏负担,同时也具有小血管舒张的功能而减轻心脏的负荷。必要时每间隔15分钟重复一次,共2~3次。轻症者也可皮下或肌肉注射。急性肺水肿如伴有颅内出血、神志障碍、休克、慢性肺部疾病或支气管哮喘时禁用吗啡,老年体弱者应减量。

4. 快速利尿

呋塞米(速尿)通过扩张静脉和快速利尿作用减少循环血量,减轻心脏前负荷,降低肺毛细血管压。常用20~40mg静脉注射,如30分钟内未见利尿效果,则可增大剂量重复一次。

5. 血管扩张剂

一般选用原则是:若症状是以肺淤血、肺水肿为主,而无明显周围灌注不足,宜选用静脉扩张剂;如心排血量降低,有明显周围灌注不足,而肺淤血不严重者,宜用小动脉扩张剂。常用药物为硝普纳、硝酸甘油、酚妥拉明静脉滴注,用法、用量见前。

6. 洋地黄制剂

最适合用于有心房颤动伴有快速心室率并已知有心室扩大伴左心室收缩功能不全者。常用西地兰静脉给药,首剂可给0.4~0.8mg,2小时后可酌情再给0.2~0.4mg。

7. 氨茶碱

可解除支气管痉挛,并有一定的正性肌力及扩血管利尿作用。常用量250mg以葡萄糖液稀释后缓慢(10~15分钟)静脉注射,必要时4~6小时后可重复一次。

8. 肾上腺皮质激素

由于能解除支气管痉挛、降低毛细血管通透性、减少渗出、稳定细胞溶酶体和线粒体、促进利尿等作用,对急性肺水肿有一定治疗价值。常用地塞米松5~10mg静脉注射或静脉滴注。

第四节　急性呼吸衰竭

急性呼吸衰竭是指患者原来呼吸功能正常,由于各种迅速发展的病变或突发原因,如呼吸道阻塞性病变、肺组织病变、肺血管病变、溺水、电击、创伤、药物中毒、吸入有毒气体以及神经中枢和神经肌肉疾患,抑制呼吸,在短时间内出现严重气体交换障碍,产生缺氧或合并 CO_2 潴留,导致呼吸功能的突然衰竭。由于机体来不及代偿,如不能及时诊断和尽早有效地予以抢救,常危及生命。

【病因】

引起急性呼吸衰竭的病因主要有以下几大类:

一、中枢神经系统疾患

急性脑炎、脑膜炎、颅脑外伤、脑血管病变(脑出血、脑梗塞)、脑肿瘤等直接或间接抑制呼吸中枢,通气功能障碍产生缺氧或合并 CO_2 潴留,甚至呼吸骤停。

二、神经肌肉系统疾患

脊髓灰质炎,多发性神经炎,重症肌无力,有机磷农药中毒及颈椎外伤等可损伤传导系统功能,导致呼吸肌无力、疲劳或运动障碍,引起通气不足。

三、胸廓疾病

胸廓外伤、大手术损伤、自发性气胸和急剧增加的胸腔积液,影响胸廓运动和肺脏扩张,导致通气量减少和(或)吸入气体分布不均,损害通气和(或)换气功能。

四、呼吸道疾患

上呼吸道异物阻塞,喉头水肿,通气功能严重障碍,突然发展为呼吸衰竭,引起缺氧和 CO_2 潴留。

五、肺血管疾患

急性肺栓塞以及闭塞性血管炎,通气血流比例失调,换气功能障碍。

六、肺组织病变

如各种原因引起的急性间质性肺炎、重症肺炎、血型播散性肺结核、急性肺损伤和急性呼吸窘迫综合征,引起肺弥散功能障碍,肺顺应性降低,通气血流比例失调,导致缺氧或合并 CO_2 潴留。

七、溺水、电击

八、安眠药中毒、吸入有毒气体

【临床表现】

急性呼吸衰竭的临床表现,主要是缺 O_2 和 CO_2 潴留、酸碱失衡所致的多脏器功能的紊乱。

一、呼吸困难

急性呼吸衰竭的患者都存在有不同程度的呼吸困难,主要表现为呼吸频率、节律和幅度的改变及辅助呼吸肌参与呼吸动作。中枢神经系统疾患可出现呼吸节律紊乱,可表现为浅而快的呼吸或不规则呼吸、浅慢或潮式呼吸。药物中毒可表现为呼吸匀而缓,昏睡,严重者可有间歇及抽泣样呼吸。

二、发绀

发绀是缺氧的典型表现,当动脉血氧饱和度低于 85％时,在口唇、甲床、面部等部位出现紫绀。由于发绀的程度与还原型血红蛋白含量有关,因此在红细胞增多者,发绀表现明显,贫血者不明显;低氧血症时也不一定出现紫绀。

三、精神神经症状

急性呼吸衰竭的精神神经症状较慢性呼衰为明显;急性的严重缺氧,可立即出现精神错乱、狂躁、昏迷、抽搐等症状,而慢性缺氧常表现出表情淡漠、反应迟钝及定向力障碍。

四、循环系统症状

缺 O_2 和 CO_2 的潴留可使心率增快,心搏出量增加,脉搏洪大有力,血压升高等。严重的缺 O_2 和 CO_2 的潴留可使心率减慢,血压下降、心律紊乱等。

五、消化道和泌尿系统症状

由于缺 O_2 和 CO_2 潴留导致的酸中毒可引起胃肠道黏膜充血水肿,糜烂渗血或应激性溃疡。严重的呼吸衰竭可影响肝、肾功能。患者可出现 ALT 和 BUN 的增高,蛋白尿、尿中出现红细胞和管型等。

【诊断要点】

诊断依据:1. 患者多数原无呼吸系统疾病,但有脑外伤、溺水、电击等,很快出现呼吸减慢甚至停止。2. 动脉血气分析:$PaO_2 < 60mmHg$(8.0kPa),$PaCO_2$ 可正常、降低或升高。

当呼吸衰竭伴有精神神经症状时,应与脑血管意外、严重的电解质紊乱和感染、中毒性脑病等相鉴别。

【救治原则】

急性呼吸衰竭多突然发生,常常是现场复苏抢救,重点放在纠正严重缺 O_2、CO_2 潴留和酸中毒,同时,积极寻找急性呼衰的病因,有效地保护重要器官,特别是中枢神经、心、肾功能则是抢救成功的关键。

一、保证呼吸道通畅

通畅的呼吸道是进行各种呼吸支持治疗的必要条件。重症急性呼吸衰竭尤其是意识不清的患者,咽部肌肉失去正常的肌肉张力,软组织松弛,舌根后坠均可阻塞上呼吸道。呼吸道黏膜水肿、充血、痰液黏滞,以及胃内容物误吸或异物吸入都可以成为急性呼吸衰竭的原因或使呼吸衰竭加重。保证呼吸道的畅通才能保证正常通气,所以是急性呼吸衰竭处理的第一步。

1. 正确的体位

立即使患者头部取侧卧位,颈部后仰,抬起下颌。此种体位可以解除部分患者上气道的梗阻。

2. 有效的气管内负压吸引

以负压吸引清除堵塞于呼吸道内的分泌物、血液或误吸的呕吐物等,有时可立即解除梗阻,改善通气。

3. 建立人工气道

当以上两种措施仍不能使呼吸道通畅时,则需建立人工气道。即立即进行气管插管或气管切开术。

4. 气道湿化

无论是经过患者自身气道或通过人工气道进行氧疗或机械通气,均必须充分注意到呼吸道黏膜的湿化。因为过分干燥的气体长期吸入将损伤呼吸道上皮细胞和支气管表面的黏液层,使痰液不易排出,细菌容易侵入,容易发生呼吸道或肺部感染。

湿化是否充分,最好的标志是观察痰液是否容易咳出或吸出。应用湿化装置后应当记录每日通过湿化器消耗的液体量。

二、氧气治疗

简称氧疗,是纠正低氧血症的一种有效措施。必要时给予高浓度氧或纯氧的短时间吸入,可以使肺泡氧分压提高。氧疗的目的是使 $PaO_2 > 60mmHg(8.0kPa)$,$SaO_2 > 80\%$;以治疗低氧血症,降低呼吸功能和减少心血管系统低氧血症。注意氧可能产生的毒性作用,避免长时间地给予高浓度氧。

三、机械通气

机械通气的目的,是保证适合患者代谢所需的肺泡通气量以纠正低氧血症及改善氧运送。通气模式可采用容量控制、同步指令或高频通气。机械通气的并发症主要是气胸、纵隔气肿等气压伤和胸腔内压过高,影响回心血量,使心排血量降低。故在使用机械通气时应注意监测患者血压、脉搏、一般状况、神志状态、呼吸形式及气道阻力、血流动力学参数、血气分析等。

四、心血管系统功能的监测与改善

低氧血症和 CO_2 潴留本身会影响心脏功能,常与呼吸衰竭并存的心血管疾患也将增加呼吸衰竭治疗的困难。在治疗急性呼吸衰竭过程中,应当注意观察各项心血管系统功能的指标。如有条件,对危重患者应采用漂浮导管了解心排血量、右心室压、肺动脉压、肺毛细血管楔压和肺循环阻力,并可直接测定混合静脉血氧和 CO_2 浓度。

经氧疗或机械通气后,低氧血症仍不能纠正时,可用以上数据分析心功能状态。混合静脉血氧分压(PVO_2)可提供组织供氧状况,帮助了解氧运送的状况。

五、纠正酸碱失衡和电解质紊乱

急性呼吸衰竭发生的酸碱失衡主要是呼吸性酸中毒或合并代谢性酸中毒。代谢性酸中毒严重时(如pH<7.20)可以酌量补充碳酸氢钠。易发生的电解质紊乱为高血钾症,因此应当密切监测血钾的变化。

六、维护重要脏器功能及营养支持

脑水肿的预防与治疗,肾血流量的维持以及肝功能和各种电解质、酸碱平衡的维持都是不可忽视的重要环节。加强营养支持,提高机体抵抗力。

七、控制感染

如有感染(主要呼吸道感染)证据,可以指导性、经验性地选用抗生素进行治疗,同时应注意充分的引流。注意各种无菌操作,防止交叉感染。

八、病因治疗

引起急性呼吸衰竭的病因很多,治疗各异。例如重症肺炎时抗生素的应用,哮喘持续状态时支气管解痉剂和肾上腺皮质激素的合理使用,均各具特殊性。需强调指出,必须充分重视治疗和去除诱发急性呼吸衰竭的基础病因。

第五节 急性肺损伤与急性呼吸窘迫综合征

急性肺损伤/急性呼吸窘迫综合征(acute lung injury/acute respiratory distress syndrome,ALI/ARDS)是在严重感染、休克、创伤、烧伤等非心源性疾病过程中,肺毛细血管内皮细胞和肺泡上皮细胞损伤造成弥漫性肺间质及肺泡水肿,导致的急性低氧性呼吸功能不全或衰竭。其基本病理生理改变,是肺泡上皮和肺毛细血管内皮通透性增加所致的非心源性肺水肿,导致肺容积减少、肺顺应性降低、严重的通气/血流比例失调。临床上表现为进行性低氧血症和呼吸窘迫,肺部影像学上表现为非均一性的渗出性病变,病死率高达50%以上。

【临床表现】

一、临床表现

1. ARDS起病急,原先心肺功能相对正常,多在感染、创伤、休克等原发病的救治过程中发生。

2. 常在原发病后24～48h内发生,表现为急性呼吸困难,口唇紫绀,并进行性加重。不能用原发病解释,低氧血症难以纠正。

3. 呼吸频率常超过30次/min,并进行性加快,可出现呼吸窘迫。

4. 体征:早期无明显阳性呼吸系体征。中期两肺可闻及少量干湿性罗音或哮鸣音。伴感染时体征更明显。

二、实验室检查

1. X线检查

ARDS早期无异常,中、晚期可出现斑片状浸润阴影,阴影中有时可见支气管充气征。后期可出现双肺结节影或网状影的改变。

2. 气体交换障碍的监测对ARDS的诊断和治疗具有重要的意义

早期表现为Ⅰ型呼衰,即PaO_2降低。氧合指数(动脉氧分压和吸入氧浓度之比(PaO_2/FIO_2))是反映ARDS低氧程度的重要诊断指标。

【诊断要点】

一、诊断标准

1. 有引起ARDS的肺内/肺外原发疾病。
2. 急性起病,呼吸频率>28次/min或呼吸窘迫。
3. 低氧血症,氧合指数(PaO_2/FIO_2)≤300mmHg(ALI)/≤200mmHg(ARDS)。
4. 胸片示双肺纹理增多,边缘模糊,斑片状阴影等肺间质或肺泡病变的浸润影。
5. 肺毛细血管楔压(PCWP)≤18mmHg或排除心源性肺水肿。

具备以上5项即可诊断。

二、鉴别诊断

1. 心源性肺水肿

见于各种原因引起的急性左心功能不全,患者呼吸困难卧位时为重,咳粉红色泡沫样痰,肺湿罗音多在肺底部,对强心、利尿剂等治疗效果较好;结合X线胸片和动脉血气分析,多不难做出诊断。

2. 非心源性肺水肿

ARDS是非心源性肺水肿的一种,许多情况如输液过量、肝硬化、肾病综合征以及由于胸腔抽液、抽气过多、过快形成复张性肺水肿,纵隔肿瘤或肺静脉纤维化导致肺静脉受压或闭塞所致压力性肺水肿,此类患者低氧血症一般不重,吸氧较易纠正,经治疗后X线胸片可见征象消失较快。

3. 急性肺动脉栓塞

患者可突然起病,胸闷、呼吸困难及气促、烦躁不安,可有咯血、胸痛等现象。血气分析提示PaO_2和$PaCO_2$均降低,多有肿瘤或骨折外伤史,心电图呈现改变等。必要时可行CT肺动脉造影(CTPA)或放射性核素通气/灌注扫描及选择性肺动脉造影以资鉴别。

4. 特发性肺间质纤维化

临床表现为干咳,进行性呼吸困难,持续性低氧血症,多属慢性经过。典型患者肺部可闻及爆裂音及可观杵状指。X线胸片可见肺部以网状结节影为主,肺功能检查提示限制性通气功能障碍和弥散功能降低。

【救治原则】

急性肺损伤/急性呼吸窘迫综合征(ALI/ARDS)的治疗是多方面的。中国重症医学会推荐的《急性肺损伤/急性呼吸窘迫综合征治疗推荐》治疗原则如下。

一、原发病治疗

全身性感染、创伤、休克、烧伤、急性重症胰腺炎等是导致 ALI/ARDS 的常见病因。严重感染患者有 25%～50% 发生 ALI/ARDS,而且在感染、创伤等导致的多器官功能障碍(MODS)中,肺往往也是最早发生衰竭的器官。目前认为,感染、创伤后的全身炎症反应是导致 ARDS 的根本病因。控制原发病,遏制其诱导的全身失控性炎症反应,是预防和治疗 ALI/ARDS 的必要措施。

二、呼吸支持治疗

1. 氧疗

ALI/ARDS 患者吸氧治疗的目的是改善低氧血症,使动脉氧分压(PaO_2)达到 60～80mmHg。可根据低氧血症改善的程度和治疗反应,采用可调节吸氧浓度的文丘里面罩或带贮氧袋的非重吸式氧气面罩。ARDS 患者往往低氧血症严重,大多数患者一旦诊断明确,常规的氧疗常常难以奏效,机械通气仍然是最主要的呼吸支持手段。

2. 无创机械通气

ARDS 的病理是重力依赖区肺泡塌陷,以下部的肺水肿、肺不张、肺实变为主。机械通气是治疗 ARDS 的主要手段,诊断一旦确立,应立即进行机械通气。可以减轻呼吸作功,改善呼吸窘迫;增加呼气末肺容量(PEEP、CPAP)打开塌陷的肺泡;增加肺泡内压,减轻肺泡水肿。

适应症:①清醒能够合作;②血流动力学稳定;③不需要气管插管保护;④无影响使用鼻/面罩的面部创伤;⑤能够耐受鼻/面罩。

非适应症:①神志不清;②血流动力学不稳定;③气道分泌物明显增加而且气道自洁能力不足;④因脸部畸形、创伤或手术等不能佩戴鼻/面罩;⑤上消化道出血、剧烈呕吐、肠梗阻和近期食管及上腹部手术;⑥危及生命的低氧血症。

方式:鼻/面罩通气、高频通气、持续气道正压(CPAP)、双水平气道内正压(BiPAP)等。

3. 有创机械通气

ARDS 患者经高浓度吸氧仍不能改善低氧血症时,应气管插管进行有创机械通气,能更有效地改善低氧血症,减低呼吸作功,缓解呼吸窘迫,并能够更有效地改善全身缺氧,防止其他器官功能损害。

(1)肺保护性通气:①低潮气量:由于 ARDS 患者大量肺泡塌陷,肺容积明显减少,常规或大潮气量通气易导致肺泡过度膨胀和气道平台压过高,加重肺及肺外器官的损伤。故建议 6mL/kg 的潮气量;②限制吸气压:气道平台压能够客观反映肺泡内压,其过度升高可导致呼吸机相关肺损伤。建议吸气上限压 30～35cmH_2O 以下;③允许性高碳酸血症:由于 ARDS 肺容积明显减少,为限制气道平台压,有时不得不将潮气量降低,允许动脉血二氧化碳分压($PaCO_2$)高于正常,即所谓的允许性高碳酸血症。允许性高碳酸血症是肺保护性通气策略的结果,并非 ARDS 的治疗目标。目前尚无明确的二氧化碳分压上限值,一般主张保持 pH>7.20,否则可考虑静脉输注碳酸氢钠。

(2) 肺复张:充分复张 ARDS 塌陷肺泡是纠正低氧血症和保证 PEEP 效应的重要手段。为限制气道平台压而被迫采取的小潮气量通气往往不利于 ARDS 塌陷肺泡的膨胀,而 PEEP 维持复张的效应依赖于吸气期肺泡的膨胀程度。目前临床常用的肺复张手法包括控制性肺膨胀、PEEP 递增法及压力控制法(PCV 法)。其中实施控制性肺膨胀采用恒压通气方式,建议吸气压为 30~45cmH$_2$O、持续时间 30~40s。早期 ARDS 肺复张效果较好。

(3) PEEP 的选择:充分复张塌陷肺泡后应用适当水平 PEEP 防止呼气末肺泡塌陷,改善低氧血症,并避免剪切力,防治呼吸机相关肺损伤。因此,ARDS 应采用能防止肺泡塌陷的最低 PEEP。

ARDS 最佳 PEEP 的选择目前仍存在争议。以静态 P-V 曲线低位转折点压力+2cm H$_2$O 作为 PEEP。

(4) 自主呼吸:自主呼吸过程中膈肌主动收缩可增加 ARDS 患者肺重力依赖区的通气,改善通气血流比例失调,改善氧合。因此,在循环功能稳定、人机协调性较好的情况下,ARDS 患者机械通气时应尽量保留自主呼吸。

(5) 半卧位:头部抬高 45 度以上半卧位,可显著降低机械通气患者胃内容物返流误吸进入下呼吸道的几率。因此,除非有脊髓损伤等体位改变的禁忌症外,机械通气患者均应保持半卧位,预防胃内容物返流。

(6) 俯卧位通气:俯卧位通气通过降低胸腔内压力梯度、促进分泌物引流和促进肺内液体移动,明显改善氧合。

(7) 镇静、镇痛与肌松:机械通气患者应考虑使用镇静、镇痛剂,以缓解焦虑、躁动、疼痛,减少过度的氧耗。合适的镇静状态、适当的镇痛是保证患者安全和舒适的基本环节。

4. 液体通气

部分液体通气是在常规机械通气的基础上经气管插管向肺内注入相当于功能残气量的全氟碳化合物,以降低肺泡表面张力,促进肺重力依赖区塌陷肺泡复张。

对于年龄<55 岁的患者,部分液体通气有缩短机械通气时间的趋势。部分液体通气能改善 ALI/ARDS 患者气体交换,增加肺顺应性,可作为严重 ARDS 患者常规机械通气无效时的一种选择。

5. 体外膜氧合技术(ECMO)

建立体外循环后可减轻肺负担、有利于肺功能恢复。非对照临床研究提示,严重的 ARDS 患者应用 ECMO 后存活率为 46%~66%。但 RCT 研究显示,ECMO 并不改善 ARDS 患者预后。随着 ECMO 技术的改进,需要进一步的大规模研究结果来证实ECMO 在 ARDS 治疗中的地位。

三、ARDS 药物治疗

1. 液体管理

高通透性肺水肿是 ARDS 的病理生理特征,在维持循环稳定,保证器官灌注的前提下,限制性的液体管理策略对 ARDS 患者是有利的。

对于存在低蛋白血症的 ARDS 患者,在补充白蛋白等胶体溶液的同时联合应用速尿,有助于实现液体负平衡,并改善氧合。

2. 糖皮质激素

对于过敏原因导致的 ARDS 患者,早期应用糖皮质激素有效。感染性休克并发 ARDS 的患者,如合并肾上腺皮质功能不全,可考虑应用替代剂量的糖皮质激素。

3. 一氧化氮(NO)吸入

NO 吸入可选择性扩张肺血管,而且 NO 分布于肺内通气良好的区域,可扩张该区域的肺血管,显著降低肺动脉压,减少肺内分流,改善通气血流比例失调,并且可减少肺水肿形成。虽然资料报道 NO 吸入不能改善 ARDS 的病死率,但在一般治疗无效的严重低氧血症时可考虑应用。

4. 鱼油

鱼油富含 ω-3 脂肪酸,如二十二碳六烯酸(DHA)、二十五烯酸(EPA)等,也具有免疫调节作用,可抑制二十烷花生酸样促炎因子释放,并促进 PGE1 生成。

对于 ALI/ARDS 患者,特别是严重感染导致的 ARDS,可补充 EPA 和 γ-亚油酸,以改善氧合,缩短机械通气时间。

5. 补充肺泡表面活性物质

肺泡表面活性物质具有抗菌和免疫特性及改善气道稳定性的作用。可降低气道阻力,改善通气和减少医院内感染。

第六节　重症哮喘

支气管哮喘(简称哮喘)是多种细胞特别是肥大细胞、嗜酸性粒细胞和 β-淋巴细胞参与的慢性呼吸道炎症。这种炎症使易感者对各种激发因子具有呼吸道高反应性,并可引起呼吸道缩窄,表现为反复性喘息、呼吸困难、胸闷或咳嗽等症状,常在夜间和(或)清晨发作加剧。大部分支气管哮喘患者在脱离致敏因素,或者应用 β2-受体兴奋剂、氨茶碱及肾上腺皮质激素后都可望在短的时间内终止哮喘。

重症哮喘一般多指哮喘的急性严重发作,常规的吸入和口服平喘药物,包括静脉滴注氨茶碱等药物,仍不能在 24h 内缓解者。以往所称的"哮喘持续状态"亦属其之列。目前全世界的哮喘患病人数超过 1.6 亿人,各地患病率的差异较大,多在 1%～15% 之间。我国哮喘的患病率约在 1%～2%,约 40% 的患者有家族史。虽然国际国内哮喘治疗策略不断完善,哮喘治疗药物不断发展,但重症哮喘的死亡率仍较高,估计全球哮喘死亡人数达 180,000 人/年。因此,推行哮喘的规范化治疗,降低重症哮喘的死亡率显得尤为重要。

【病因】

一、遗传因素

哮喘是一种多基因遗传相关疾病,IL-4 和 IL-4 受体相关基因突变与肺功能的丧失有关,有些与其他疾病相关。

二、哮喘触发因素持续存在

引起哮喘发作的吸入性过敏原或其他致敏因子持续存在,致使机体持续发生抗原抗体反应,导致支气管平滑肌持续痉挛和气道黏膜的变态反应性炎症及水肿,致使气道阻塞不能缓解。

三、激素使用不当

哮喘的严重程度也与患者对药物的依赖有关,部分哮喘患者往往长期使用糖皮质激素治疗,当激素突然不适当的减量或停用,会造成患者体内激素水平突然降低,极易导致哮喘恶化,且对支气管扩张剂的反应不良。

四、用药不当

镇静剂使用过量,$\beta 2$-受体激动剂使用过量以及错误地使用 β-受体阻滞剂等均可导致病情恶化。对患者的病情估计不足,处理不力或不及时,轻中度哮喘发展为重症哮喘。

五、感染持续存在

呼吸道感染是导致哮喘急性发作的主要原因。病毒感染特别是呼吸道合胞病毒是诱导儿童哮喘急性发作的主要致病原因,而支原体和衣原体则在成人哮喘急性发作中发挥重要作用。

六、精神因素

国内外很多研究均证实精神心理因素可促成哮喘,如精神过度紧张、不安、焦虑和恐惧等因素均可导致哮喘的发作和恶化。精神因素可能通过某些神经肽的分泌等途径加重哮喘。

七、酸中毒

哮喘急性发作时二氧化碳潴留和严重缺氧所致的呼吸性及代谢性酸中毒可加重支气管痉挛,且由于 pH 过低导致患者支气管平滑肌对支气管扩张剂的反应性降低,致使患者喘息等症状不能控制。

八、脱水

由于摄入水量不足、呼吸道水分丢失以及多汗、感染、发热等原因,患者常常伴有不同程度的脱水,从而造成气道分泌物黏稠难以咳出,甚至形成小气道黏液栓阻塞并发肺不张,从而加重病情。

九、其他

发生气胸、纵隔气肿、肺不张等都可造成哮喘病情加重,经一般处理不能缓解。其他肺外因素如肥胖、胃食管返流疾病和过敏性鼻炎等也与哮喘的疾病严重程度有关。

【临床表现】

一、症状

哮喘患者的主要症状为呼吸困难。临床上可根据患者呼吸困难的程度来评价其严重性。患者休息状态下也存在呼吸困难,端坐呼吸或卧床;说话受限,只能说字,不能成句;常有烦躁、焦虑、紫绀、大汗淋漓,呼吸急促则提示重度病情。若患者不能讲话,嗜睡或意识模糊,呼吸浅快则提示病情危重。如果病人能够不费力地以整句方式说话,表明其呼吸困难不严重;如果说话中间时常有停顿,则为中度呼吸困难;如果只能以单音节说话为重度呼吸困难;完全不能说话则为危重状态。

二、体征

1. 呼吸系统体征

(1) 哮鸣音:哮喘急性发作时的典型体征为两肺闻及广泛的哮鸣音,但重症哮喘由于气道平滑肌痉挛,黏膜充血、水肿,黏液堵塞造成气道明显狭窄,特别是由于呼吸肌疲劳,呼吸动力减弱时,呼吸音以及哮鸣音可明显降低甚至消失,即所谓的"静息胸"。故临床上凡遇到哮喘患者呼吸困难进行性加重,但哮鸣音反而减少者则应高度警惕重症哮喘。

(2) 呼吸次数:重症哮喘时,呼吸动力学发生了一系列变化,呼气流速的受限,使潮气量减少;患者要维持足够的通气,只能通过增加呼吸频率来实现,因而形成浅快的呼吸形式,呼吸频率>30 次/min。

(3) 辅助呼吸肌的参与:重症哮喘发作时,呼气流速受限,呼气也转成主动,辅助呼吸肌活动增强,胸锁乳突肌过度收缩。

2. 循环系统体征

(1) 心动过速:由于机体对缺氧的代偿、外周血管阻力增高、胸腔内压波幅增大、静脉回心血量减少及低氧本身对心肌的损害以及治疗药物如 β-受体激动剂、茶碱等也可使心率加快,除外,发热及药物因素,如心率>120 次/min,也是哮喘严重发作的指标之一。但是严重的低氧血症也可损害心肌,使心率减慢,因此严重哮喘患者如出现心率缓慢则预后不良。

(2) 血压:哮喘严重发作时血压常升高,这与缺氧及应激状态有关,但当静脉回心血量明显减少,心肌收缩力减低时血压反会下降,因而血压降低是病情严重的指标。

(3) 奇脉:在呼吸周期中,最大和最小收缩压之差,正常 4~10mmHg。在严重气道阻塞时,可高于 15mmHg,它反映了胸内压的巨大波动。因而奇脉可作为哮喘严重发作的一项指标。

三、实验室检查

1. 气流阻塞程度的测定:呼气高峰流量(PEFR)和第一秒末用力呼气量(FEV1)可较客观地反映气流阻塞程度,当 PEFR<120L/min 和 FEV1<1L 时,则提示为重症哮喘。

2. 动脉血气分析

重症哮喘早期表现为低氧血症和呼吸性碱中毒;随着气道阻塞程度的加重和呼吸肌

疲劳、衰竭征候的出现,肺通气量逐渐减少,体内 CO_2 逐步潴留,出现呼吸性和代谢性酸中毒。

四、临床分型

1. 重度哮喘:患者休息状态下也存在呼吸困难,端坐呼吸;说话受限,只能说字,不能成句。常有烦躁、焦虑、紫绀、大汗淋漓。呼吸频率常>30 次/min,辅助呼吸肌参与呼吸运动。双肺满布哮鸣音,脉率>110 次/min,常有奇脉。$PaCO_2$>45mmHg,PaO_2<50mmHg,SaO_2<91%~92%,pH 降低。

2. 危重型哮喘:除上述重度哮喘的表现外,患者常不能讲话,嗜睡或意识模糊,呼吸浅快,胸腹矛盾运动,三凹征。动脉血气表现为严重低氧血症和呼吸性酸中毒,提示危险征兆,患者呼吸可能很快停止,于数分钟内死亡。原因可能为广泛痰栓阻塞气道,呼吸肌疲劳衰竭,或并发张力性气胸、纵隔气肿。

【诊断要点】

1. 有支气管哮喘发作的病史。

2. 气道阻塞的症候:严重呼吸困难,呼气延长,辅助呼吸肌参与呼吸活动。

3. 肺过度充气的表现:桶状胸,X 线显示两肺高度增高,横膈下降,活动度减弱;肺功能检查肺活量明显降低,功能残气量和肺总量增加。

4. 组织缺氧的表现面色苍白或青紫,心率加快,严重者意识障碍,PaO_2 下降。

5. 呼吸肌疲劳的症候患者极度衰弱,大汗淋漓,吸气时下胸部肋间回缩,呼吸音明显减弱。

重症哮喘主要应与心源性哮喘鉴别。心源性哮喘是由于左心衰竭和急性肺水肿等引起的发作性气喘,患者既往有高血压或心脏病史,哮喘发作时不能平卧,咳血性泡沫样痰,心脏扩大,心律失常和心音异常等可与之鉴别。

【救治原则】

一、纠正缺氧

应先以低流量持续吸氧,并保持氧气加温和湿化,氧浓度以 40% 以下为宜,吸入流量保持 1~3L/min。如果 PaO_2 不能达到 8.0kPa 水平,可短时间内给予高浓度吸氧或采用高频喷射给氧。严重缺氧经上述治疗,仍不能纠正或伴有 CO_2 潴留者,应作机械通气辅助氧疗。

二、解除支气管痉挛

1. 肾上腺素受体激动剂(β2-受体激动剂)

本类药主要通过兴奋支气管平滑肌中的 β2-受体,增加细胞内环磷腺苷(CAMP)的含量,抑制肥大细胞释放化学介质使支气管平滑肌松弛,并可兴奋纤毛清除黏液作用。常用有沙丁胺醇(舒喘灵),每次 0.1~0.2mg(即喷 1~2 次),必要时可每 4 小时 1 次喷雾吸入,疗效不佳者也可用静滴。其他尚可应用奥西那林(间羟异丙肾上腺素),每次 10~20mg,每日 3~4 次,口服;特布他林(间羟舒喘宁)每次 2.5~5mg,每日 3~4 次,口服。

2. 氨茶碱

可以松弛气道平滑肌,并有兴奋心脏和中枢神经系统的作用,使呼吸道分泌物易排出,还能恢复呼吸肌疲劳。常用量 0.25g,稀释后缓慢静注,随后以 1～2mg/kg 的剂量静滴维持,每日总量不超过 1～1.5g。

3. 肾上腺糖皮质激素

有抗过敏、抗炎症、解除支气管痉挛的作用,与茶碱类或 β2-受体兴奋剂合用有协同作用。宜采用早期、短程、足量的突击疗法。常用琥珀酸氢化可的松每日 400mg～1000mg 或地塞米松每日 50mg 分次静注或静滴,同时给以泼尼松或泼尼松龙,每日 30～40mg,分次口服。

三、控制感染

呼吸道感染常为重症哮喘的诱因和并发症,并可互相促进,使病情恶化,应经验性选用广谱抗生素静滴,细菌培养有结果后,应根据药敏结果选用抗生素。

四、纠正水、电解质、酸碱平衡失调

根据心脏情况每日补液 2000～3000mL。pH＜7.20 或 BE＜－3mmol/L 时为补碱指征。可用 5％碳酸氢钠 2～4mL/kg 静滴,使 pH 升至 7.20 以上,每日用量不超过 400mL。

五、排除痰液,保持呼吸道通畅

1. 纠正脱水。
2. 呼吸道湿化,可用雾化吸入。
3. 祛痰剂:常用有乙酰半胱氨酸(痰易净)2～5mL/次或 α-糜蛋白酶 5mg 加入生理盐水 5～10mL 雾化吸入;口服祛痰剂有氯化铵、溴已新(必嗽平)、2％～5％碘化钾、鲜竹沥等。
4. 支气管肺泡灌洗能清除痰液、扩张支气管、改善通气。

六、机械通气

七、其他

1. 积极防治并发症。
2. 慎用镇静剂。
3. 有关的监测和护理,定期进行动脉血气分析。

第七节 急性脑血管病

急性脑血管病是一组起病急骤、伴有脑局部血液循环和功能障碍的疾病,又称为脑卒中或中风。临床上把急性脑血管病分为缺血性和出血性两大类。前者主要包括:短暂性

脑缺血发作(TIA)、脑梗死、脑栓塞等;后者主要包括:脑出血、蛛网膜下腔出血等。急性脑血管病的发病率、死亡率、致残率较高,与癌症、心血管疾病同为目前人类最常见的死亡原因。本节重点介绍脑梗死、脑出血和蛛网膜下腔出血三种疾病。

一、脑梗死

【病因】

脑梗死是指脑部血液供应障碍后缺血、缺氧引起局限性脑组织坏死、软化,症状持续24小时不消失,是急性缺血性脑血管病中最常见的疾病之一。根据导致梗死的原因不同,临床上常见有脑血栓形成、脑栓塞、腔隙性梗死。其中发病率最高且最具代表性的为脑血栓形成。脑血栓形成占脑梗死的绝大部分,由于供应脑的动脉血管自身病变使血管腔狭窄、闭塞、血栓形成,从而使缺血区的脑组织缺氧、坏死,出现相应的神经系统表现。

【临床表现】

1. 多见于 50 岁以上患有动脉硬化、糖尿病、高血压、冠心病的中老年人。

2. 多伴有高血压、糖尿病、冠心病、高脂血症等,约 25%～30%患者病前曾有短暂性脑缺血的发作史。

3. 常在安静状态下或睡眠时发病,起病时通常神志清楚,在 1～3 天内症状达到高峰。

4. 脑的损害症状主要为脑血管供血区的脑功能损害,如偏瘫、失语、偏盲、偏身感觉障碍等。脑梗死时一般没有意识障碍,但面积特别大的梗死时亦可出现意识障碍。如起病即出现意识障碍则脑干梗塞的可能性较大。

5. 急性期 CT 可未见异常,24～48 小时后可见低密度梗死灶。

【救治原则】

治疗的目的在于防止梗死范围的扩大,预防脑水肿,减少梗死面积,防治并发症,减轻致残程度。

1. 一般处理:需卧床休息,对不能进食者给予鼻饲,保持呼吸道通畅。预防呼吸道感染,瘫痪肢体应置于功能位。防止褥疮。预防肺栓塞、下肢深静脉血栓。

2. 防治脑水肿:常用 20%甘露醇 125～250mL 静滴,2～4 次/d,连用 7～10d。或用甘油果糖 250～500mL。对于脑水肿较严重,伴有意识障碍者加用糖皮质激素。常用地塞米松 10～20mg/d 加入液体中,一般不超过 3d。

3. 维持适当血压水平:急性期因机体的应激状态,血压高于发病前水平。一般不使用降压药,随着脑水肿消退、脱水剂和利尿剂的应用,血压可逐渐下降到发病前水平。

4. 溶栓治疗:用于发病 6h 以内,常用尿激酶、链激酶、重组的组织型纤溶酶原激活剂(rt－PA)。尿激酶常用量 25 万～100 万 U 溶于 5%葡萄糖或 0.85%生理盐水中静脉滴注,30min 到 2h 滴完,亦可使用链激酶。重组的组织型纤溶酶原激活剂(rt－PA)是选择性纤维蛋白溶解剂,有较高的安全性和有效性。使用过程中注意观察有无出血倾向,常规监测凝血酶原时间,出凝血时间,对有出血病史,或持续高血压者禁用。

5. 抗凝及抗血小板聚集治疗:抗凝可用肝素、低分子肝素、双香豆素、华法令。发病后48h 内对无选择的急性脑梗死病人给予阿司匹林 100～300mg/d,可降低死亡率和复发率;噻氯匹定 250mg/d。但在进行溶栓及抗凝治疗时抗血小板聚集治疗不要同时应用,以免增加出血的风险。

6. 钙离子拮抗剂:可以防止钙离子进入细胞内造成神经元损害。常用尼莫地平,用于早期的脑血栓形成,30mg,每 6 小时 1 次。

7. 自由基清除剂:使用自由基清除剂能改善细胞功能,常用维生素 E0.1g,3 次/d,口服,糖皮质激素、甘露醇均有此作用,可酌情选用。

8. 其他:脑梗死急性期缺血区血管呈麻痹状态及过度灌流,血管扩张剂可导致脑内出血及加重脑水肿,宜慎用或不用。神经细胞营养剂包括三类:影响能量代谢如 ATP、细胞色素 C、胞二磷胆碱、辅酶 A、辅酶 Q10 等;影响氨基酸及多肽类如 γ-氨基丁酸、脑活素、爱维治等;影响神经递质及受体如溴隐亭、麦角溴烟酯等。最新的临床及实验研究证明,脑卒中急性期不宜使用影响能量代谢的药物。中医药治疗很有应用前景,正在评价之中。

9. 外科治疗:如颈动脉内膜切除术、颅内外动脉吻合术、开颅减压术等对急性脑梗死病人有一定疗效。大面积脑梗死和小脑梗死而有脑疝征象者,宜行开颅减压治疗。

二、脑出血

【病因】
脑出血是指原发性非外伤性脑实质内出血。占全部脑卒中的 20%～30%。高血压是脑出血最常见的原因。脑出血部位最常见为内囊出血(约 60%),其次为脑白质(约10%～15%)、脑干(约 10%)、丘脑(约 10%)、小脑(约 10%),有时可破入脑室或蛛网膜下腔。

【临床表现】
1. 脑出血多见于老年人,常发生在 50～70 岁,男性略多见。

2. 冬春季发病较多。多有高血压病史。通常在活动和情绪激动时发生,多数病人病前有诱发因素,如寒冷、气候骤变、情绪波动、大喜大怒、用力过猛、饮酒过度等。

3. 起病急骤,进展快,发病后数分钟至数小时症状、体征即达高峰。

4. 可因出血部位及出血量不同而临床特点各异。主要表现为剧烈头痛、头晕、不同程度的意识障碍、恶心、呕吐、肢体瘫痪、失语、大小便失禁等。严重病例可出现颅内压急骤升高,一侧或双侧瞳孔散大,呼吸循环功能障碍,直至死亡。

5. 脑 CT 检查是临床疑诊脑出血的首选检查。CT 检查可显示脑内异常的高密度改变,并可直接清楚地显示出血部位、范围、大小等。当怀疑有脑干或小脑出血时,可行头部磁共振(MRI)检查。

【救治原则】
脑出血急性期的治疗原则是:止血和防止再出血,降低颅内压,减轻并且控制脑水肿,维持生命功能,防治并发症,降低死亡率,具体治疗措施为:

1. 内科治疗

(1) 应保持安静,卧床休息,原则上不应搬动。保持呼吸道通畅,必要时吸氧。预防感染,保持肢体的功能位。有意识障碍、消化道出血者宜禁食 24～48h,然后酌情安放胃管。严密观察体温、脉搏、呼吸和血压等生命体征,注意瞳孔和意识变化。

（2）水电解质平衡和营养：病后每日入液量可按尿量＋500mL计算，如有高热、多汗、呕吐或腹泻者，可适当增加入液量。维持中心静脉压5～12mmHg或肺楔压在10～14mmHg水平。注意防止低钠血症，以免加重脑水肿。每日补钠50～70mmol/L，补钾40～50mmol/L，糖类13.5～18g。

（3）控制脑水肿，降低颅内压：脑出血后脑水肿约在48h达到高峰，维持3～5天后逐渐消退，可持续2～3周或更长。脑水肿可使颅内压增高，并致脑疝形成。积极控制脑水肿、降低颅内压是脑出血急性期治疗的重要环节。可选用：①甘露醇：可使血浆渗透压在短时间内明显升高，形成血与脑组织间的渗透压差，当甘露醇从肾脏排出时可带走大量水分。用药20～30min后颅内压开始下降，注射后2～3h可降低颅内压40%～60%，维持作用4～6h；通常用20%甘露醇125～250mL，快速静脉推注，于30min内注完，每6～8h一次，疗程7～10d；冠心病、心肌梗死、心力衰竭和肾功能不全者宜慎用；②利尿剂：速尿较常用，常与甘露醇合用可增强脱水效果，每次40mg加入50%葡萄糖液50mL缓慢静脉注射，2～4次/d；③10%血清白蛋白：50～100mL，每天1次，静脉滴注，对低蛋白血症病人更适用，可提高胶体渗透压，作用较持久；④地塞米松：可降低毛细血管通透性，维持血脑屏障功能，用药后12～36h才显示抗脑水肿作用；对病情危重者可早期短时间应用，10～20mg/d，静脉滴注，因易并发感染或促进上消化道应激性溃疡，影响血压和血糖的控制，故不主张常规使用。

（4）控制高血压：降低血压的目的在于制止出血和防治进一步出血。血压过高易再出血，而过低则会造成脑部供血不足。脑出血后血压升高是机体对颅内压增高情况下为保持相对稳定的脑血流量的脑血管的自动调节反应，当颅内压下降时血压也会随之下降，因此通常可不使用降压药。收缩压180～230mmHg或舒张压105～140mmHg宜口服卡托普利、倍他乐克等降压药；收缩压180mmHg以内或舒张压105mmHg以内可观察而不用降压药。

（5）改善脑缺氧、处理并发症：及时吸氧，保持呼吸道通畅，必要时应及时进行气管切开。合并高热时，在全身降温措施的实施中，重点是头部降温，可头部置冰帽。抽搐时可用地西泮10mg静脉注射，控制抽搐、减少氧耗。昏迷者易肺部感染，当出现肺部感染时，应及时使用抗生素，如青霉素、甲硝唑、环丙沙星等。严重的脑水肿使丘脑下部受压，易合并应激性溃疡，引起上消化道出血，其治疗措施主要是防治脑水肿，同时甲氰咪呱0.2～0.4g静脉注射（用生理盐水20mL稀释），每6～8h1次，并禁饮食。

2. 外科治疗

脑出血的外科治疗对挽救重症患者的生命及促进神经功能恢复有益。应根据出血部位、病因、出血量及患者年龄、意识状态、全身状况决定。手术宜在超早期（发病后6～24h内）进行。

（1）手术适应症：如下列患者无心、肝、肾等重要脏器的明显功能障碍，可考虑手术治疗：①脑出血病人逐渐出现颅内压增高伴脑干受压的体征，如心率变缓、血压升高、呼吸节律变慢、意识水平下降，或有动眼神经瘫痪；②小脑半球出血的血肿＞15mL、蚓部血肿＞6mL，血肿破入第四脑室或脑池受压消失，出现脑干受压症状或急性阻塞性脑积水征象者；③脑室出血致梗阻性脑积水；④年轻患者脑叶或壳核中至大量出血（＞40～50mL），或有明确的血管病灶(如动脉瘤、动静脉畸形和海绵状血管瘤)。脑桥出血一般不宜手术。

(2) 常用的手术方法:①开颅血肿清除术;②钻孔扩大骨窗血肿清除术;③锥孔穿刺血肿吸除术;④立体定向血肿引流术;⑤脑室引流术。

三、蛛网膜下腔出血

【病因】

蛛网膜下腔出血是多种病因所致脑底部或脑及脊髓表面血管破裂的急性出血性脑血管病,血液直接流入蛛网膜下腔,又称原发性蛛网膜下腔出血。此外,临床还可见因脑实质内、脑室出血、硬膜外或硬膜下血管破裂等血液穿破脑组织流入蛛网膜下腔者,称为继发性蛛网膜下腔出血。蛛网膜下腔出血约占急性脑卒中的 10%,占出血性脑卒中的 20%。

【临床表现】

1. 任何年龄均可发病,由动脉瘤破裂所致者好发于 30~60 岁间,女性多于男性;因血管畸形者多见于青少年,两性无差异。

2. 诱因及先驱症状发病前多有明显诱因,如剧烈运动、过劳、激动、用力、排便、咳嗽、饮酒等,少数可在安静条件下发病。动脉瘤未破裂时常无症状,当扩张压迫邻近结构可出现头痛或脑神经瘫痪;约 1/3 的蛛网膜下腔出血患者动脉瘤破裂前数日或数周有头痛、恶心、呕吐等"警告性渗漏"症状。

3. 剧烈头痛和不同程度的意识障碍为本病的主要症状和常见首发症状。常伴恶心、呕吐。部分病人可出现局限性或全身性抽搐,似癫痫发作。少数可有动眼及外展神经麻痹、单瘫或偏瘫等症状。

4. 脑膜刺激征是本病的主要体征。绝大多数病例发病后数小时内可出现脑膜刺激征,以颈强直最明显,Kernig 征、Brudzinski 征均呈阳性。

5. 眼底检查可见视网膜出血、视乳头水肿,约 25% 患者可见玻璃体膜下片块状出血,发病 1 小时内即可出现,是急性高颅压、眼静脉回流受阻所致,有诊断特异性。

6. 颅脑 CT 是确诊蛛网膜下腔出血的首选诊断方法。CT 检查可见蛛网膜下腔高密度出血征象,发病 5 天内阳性率高。

7. 腰椎穿刺脑脊液检查是诊断蛛网膜下腔出血的重要依据。常见均匀一致的血性脑脊液,压力增高,蛋白含量增加,糖和氧化物水平多正常。注意腰椎穿刺有诱发重症病例脑疝形成的危险,只是在无条件做 CT 检查而病情允许的情况下,或 CT 检查无阳性发现而临床又高度疑诊蛛网膜下腔出血时才考虑进行。

8. 再出血的表现:发病后 24 小时内及 7 天为再出血的两个高峰。再出血表现为在病情好转的情况下突然出现剧烈头痛、呕吐、意识状况恶化,脑脊液检查有新鲜出血,头颅CT 可见新的高密度影。

【救治原则】

蛛网膜下腔出血的救治原则是控制继续出血、防治迟发性脑血管痉挛、去除病因和防止复发。

1. 内科处理

（1）一般处理：绝对卧床 4～6 周，头部稍抬高，避免一切可引起血压及颅压增高的诱因，如用力排便、咳嗽、喷嚏、情绪激动和劳累等。保持安静，烦躁不安者适当给予止痛镇静药如强痛定、安定和鲁米那等；可用缓泻剂和便软化剂（如麻仁丸等）保持大便通畅。保持呼吸道通畅及酸碱、水电解质平衡。

（2）降颅压治疗：蛛网膜下腔出血（SAH）可引起脑水肿及颅内压升高，严重者出现脑疝，应积极进行脱水降颅压治疗，可用 20％甘露醇、速尿、白蛋白等。药物脱水效果不佳并有脑疝可能时，可行颞下减压术和脑室引流，以挽救病人生命。

（3）防治再出血：用抗纤维蛋白溶解药抑制纤维蛋白溶解酶原的形成，推迟血块溶解，防止再出血的发生。常用药物：①6-氨基己酸（EACA）：4～6g 溶于 0.9％生理盐水或 5％葡萄糖 100mL 静脉滴注，15～30min 内滴完，以后持续静滴 lg/h，维持 12～24h，以后 24g/d，持续 7～10d，逐渐减量至 8g/d，共用 2～3 周；肾功能障碍者慎用，副作用应特别注意深部静脉血栓形成；②止血芳酸（PAMBA）：0.2～0.4g 缓慢静注，2/d；③止血环酸（氨甲环酸）：为止血芳酸的衍化物，每次 250～500mg 加入 5％葡萄糖中静脉滴注，1～2/d。此外，还可用立止血、止血敏、安络血、凝血酸、凝血质、维生素 K_3 等，但对止血剂的应用尚有争论。

（4）防治迟发性血管痉挛：钙通道拮抗剂可减轻血管痉挛引起的临床症状。常用有尼莫地平 20～40mg，3 次/d，口服，连用 21d；西比灵（盐酸氟桂嗪）5～10mg，每晚 1 次，连用 3 周以上；也可使用尼膜同 10mg/d 缓慢静脉滴注，5～14d 为一疗程。

2. 介入治疗

病情许可时应尽早行脑血管造影，以查明病因，并行动脉瘤或动静脉畸形的栓塞治疗，根除病因。

3. 手术治疗

是去除病因、及时止血、预防再出血及血管痉挛、防止复发的有效方法，应在发病后 24～72h 内进行。

第八节　急性胰腺炎

急性胰腺炎是多种病因导致胰酶在胰腺内被激活后引起胰腺组织自身消化、水肿、出血甚至坏死的炎症反应。

【病因】

凡可以引起胰酶分泌过度旺盛或者胰酶排出不畅的原因都可成为病因。急性胰腺炎的病因甚多，而且在不同国家和地区以及不同性别及年龄组之间也存在差异。常见病因有：

（一）胆石症与胆道疾病

胆石症、胆道感染或胆道蛔虫等均可引起急性胰腺炎，其中胆石症最为常见。老年及女性病人多以此为最主要病因。

（二）大量饮酒和暴饮暴食

大量饮酒引起急性胰腺炎的机制：①乙醇通过刺激胃酸分泌，使胰泌素与缩胆囊素分泌，促使胰腺外分泌增加；②刺激 Oddi 括约肌痉挛和十二指肠乳头水肿，胰液排出受阻，使胰管内压增加；③长期酗酒者常有胰液内蛋白含量增高，易沉淀而形成蛋白栓，致胰液排出不畅。

暴饮暴食使短时间内大量食糜进入十二指肠，引起乳头水肿和 Oddi 括约肌痉挛，同时刺激大量胰液与胆汁分泌，由于胰液和胆汁排泄不畅，引发急性胰腺炎。

（三）感染因素

急性流行性腮腺炎、柯萨奇病毒和肺炎衣原体感染等继发急性胰腺炎，多数病情较轻，随感染痊愈而自行消退。沙门菌或链球菌败血症时可出现胰腺炎。

（四）内分泌与代谢障碍

任何引起高钙血症的原因，如甲状旁腺肿瘤等，均可引起胰管钙化、管内结石导致胰液引流不畅，甚至胰管破裂，高血钙还可刺激胰液分泌增加和促进胰蛋白酶原激活。任何原因的高血脂，如家族性高脂血症，因胰液内脂质沉着或来自胰外脂肪栓塞并发胰腺炎。妊娠时胰腺炎多发生在中晚期，但 90％合并胆石症。

（五）胰管阻塞

胰管结石或蛔虫、胰管狭窄、肿瘤等均可引起胰管阻塞，当胰液分泌旺盛时胰管内压增高，使胰管小分支和胰腺泡破裂，胰液与消化酶渗入间质，引起急性胰腺炎。

（六）手术与创伤

腹腔手术特别是胰胆或胃手术、腹部钝挫伤等可直接或间接损伤胰腺组织与胰腺的血液供应引起胰腺炎。经内镜逆行胰胆管造影检查后，少数可因重复注射造影剂或注射压力过高，发生胰腺炎。少见因素有十二指肠球后穿透性溃疡、邻近乳头的十二指肠憩室炎、胃部手术后输入袢综合征、肾或心脏移植术后、血管性疾病及遗传因素等。有 5％～25％的急性胰腺炎病因不明，称之为特发性胰腺炎。

（七）药物

已知应用噻嗪类利尿药、硫唑嘌呤、糖皮质激素、四环素、磺胺类等可直接损伤胰腺组织，可使胰液分泌或黏稠度增加，引起急性胰腺炎，多发生在服药最初 2 月，与剂量不一定相关。

【临床表现】

急性胰腺炎常在饱食、高脂餐或饮酒后 3～4 小时发生。部分患者无诱因可查。其临床表现和病情轻重取决于病因、病理类型和就诊的时机。

（一）症状

1. 腹痛

为本病的主要表现和首发症状（约见于 95％的病人），突然起病，程度轻重不一，可为钝痛、刀割样痛、钻痛或绞痛，呈持续性，可有阵发性加剧，不能为一般胃肠解痉药缓解，进食可加剧。疼痛部位多在中上腹，可向腰背部呈带状放射，取弯腰抱膝位可减轻疼痛。水肿型腹痛 3～5 天即缓解。坏死型病情发展较快，腹部剧痛延续较长，由于渗液扩散，可引起全腹痛。但年老体弱患者腹痛可不突出，少数病人无腹痛或仅有胰区压痛，称为无痛性急性胰腺炎。

2. 恶心、呕吐及腹胀

多在起病后出现,有时频繁吐出食物和胆汁,呕吐后腹痛并不减轻。同时有腹胀,甚至出现麻痹性肠梗阻。

3. 发热

多数患者有中度以上发热,持续 3～5 天。持续发热一周以上不退或逐日升高、白细胞升高者应怀疑有继发感染,如胰腺脓肿或胆道感染等。

4. 低血压或休克

患者烦躁不安、皮肤苍白、湿冷等,有极少数休克可突然发生,甚至发生猝死。主要原因为有效血容量不足,缓激肽类物质致周围血管扩张,并发消化道出血。

5. 水、电解质、酸碱平衡及代谢紊乱

多有轻重不等的脱水、低血钾,呕吐频繁可有代谢性碱中毒。重症者尚有明显脱水与代谢性酸中毒、低钙血症($<2mmol/L$),部分伴血糖增高,偶可发生糖尿病酮症酸中毒或高渗性昏迷。

(二)体征

1. 腹部压痛及腹肌紧张

重症患者上腹或全腹压痛明显,并有腹肌紧张,反跳痛。轻症患者腹部体征较轻,往往与主诉腹痛程度不十分相符,无肌紧张和反跳痛。

2. 腹胀

重症患者肠鸣音减弱或消失,伴麻痹性肠梗阻且有明显腹胀,可出现移动性浊音,腹水多呈血性,其中淀粉酶明显升高。轻症患者可有腹胀和肠鸣音减少。

3. 腹部包块

部分重症患者并发脓肿时可扪及有明显压痛的腹块。

4. 皮肤瘀斑

少数患者因胰酶、坏死组织及出血沿腹膜间隙与肌层渗入腹壁下,致两侧胁腹部皮肤呈暗灰蓝色,致脐周围皮肤青紫。

(三)并发症

1. 局部并发症

(1)胰腺脓肿:重症胰腺炎起病 2～3 周后,因胰腺及胰周坏死继发感染而形成脓肿。

(2)假性囊肿:常在重症胰腺炎病后 3～4 周形成,系由胰液和液化的坏死组织在胰腺内或其周围包裹所致,囊肿穿破可致胰源性腹水。

2. 全身并发症

重症胰腺炎常并发不同程度的多器官功能衰竭:

(1)急性呼吸窘迫综合征:突然发作、进行性呼吸窘迫、发绀等,常规氧疗不能缓解。

(2)急性肾功能衰竭:重症患者发生率约 23%,表现为少尿、蛋白尿和进行性血尿素氮、肌酐增高等,死亡率 80%。

(3)消化道出血:上消化道出血多由于应激性溃疡或黏膜糜烂所致,下消化道出血可由胰腺坏死穿透横结肠所致。

（4）心力衰竭与心律失常：可出现心包积液、心律失常和心力衰竭。

（5）败血症及真菌感染：早期以革兰阴性杆菌为主，后期常为混合菌，且败血症常与胰腺脓肿同时存在；严重患者的机体抵抗力极低，加上大量使用抗生素，极易产生真菌感染。

（6）胰性脑病：发生率约 5.9%～11.9%，表现为精神异常（幻想、幻觉、躁狂状态）和定向力障碍等。

（四）实验室和其他检查

1. 血常规

多数患者有白细胞增多及中性粒细胞核左移。

2. 血、尿淀粉酶测定

具有重要的诊断意义。血清淀粉酶在起病后 6～12 小时开始升高，至 24 小时达最高峰，48 小时开始下降，持续 3～5 天。血清淀粉酶超过正常值 3 倍可确诊为本病。尿淀粉酶升高较晚，在发病后 12～14 小时开始升高，下降缓慢，持续 1～2 周，但尿淀粉酶值受患者尿量的影响。胰源性腹水和胸水中的淀粉酶值亦明显增高。

3. 血清脂肪酶测定

血清脂肪酶常在起病后 24～72 小时开始上升，持续 7～10 天，对病后就诊较晚的急性胰腺炎患者有诊断价值，且特异性也较高。

4. C－反应蛋白（CRP）

CRP 是组织损伤和炎症的非特异性标志物。有助于评估与监测急性胰腺炎的严重性，在胰腺坏死时 CRP 明显升高。

5. 血糖

暂时性血糖升高常见，可能与胰岛素释放减少和胰高血糖素释放增加有关。持久的空腹血糖高于 10mmol/L 反映胰腺坏死，提示预后不良。

6. 血钙

暂时性低钙血症（<2mmol/L）常见于重症急性胰腺炎，低血钙程度与临床严重程度平行，若血钙低于 1.5mmol/L 以下提示预后不良。

7. 影像学检查

（1）腹部平片：可发现肠麻痹或麻痹性肠梗阻征。"哨兵袢"和"结肠切割征"为胰腺炎的间接指征。弥漫性模糊影、腰大肌边缘不清，提示存在腹水。

（2）腹部超声：应作为常规初筛检查。可见胰腺肿大，胰内及胰周围回声异常；亦可了解胆囊和胆道情况、腹水情况；后期对脓肿及假性囊肿有诊断意义。

（3）腹部CT：对急性胰腺炎的诊断和鉴别诊断、评估其严重程度，特别是对鉴别轻和重症胰腺炎，以及附近器官是否累及具有重要价值。轻症可见胰腺非特异性增大和增厚，胰周围边缘不规则；重症可见胰周围区消失；网膜囊和网膜脂肪变性，密度增加；胸腹膜腔积液。增强CT是诊断胰腺坏死的最佳方法，疑有坏死合并感染者可行 CT 引导下穿刺。

【诊断要点】

根据病史、体征、血清淀粉酶、超声及 CT 检查，常可作出诊断。

1. 轻症急性胰腺炎

有剧烈而持续的上腹部疼痛，恶心、呕吐、轻度发热、上腹部压痛，但无腹肌紧张，同时有血清淀粉酶和（或）尿淀粉酶显著升高，排除其他急腹症者，即可以诊断。

2. 重症急性胰腺炎

除具备轻症急性胰腺炎的特点外，且具有局部并发症（胰腺坏死、假性囊肿、脓肿）和（或）器官衰竭。由于重症胰腺炎病程发展险恶且复杂，关键是在发病 48 或 72 小时内密切监测病情和实验室检查的变化，综合评判。有以下表现应当按重症胰腺炎处置：①临床症状：烦躁不安、四肢厥冷、皮肤呈斑点状等休克症状；②体征：腹肌强直、腹膜刺激征等；③实验室检查：血钙显著下降 2mmol/L 以下，血糖＞11.2mmol/L（无糖尿病史），血尿淀粉酶突然下降；④腹腔诊断性穿刺有高淀粉酶活性的腹水。

急性胰腺炎应与下列疾病鉴别：

1. 胆石症和急性胆囊炎

有胆绞痛病史，疼痛位于右上腹，常放射到右肩部，莫菲氏征阳性，血及尿淀粉酶轻度升高。超声检查及腹部 CT 检查可明确诊断。

2. 消化性溃疡急性穿孔

有溃疡病史，腹痛突然加剧，腹肌紧张，肝浊音界消失，X 线透视见膈下有游离气体等可资鉴别。

3. 急性肠梗阻

患者腹痛为阵发性，腹胀，呕吐，肠鸣音亢进，有气过水声，无排气，可见肠型。腹部 X 线可见液气平面。

4. 心肌梗死

有冠心病史，突然发病，有时疼痛限于上腹部。心电图检查示心肌梗死表现，血清心肌酶升高，血、尿淀粉酶正常。

【救治原则】

轻型急性胰腺炎治疗措施：

①禁食；②胃肠减压：置鼻胃管持续吸引胃肠减压，适用于腹痛、腹胀、呕吐严重者；③抗生素：急性胰腺炎发生常与胆道疾病有关，临床上常规应用抗菌药物；④静脉输液，积极补足血容量，维持水、电解质和酸碱平衡，注意营养支持；⑤抑酸治疗：应用 H2-受体拮抗剂或质子泵抑制剂静脉给药，可通过抑制胃酸而抑制胰液分泌，有预防应激性溃疡的作用；⑥止痛：腹痛剧烈者可予哌替啶。经 3～5 天积极治疗多数患者可以治愈。

重型胰腺炎必须采取综合性措施，积极抢救治疗：

(一) 内科治疗

1. 监护：禁食，胃肠减压，监测重要生命体征。如有条件应转入重症监护病房（ICU），针对器官功能衰竭及代谢紊乱采取相应的措施。

2. 维持水、电解质平衡，保持血容量：应积极补充液体及电解质，维持有效血容量。重症患者常有休克，常规应用白蛋白、新鲜血或血浆代用品。

3. 抗菌药物：重症胰腺炎常规使用抗生素，有预防胰腺坏死合并感染的作用。抗生素选用应考虑：对肠道移位细菌敏感，且对胰腺有较好渗透性的抗生素。以喹诺酮类或亚胺培南为佳，并联合应用对厌氧菌有效的药物如甲硝唑。病程后期应密切注意真菌感染，进行血液及体液标本真菌培养，必要时行经验性抗真菌治疗。

4. 营养支持：重症胰腺炎尽早使用。早期一般采用全胃肠外营养，如无肠梗阻，应尽早进行空肠插管，过渡到肠内营养。营养支持可增强肠道黏膜屏障，防止肠内细菌移位引起胰腺坏死合并感染。

5. 减少胰液分泌：生长抑素具有抑制胰液和胰酶分泌，抑制胰酶合成的作用。应该尽早使用。生长抑素剂量为 $250\mu g/h$，奥曲肽剂量为 $25\sim50\mu g/h$，持续静脉滴注，疗程 3～7 天。

6. 抑制胰酶活性：抑肽酶可抗胰血管舒缓素，使缓激肽原不能变为缓激肽，尚可抑制蛋白酶、糜蛋白酶和血清素。使用剂量为 20 万～50 万 U/d，分 2 次溶于葡萄糖液静脉滴注；加贝酯可抑制蛋白酶、血管舒缓素、凝血酶原、弹力纤维酶等，开始使用剂量每日 100～300mg 溶于 500～1500mL 葡萄糖盐水，以 2.5mg/(kg·h) 速度静滴。2～3 日后病情好转，可逐渐减量。

(二) 内镜下 Oddi 括约肌切开术

适用于胆源性胰腺炎合并胆道梗阻或胆道感染者，行 Oddi 括约肌切开术及（或）放置鼻胆管引流。

(三) 外科治疗

手术方法包括：胰腺包膜切开及引流，胰腺病灶清除术，胰腺部分或全部切除，持续腹腔灌洗，胆道手术等。

1. 持续腹腔灌洗：通过腹腔灌洗可清除腹腔内细菌、内毒素、胰酶、炎性因子等，减少这些物质进入血循环后对全身脏器损害。

2. 手术：手术适应症有：①胰腺坏死合并感染：在严密监测下考虑手术治疗，行坏死组织清除及引流术。②胰腺脓肿：可选择手术引流或经皮穿刺引流。③胰腺假性囊肿：视情况选择手术治疗、经皮穿刺引流或内镜治疗。④胆道梗阻或感染：无条件进行 EST 时予手术解除梗阻。⑤诊断未明确，疑有腹腔脏器穿孔或肠坏死者行剖腹探查术。

第九节　糖尿病酮症酸中毒

糖尿病酮症酸中毒（DKA）为最常见的糖尿病急症。特点是绝对或者相对的低胰岛素血症、脱水、酮症和酸中毒。目前本症延误诊断和缺乏合理治疗而造成死亡的情况仍较常见。

【病因】

Ⅰ型糖尿病并无应激也易于发生 DKA 倾向；Ⅱ型糖尿病在一定诱因作用下也可发生 DKA，常见诱因有感染、胰岛素治疗中断或不适当减量、胃肠道功能紊乱及相关的脱水，各种应激如：创伤、手术、妊娠和分娩等。有时无明显诱因，其中约 20%～30% 无糖尿病病史。

病理生理：

糖尿病加重时，胰岛素绝对缺乏，三大代谢紊乱，不但血糖明显升高，而且脂肪分解增加，脂肪酸在肝脏经 β 氧化产生大量乙酰辅酶 A，由于糖代谢紊乱，草酰乙酸不足，乙酰辅酶 A 不能进入三羧酸循环氧化供能而缩合成酮体；同时由于蛋白合成减少，分解增加，血中成糖、成酮氨基酸均增加,使血糖、血酮进一步升高。DKA 的演变过程:①早期血酮升高称酮血症,尿酮排出增多称酮尿症,统称为酮症;②酮体中 β-羟丁酸和乙酰乙酸为酸性代谢产物,消耗体内储备碱,初期血 pH 正常,属代偿性酮症酸中毒,晚期血 pH 下降,为失代偿性酮症酸中毒;③病情进一步发展,出现神志障碍,称糖尿病酮症酸中毒昏迷。

【临床表现】

1. 早期:糖尿病三多一少(多尿、多饮、多食和体重减轻)症状加重。

2. 酸中毒失代偿后,病情迅速恶化,疲乏、食欲减退、恶心呕吐,多尿、口干、头痛、嗜睡,呼吸深快,呼气中有烂苹果味(丙酮)。

3. 后期严重失水,尿量减少,眼眶下陷、皮肤黏膜干燥、血压下降、心率加快、四肢厥冷。

4. 晚期不同程度意识障碍,反射迟钝、消失,昏迷。

感染等诱因引起的临床表现可被 DKA 的表现所掩盖。少数患者表现为腹痛,酷似急腹症。严重 DKA 就诊类型有:脱水和休克型,意识障碍型,急腹症型,代谢性酸中毒型。

实验室检查:

1. 尿:尿糖强阳性、尿酮阳性,当肾功能严重损害时尿糖和尿酮可减少或消失。可有蛋白尿和管型尿。

2. 血糖:明显增高,一般为 16.7～33.3mmol/L(300～600mg/L),有时可达55.5mmol/L(1000mg/L)以上。

3. 血酮体:升高,正常<0.6mmol/L,>1.0mmol/L 为高血酮,>3.0mmol/L 提示酸中毒。

4. 血 β-羟丁酸升高。血气分析提示代谢性酸中毒表现,血钾初期正常或偏低,尿量减少后可偏高,治疗后若补钾不足可严重降低。血钠、血氯降低,血尿素氮和肌酐常偏高。

【诊断要点】

早期诊断是保证治疗成功的关键,临床上对于原因不明的恶心呕吐、酸中毒、失水、休克、昏迷的患者,尤其是呼气中有酮味(烂苹果味)、血压低而尿量多者,不论有无糖尿病病史,均应想到 DKA 的可能性。立即查末梢血糖、血酮,进行尿糖、尿酮测定,同时抽血查血糖、血酮、β-羟丁酸、尿素氮、肌酐、电解质、血气分析等以便确诊或排除本病。

鉴别诊断:①低血糖昏迷、高血糖高渗状态、乳酸性酸中毒。②脑膜炎、尿毒症、脑血管意外。③酒精性酮酸中毒、饥饿性酮酸中毒、高阴离子间隙酸中毒。

【救治原则】

DKA 一经确诊,应立即进行抢救性治疗。尽快补液以恢复血容量、纠正失水状态,应用胰岛素,降低血糖,纠正电解质及酸碱平衡失调,同时积极寻找和消除诱因,防治并发症,降低病死率。

(一)静脉补液

是治疗 DKA 的关键环节。只有在有效组织灌注改善、恢复后,胰岛素的生物效应才能充分发挥。尽快使用生理盐水,一定要控制好输液量和速度。DKA 失水量可达体重10%以上,一般根据患者体重和失水程度估计已失水量,开始时输液速度要快,在 1～2 小时内输入生理盐水 1000～2000mL，前 4 小时输入所计算失水量 1/3 的液体，以便尽快补充血容量，改善周围循环和肾功能。如治疗前已有低血压或休克，快速输液不能有效升高血压，应输入胶体溶液并采用其他抗休克措施。以后根据血压、心率、每小时尿量、末梢循环情况及有无发热、吐泻等决定输液量和速度，老年患者及有心肾疾病患者必要时监测中心静脉压，一般每 4～6 小时输液 1000mL。24 小时输液量应包括已失水量和部分继续失水量，一般为 4000～6000mL，严重失水者可达 6000～8000mL。开始治疗时不能给予葡萄糖液，当血糖下降至 13.9mmol/L(250mg/L)时改用 5％葡萄糖液，并按每 2～4g 葡萄糖加入 1U 短效胰岛素。

(二）胰岛素治疗

采用小剂量（短效）胰岛素治疗方案，即每小时给予每公斤体重 0.1U 胰岛素，使血清胰岛素浓度恒定达到 100～200μU/mL，这已有抑制脂肪分解和酮体生成的最大效应以及相当强的降低血糖效应，而促进钾离子运转的作用较弱。通常将短效胰岛素加入生理盐水中持续静脉滴注（应单独建立输液途径），剂量为每小时每公斤体重 0.1U。重症患者[指有休克和（或）严重酸中毒和（或）昏迷者]应酌情静脉注射，首次负荷剂量 10～20U 胰岛素。血糖下降速度一般以每小时约降低 3.9～6.1mmol/L(70～110mg/L)为宜，每 1～2 小时复查血糖一次，若在补足液体量的情况下 2 小时后血糖下降不理想或反而升高，提示患者对胰岛素敏感性较低，胰岛素剂量应加倍。当血糖降至 13.9mmol/L 时开始输入 5％葡萄糖溶液，并按每 2～4g 葡萄糖加入 1U 短效胰岛素，此时仍需每 4～6 小时复查血糖一次，调节输液中胰岛素的比例及每 4～6 小时皮下注射一次胰岛素约 4～6U，使血糖水平稳定在较安全的范围内。

(三）纠正电解质及酸碱平衡失调

DKA 酸中毒主要由酮体中酸性代谢产物引起，经输液和胰岛素治疗后，酮体水平下降，酸中毒可自行纠正，一般不必补碱。严重酸中毒影响心血管、呼吸和神经系统功能，应给予相应治疗，但补碱不宜过多、过快，补碱指征为血 pH<7.1，HCO_3^-<5mmol/L。应采用等渗碳酸氢钠(1.25％～1.4％)溶液。给予碳酸氢钠 50mmol/L，即将 5％碳酸氢钠 84mL 加注射用水至 300mL 配成 1.4％等渗溶液，一般仅给 1～2 次。若不能通过输液和应用胰岛素纠正酸中毒，而补碱过多过快，可产生不利影响。

DKA 患者有不同程度失钾，失钾总量达 300～1000mmol。如上所述，治疗前的血钾水平不能真实反映体内缺钾程度，补钾应根据血钾和尿量：治疗前血钾低于正常，立即开始补钾，头 2～4 小时通过静脉输液每小时补钾约 13～20mmol/L(相当于氯化钾 1.0～1.5g)；血钾正常、尿量>40mL/h，也立即开始补钾；血钾正常、尿量<30mL/h，暂缓补钾，待尿量增加后再开始补钾；血钾高于正常，暂缓补钾。头 24 小时内可补氯化钾达 6～8g 或以上，部分稀释后静脉输入、部分口服。治疗过程中定时监测血钾和尿量，调整补钾量和速度。

(四）清除诱因、防治并发症

在抢救过程中一开始就要重视防治重要并发症，特别是脑水肿和肾衰竭，维持重要脏器功能。

1. 脑水肿：病死率甚高，常与脑缺氧、补碱不当、血糖下降过快等有关。如经治疗后，血糖有所下降,酸中毒改善,但昏迷反而加重,或虽然一度清醒,但烦躁、心率快、血压偏高、肌张力增高,应警惕脑水肿的可能。可应用地塞米松(同时观察血糖,必要时加大胰岛素剂量)、呋塞米,在血浆渗透压下降过程中出现的可给予白蛋白,慎用甘露醇。

2. 肾衰竭:是本症主要死亡原因之一,与患者有无肾脏病变、失水和休克程度、有无延误治疗等密切相关。治疗过程中应密切观察尿量变化,及时处理。

3. 休克:如休克严重且经快速输液后仍不能纠正,应详细检查并分析原因,确定有无合并感染或急性心肌梗死,给予相应措施。

4. 心力衰竭、心律失常:年老或合并冠状动脉病变(尤其是急性心肌梗死),补液过多可导致心力衰竭和肺水肿。可根据血压、心率、中心静脉压、尿量等调整输液量和速度,酌情应用利尿药和正性肌力药。血钾过低、过高均可引起严重心律失常,应用心电监护,及时治疗。

5. 严重感染:是本症常见诱因,亦可继发于本症之后。因 DKA 可引起低体温和血白细胞数升高,故不能以有无发热或血象改变来判断,应积极处理。

第十节 弥散性血管内凝血

弥散性血管内凝血(DIC)是一种获得性综合征,其特征为在许多疾病基础上,凝血及纤溶系统被激活,导致全身微血栓形成,凝血因子大量消耗并继发纤溶亢进,引起全身出血及微循环衰竭。

【病因】

(一)感染性疾病

细菌感染,特别是败血症,为 DIC 最常见的病因。

1. 细菌感染:革兰阴性菌感染如脑膜炎球菌、大肠杆菌等,革兰阳性菌如金黄色葡萄球菌感染等。

2. 病毒感染:流行性出血热、重症肝炎等。

3. 立克次体感染:如斑疹伤寒。

4. 脑型疟疾、钩端螺旋体病等。

(二)手术及创伤

严重创伤为 DIC 的另一常见病因,大面积烧伤、严重挤压伤、骨折及蛇咬伤易导致DIC。富含组织因子的器官如脑、前列腺、胰腺、子宫及胎盘等,可因手术及创伤等释放组织因子,诱发 DIC。

(三)恶性肿瘤

见于急性早幼粒白血病、淋巴瘤、前列腺癌、胰腺癌及其他实体瘤。

(四)产科异常

见于羊水栓塞、感染性流产、死胎滞留、重症妊娠高血压综合征、子宫破裂、胎盘早剥、前置胎盘等。

(五)医源性疾病

其发病率日趋增高。主要与药物、手术、放疗、化疗及不正常的医疗操作有关。

（六）全身各系统疾病

如：恶性高血压、肺心病、急性呼吸窘迫综合征、急性胰腺炎、重症肝炎、溶血性贫血、血型不合输血、急进型肾炎、糖尿病酮症酸中毒、系统性红斑狼疮、中暑、移植物抗宿主病等。

【临床表现】

DIC 的临床表现可因原发病、DIC 类型、分期不同而有较大差异。虽然出血是 DIC 患者最典型的临床表现，但器官功能衰竭在临床上却更为常见。

（一）出血倾向

是 DIC 最常见的症状之一，特点为自发性、多发性出血、持续性渗血，部位可遍及全身，多见于皮肤、黏膜、牙龈、伤口及穿刺部位；其次为某些内脏出血，如咯血、呕血、尿血、便血、阴道出血，严重者可发生颅内出血。

（二）休克或微循环衰竭

是 DIC 最重要和最常见的症状之一，为一过性或持续性血压下降，早期即出现肾、肺、大脑等器官功能不全，表现为肢体湿冷、呼吸困难、少尿、发绀及神志改变等。休克程度与出血量常不成比例。顽固性休克是 DIC 病情严重、预后不良的征兆。

（三）微血管栓塞

微血管栓塞分布广泛，可为浅层栓塞，多见于眼睑、四肢、胸背及会阴部，黏膜栓塞性损伤易发生于口腔、消化道、肛门等部位。表现为皮肤发绀，进而发生灶性坏死，斑块状坏死或溃疡形成。栓塞也常发生于深部器官，多见于肾脏、肺、脑等脏器，可表现为急性肾功能衰竭，呼吸衰竭，意识障碍，颅内高压综合征等。

（四）微血管病性溶血

可表现为进行性贫血，贫血程度与出血量不成比例，偶见皮肤、巩膜黄染。

（五）原有疾病的临床表现等

【诊断要点】

（一）诊断标准

1. 临床表现

（1）存在易引起 DIC 的基础疾病。

（2）有下列两项以上临床表现：①多发性出血倾向；②不易用原发病解释的微循环衰竭或休克；③多发性微血管栓塞的症状、体征，如皮肤、皮下、黏膜栓塞性坏死及早期出现的肺、肾、脑等脏器功能衰竭；④抗凝治疗有效。

2. 实验室检查指标

（1）同时有下列三项以上异常。

①血小板 $<100\times10^9/L$ 或进行性下降，肝病、白血病患者血小板 $<50\times10^9/L$。

②PT 缩短或延长 3 秒以上，肝病延长 5 秒以上，或 APTT 缩短或延长 10 秒以上。

③3P 试验阳性或血浆 FDP$>$20mg/L，肝病 FDP$>$60mg/L，或 D-二聚体水平升高或阳性。

④血浆纤维蛋白原含量$<$1.5g/L，或进行性下降，或$>$4g/L，白血病及其他恶性肿瘤$<$1.8g/L，肝病$<$1.0g/L。

（2）疑难或特殊病例有下列一项以上异常。

①纤溶酶原含量及活性降低。

②AT 含量、活性及 vWF 水平降低（不适用于肝病）。

③血浆因子Ⅷ:C 活性＜50％（与严重肝病所致的出血鉴别时有价值）。

④TAT、F1＋2.FPA 水平升高。

⑤血浆纤溶酶—纤溶酶抑制物复合物（PIC）浓度升高。

（二）鉴别诊断

1. 重症肝炎。

2. 原发性纤维蛋白溶解亢进症。

3. 血栓性血小板减少性紫癜。

【救治原则】

（一）治疗原发病、消除诱因

控制感染，治疗外伤、产科意外及肿瘤，纠正缺氧、缺血及酸中毒等。

（二）抗凝治疗

抗凝治疗的目的在于阻断血管内凝血的进程，是减轻器官损伤，重建凝血—抗凝平衡的重要措施。一般认为，DIC 的抗凝治疗应在处理基础疾病的前提下与凝血因子补充同步进行。

1. 肝素治疗

肝素钠：急性 DIC 每日 10000～30000U，一般 15000U/d 左右，每 6 小时用量不超过 5000U，静脉点滴，根据病情可连续使用 3～5 日。

低分子量肝素：与肝素钠相比，其抑制 FXa 作用较强，较少依赖 AT，较少引起血小板减少，出血并发症较少，半衰期较长。生物利用度较高。常用剂量为 75～150IUAXa（抗活化因子 X 国际单位）/（kg·d），一次或分两次皮下注射，连用 3～5 日。

肝素使用指征：①DIC 早期（高凝期）；②血小板及凝血因子呈进行性下降，微血管栓塞表现（如器官功能衰竭）明显的患者；③消耗性低凝期但病因短期内不能祛除者，在补充凝血因子情况下使用。下列情况应慎用肝素：①手术后或外伤创面未经良好止血者；②近期有大咯血或有过大量出血的消化性溃疡；③DIC 晚期，患者有多种凝血因子缺乏及明显纤溶亢进；④蛇毒所致 DIC。

肝素监测最常用 APTT，正常值为 40±5 秒，肝素治疗使其延长 60％～100％为最佳剂量。如用凝血时间（CT）作为肝素使用的血液学监测指标，不宜超过 30 分钟。肝素过量可用鱼精蛋白中和，鱼精蛋白 1mg 可中和肝素 100U。

2. 其他抗凝及抗血小板药物

（1）复方丹参注射液：可单独应用或与肝素联合应用，具有疗效肯定、安全、无须严密血液学监护等优点。剂量为复方丹参 20～40mL，加入 100～200mL 葡萄糖溶液中静脉滴注，每日 2～3 次，连用 3～5 日。

（2）低分子右旋糖酐：500～1000mL/d，连用 3～5 日，有辅助治疗价值。此药可引起过敏反应，严重者可引起过敏性休克，使用时应谨慎。

（3）双嘧达莫：500mg/d，置入 200mL 液体，静脉滴注，每日 1 次，3～5 日。

（4）重组人体活化蛋白C（APC）：重组人体活化蛋白（APC）已成功应用于败血症等引起的DIC，可有效降低重症败血症患者死亡率。APC尚具备抗炎及抗凋亡作用。目前使用方法是24μg/（kg·h），静脉输注96小时，严重血小板减少患者慎用。

（三）补充血小板及凝血因子

适用于有明显血小板或凝血因子减少证据和已进行病因及抗凝治疗，DIC未能得到良好控制者。

1. 新鲜全血每次800～1500mL（20～30mL/kg），每毫升加入5～10IU肝素。目前已很少使用全血输注。

2. 血小板悬液：血小板计数低于$20×10^9$/L，疑有颅内出血或其他危及生命之出血者，需输入血小板悬液，提高血小板。

3. 新鲜冷冻血浆每次10～15mL/kg，需肝素化。

4. 纤维蛋白原首次剂量2.0～4.0g，静脉滴注。24小时内给予8.0～12.0g，可使血浆纤维蛋白原升至1.0g/L。由于纤维蛋白原半衰期较长，一般每3天用药一次。

（四）溶栓治疗

主要用于DIC后期，脏器功能衰竭明显及经上述治疗无效者，可试用尿激酶或组织型纤溶酶原激活剂。

1. 尿激酶：通过激活纤溶酶原而发挥溶栓作用。由于激活纤溶酶原的同时可降解纤维蛋白原，故临床应用受限。剂量及用法：首剂4000U/kg，静脉注射，随之以4000U/h持续静脉滴注，1～3日为一疗程。

2. 组织型纤溶酶原激活剂：可选择性激活血栓中的纤溶酶原，发挥溶栓作用。剂量及用法：首剂100mg，静脉注射，随之以50mg/h持续滴注，共2小时，第2～3天可酌情减量。

（五）纤溶抑制药物

一般宜与抗凝剂同时应用。适用于DIC的基础病因及诱发因素已经去除或控制，并有明显纤溶亢进的临床及实验证据或DIC晚期，或继发性纤溶亢进已成为迟发性出血主要原因的患者。常用药物如氨基己酸、氨甲苯酸、抑肽酶等。

（六）其他治疗

糖皮质激素在下列情况下可考虑使用：①基础疾病需糖皮质激素治疗者；②感染性休克并DIC已经有效抗感染治疗者；③并发肾上腺皮质功能不全者。山莨菪碱有助于改善微循环及纠正休克，DIC早、中期可应用，每次10～20mg，静脉滴注，每日2～3次。

第十一节 休 克

休克是由于各种致病因素的作用引起有效循环血容量的急剧减少，导致器官和组织微循环灌注不足所引起的组织缺氧、代谢紊乱和器官功能受损的综合征。主要临床表现为低血压（收缩压下降至90mmHg以下）、脉压差减小（<25mmHg）、脉搏细数、浅表静脉萎陷、面色苍白、皮肤湿冷、肢端紫绀、尿量减少、烦躁不安、神志模糊、直至昏迷等。

【病因】

引起休克的原因很多,目前常按病理生理的变化分为5类。

1. 低血容量性休克

由于血容量的骤降,回心血量不足,导致心输出量和动脉血压降低,外周阻力增高,常见病因有:

(1) 失血:如肝脾破裂、异位妊娠破裂、消化道大出血、动脉瘤破裂等。

(2) 脱水:中暑、严重的吐泻、肠梗阻引起大量水盐丢失。

(3) 血浆丢失:大面积烧伤、烫伤、化学烧伤。

2. 心源性休克

由于心脏排血功能低下导致心排血量降低,不能满足器官和组织的血液供应所致休克,称为心源性休克。常见于:

(1) 心肌收缩力降低:最常发生于大面积心肌梗死、急性心肌炎、扩张型心肌病的晚期及各种心肌病的终末期等。

(2) 心室射血障碍:大块肺梗塞、乳头肌或腱索断裂、瓣膜穿孔、严重主动脉瓣或肺动脉瓣狭窄等。

(3) 心室充盈障碍:急性心包填塞、各种快速性心律失常,严重的左、右房室瓣狭窄。心房黏液瘤嵌顿在房室口,主动脉夹层动脉瘤。

3. 感染性休克(又称中毒性休克)

(1) 革兰阴性菌感染:如大肠杆菌、绿脓杆菌、变形杆菌、痢疾杆菌等引起的败血症、腹膜炎、坏死性胆管炎等。

(2) 革兰阳性球菌的感染:如金黄色葡萄球菌、脑膜炎双球菌、肺炎球菌等引起的败血症、流行性脑脊髓膜炎、中毒性肺炎等。

(3) 病毒及其他致病微生物:流行性出血热、乙型脑炎等。此外,立克次体、衣原体等感染也往往并发休克。

4. 过敏性休克

由于抗原进入被致敏的体内与相应抗体结合后发生Ⅰ型变态反应,使组织释放出生物活性物质,导致全身的毛细血管扩张,通透性增加,血浆渗出到组织间隙,致使循环血量迅速减少,发生休克。常见:

(1) 异种蛋白:胰岛素、加压素、蛋白酶、抗血清、青霉素酶、花粉浸液,食物中的异体蛋白如:蛋清、牛奶、海味品等。

(2) 药物:抗生素类、局麻药、接触化学试剂等。

5. 神经源性休克

由剧烈的神经刺激引起血管活性物质释放,使动脉阻力的调节功能障碍,导致外周血管扩张,有效循环血量减少发生休克。常见外伤剧痛、脊髓损伤、药物麻醉等。

【临床表现】

根据临床过程分为三个阶段:

1. 休克早期(低血压代偿期):表现为过度兴奋、烦躁不安、面色及皮肤苍白湿冷、口唇、甲床轻度紫绀,血压正常或偏高,舒张压稍升高,但脉压减少,脉搏快而有力。

2. 休克中期(低血压失代偿期):除早期表现外,神志尚清楚,表情淡漠,全身无力,反应迟钝,皮肤紫绀,收缩压降至 80mmHg 以下,脉压差小于 25mmHg,脉搏细弱,浅静脉萎陷,口渴,尿量减少至 20mL/h 以下。

3. 休克晚期(器官功能衰竭期):中期表现继续加重,意识障碍甚至昏迷,极度紫绀、皮肤黏膜大片瘀斑,呼吸急促,收缩压低于 60mmHg 以下甚至测不出,无尿。上消化道出血、肾脏出血表现血尿、肺出血、肾上腺出血后急性肾上腺功能衰竭。多脏器功能衰竭后表现为急性心功能不全、急性呼吸衰竭、急性肾衰竭、急性肝衰竭、脑功能障碍等。

【实验室及辅助检查】

1. 血常规:白细胞增多;失血者血红蛋白及红细胞计数减少;失水者因血液浓缩出现血红蛋白及红细胞计数增高;并发 DIC 时,血小板计数进行性下降,出、凝血时间延长。

2. 尿常规检查:当肾功能改变时可出现蛋白、红细胞、管型、尿密度增加。

3. 血液生化、电解质、酸碱平衡、血糖、丙酮酸、乳酸增高,血 pH 值降低、CO_2 结合力降低,血钾、血钠、尿素氮升高。

4. 血凝和纤溶试验:凝血酶原时间延长、纤维蛋白原常降低;DIC 并发继发纤溶亢进时,出现全血凝块溶解时间缩短、纤维蛋白降解产物增多。

5. 心电图:ST～T 改变及原有心脏病改变。

【诊断要点】

①有诱发休克的诱因;②意识异常;③脉搏细数＞100 次/min,或不能触及;④四肢湿冷,胸骨部位皮肤指压阳性(压后再充盈时间＞2 秒);皮肤花纹,黏膜苍白或发绀;尿量＜30mL/h,或无尿;⑤收缩压＜80mmHg;⑥脉压差小于 25mmHg;⑦原有高血压者收缩压较原水平下降 30％以上。凡符合①和②③④中的二项,和⑤⑥⑦中的一项者,即可诊断。

【救治原则】

尽早去除病因、尽快补充血容量,改善微循环,多器官功能的支持。要求标本兼治、内外科结合、全身与局部治疗结合。

1. 一般措施:安静、禁食、减少搬动;休克体位(仰卧中凹位即头胸部与下肢均抬高 20°～30°)或与平卧位交替,心衰或肺水肿者半卧位;注意保暖,预防褥疮。监测 ECG、CVP、PCWP、血气分析、尿量、电解质、生化等有关项目。

2. 病因治疗:是关键措施,按休克病因处理。

3. 补充血容量:除心源性休克外,扩容是抗休克的基本措施。尽快建立补液通道输入晶体(7.5％浓氯化钠、平衡液、糖盐水或其他溶液)和/或胶体(全血、血浆、白蛋白或代血浆)。依据休克的监护指标调整补液量和速度,中心静脉压和血压是简便客观的监护指标。

4. 防治酸中毒:休克时常合并代谢性酸中毒,可先静滴 5％碳酸氢钠 100～200mL,以后根据血气分析调整;也可合并双重或三重酸碱失衡,除了血气分析,治疗要结合病史、电解质、阴离子间隙。代谢性酸中毒时容易引起细胞内失钾,尽管血钾无明显降低,但机体总体情况仍缺钾。因此纠酸的同时应补钾。

5. 纠正低氧血症

（1）宜选用紧贴面罩或气管内插管给氧,使氧分压维持在 9.31kPa 左右,必要时采用呼吸机或间断人工辅助通气。

（2）保持呼吸道通畅(必要时气管插管)。

（3）选用敏感抗生素,积极控制肺部感染。

6. 应用血管活性药物:适用于经适当扩容后血压仍不稳定或休克症状未见缓解及血压急剧下降的严重休克。

（1）拟交感胺类:使用时注意避免血压过度升高增加心脏负荷,减少重要脏器灌注及诱发室性心律失常。①多巴胺:$2\sim5\mu g/(kg\cdot min)$静滴,兴奋多巴胺及 $\beta2$-受体,扩张肾及肠系膜血管,轻度扩张脑及冠状动脉;$5\sim10\mu g/(kg\cdot min)$静滴,可兴奋 $\beta1$-受体,增强心肌收缩力,增加心排血量;$>10\mu g/(kg\cdot min)$静滴,兴奋 α-受体,使周围血管收缩、升高血压。因其不增加心率及心肌耗氧量,故休克时常使用,选用 $2\sim10\mu g/(kg\cdot min)$速度静滴;②多巴酚丁胺:兴奋 $\beta1$-受体,增加心肌收缩力及心排血量,常用于心源性休克,以 $5\sim10\mu g/(kg\cdot min)$速度静滴;③异丙肾上腺素:非选择性 β-受体兴奋剂,可扩张血管、增加心率及心肌收缩力。$1\sim2mg$ 加 5%葡萄糖液 $500mL$ 静滴,滴速为 $2\sim4\mu g/min$。适用于脉搏细弱、少尿、四肢冷的患者或心率缓慢(心动过缓、房室传导阻滞)或尖端扭转型室性心动过速的暂时治疗。因增加心肌耗氧量,故在心源性休克时不宜使用;④去甲肾上腺素:兴奋 α 受体及轻度兴奋 $\beta1$-受体,收缩外周血管及轻度增加心肌收缩力和心率,适用于感染性休克,$4\sim8\mu g/min$ 静滴,酌情加量;⑤肾上腺素:兴奋 β 受体及 $\alpha1$-受体,$0.5\sim1mg/$次,酌情重复,应用于过敏性休克;⑥间羟胺(阿拉明):作用与去甲肾上腺素相似,但弱而持久;通过刺激交感神经末梢释放去甲肾上腺素起作用,$100\sim200\mu g/min$ 静滴。

（2）血管扩张剂:适用于低排高阻型休克,以改善微循环水平小血管的强烈收缩。①硝普钠:直接作用血管平滑肌,均衡地扩张动、静脉,$0.5\sim10\mu g/(kg\cdot min)$静滴,尤其适用于急性心肌梗死合并心源性休克;②酚妥拉明:$\alpha1$-受体阻滞剂,可抵消血循环中拟交感胺的缩血管作用,而不抵消其正性肌力作用;明显扩张动脉,轻度扩张静脉,适用于周围灌注不足而无肺充血者。$20\sim80\mu g/min$ 静滴;③莨菪类药物:扩张微动脉,适用于感染性休克;阿托品($0.02\sim0.03mg/kg$ 稀释后静注)、山莨菪碱($10\sim20mg/$次静注)或东莨菪碱($0.3mg/$次静注),必要时每 $10\sim30min$ 重复;④血管紧张素转换酶抑制剂:卡托普利($12.5\sim25mg$,3 次$/d$)、依那普利($5\sim10mg$,$1\sim2$ 次$/d$)或赖诺普利($5\sim10mg/d$)口服,尤其适用于合并心力衰竭的心源性休克。

7. 其他药物

（1）肾上腺皮质激素:适用于感染性休克、过敏性休克或急性心肌梗塞合并心源性休克者。严重休克时主张大剂量、早期、静脉、短期使用,具有提高机体反应能力、稳定生物膜、改善微循环、增强心肌收缩力、增加心排血量、减低周围血管阻力,增加冠脉血流量。采用大剂量短疗程;氢化可的松 $200\sim600mg/d$ 或地塞米松 $10\sim40mg/d$,分次静注或静滴,病情改善后迅速停药,一般用药 $1\sim3$ 天。

（2）纳洛酮:为阿片受体阻滞剂,具有阻断 β-内腓肽的作用。可升高血压、减弱迷走神经对心血管功能的抑制作用、稳定溶酶体膜、抑制心肌抑制因子,增加心排量。首剂

0.4～0.8mg 静注,隔 2～4h 可重复,继以 1.6mg 加 500mL 液体静滴。

8. 防治并发症和重要脏器功能衰竭

(1) 急性肾功能衰竭:①纠正水、电解质及酸碱平衡紊乱,保持有效肾灌注;②酌情使用利尿剂:速尿 40～120mg 或丁脲胺 1～4mg 静注,无效可重复;利尿剂无效尤其合并有脑水肿时可使用 20％甘露醇或 25％山梨醇 250mL 快速静滴;③必要时采用血液净化治疗,如血液透析或腹膜透析。

(2) 急性呼吸衰竭:①持续吸氧,保持呼吸道通畅;②适当应用呼吸兴奋剂:可拉明、洛贝林各 5 支,加入 10％葡萄糖液内持续静滴,亦可使用回苏灵(二甲氟林)、利他林(哌醋甲酯)等。

(3) 脑水肿及脑衰竭治疗:①降低颅内压:可应用甘露醇、高渗葡萄糖、利尿剂、肾上腺皮质激素;②昏迷病人酌情使用兴奋剂,如可拉明、洛贝林;烦躁、抽搐者使用安定、苯巴比妥;③应用脑代谢活化剂:ATP、辅酶 A、脑活素等;④加强支持疗法。

(4) DIC 治疗:①抗血小板凝集及改善微循环:潘生丁 100～200mg/d 静滴,低分子右旋糖酐 500mL 静滴;②高凝血期:肝素每次 lmg/kg 加葡萄糖液静滴,根据凝血酶原时间调整剂量;③补充凝血因子;④纤溶低下、栓塞者酌情使用链激酶、尿激酶等;⑤处理并发症。

【各类休克的处理措施】

1. 低血容量休克

由于大量失血、失水、严重灼伤或创伤引起,当血容量突然减少 30％～40％以上,使静脉压下降、回心血量减少,心排血量下降所致。治疗:①查明并治疗病因;②根据失血、失水或失血浆情况给予相应补充:失血者最好补充全血,但在做交叉配血时可先应用乳酸林格液、平衡盐液、右旋糖酐、血浆或白蛋白等;失水者补充生理盐水或林格液、失血浆为主者还应补充血浆;③调整水、电解质平衡;④对症支持处理。

2. 心源性休克

(1) 内源性因素引起的心源性休克:以急性心肌梗死最为多见,处理包括①镇静、止痛、卧床、吸氧;②硝酸酯类扩张冠脉;③β-受体阻滞剂降低心肌耗氧;④抗血小板药物防治血栓进展;⑤必要时有指征地进行溶栓、球囊扩张、植入冠脉支架或冠脉搭桥;⑥严重病例还可用体外反搏或主动脉内球囊反搏增加冠脉供血。

(2) 严重心律失常引起的心源性休克:可采用①药物控制心律失常;②安装临时或永久起搏器;③射频消融。

(3) 外源性因素引起的心源性休克:重点在于解除心脏的阻塞或心脏的压迫。

3. 感染性休克

(1) 诊断要点:①感染灶;②低血压;③系统性炎症反应综合征(SIRS):体温高于 38℃或低于 36℃,脉搏超过 90 次/min,呼吸超过 20 次/min 或 CO_2 分压小于 32mmHg,白细胞计数超过 $12×10^9$/L 或小于 $4×10^9$/L 或出现 10％以上的未成熟中性粒细胞,只要具备两项上述表现即表明存在 SIRS。

(2) 治疗:①注意病因或感染灶的去除,选择合适的抗生素;②增强机体抵抗力:静脉小量输注新鲜血及白蛋白、氨基酸、血浆等;③纠正酸中毒;④必要时短程、足量的肾上腺皮质激素应用。

4. 过敏性休克

（1）立即停用过敏反应物质并保持气道通畅。

（2）甲强龙 40～80mg 或地塞米松 5～10mg 静推。

（3）重症糖尿病肾上腺皮质功能亢进症患者肌注 1/1000 肾上腺素 0.5～1mL，老年人慎用，剂量不超过 0.5mL。

（4）若系青霉素肌注过敏，于原注射部位肌注 1/1000 肾上腺素 0.5～1mL；若系链霉素过敏，静注 10％葡萄糖酸钙 10～20mL。

（5）有静脉通道尽量保留，也可使用其他抗过敏药如异丙嗪 50mg 或苯海拉明 25mg 肌注。

（6）给氧，如发生喉头水肿，呼吸困难时应插管、气管切开。

5. 神经源性休克

因强烈神经刺激如创伤、剧痛等，引起血管活性物质释放（5～羟色胺、缓激肽等），导致周围血管扩张、微循环淤血、有效血容量减少引起的休克。治疗：①去除病因：剧痛引起者给予吗啡、杜冷丁等止痛；停用致休克药物（如巴比妥类、神经节阻滞降压药等）；②吸氧；③立即皮下注射肾上腺素 0.5～1mL，必要时重复；④使用缩血管药物及肾上腺皮质激素；⑤补充血容量。

第十二节　多器官功能障碍综合征

多器官功能障碍综合症（multiple organ dysfunction syndrome，MODS）是机体遭受一种或多种严重应激因素 24 小时后，同时或序贯发生 2 个或 2 个以上重要器官系统急性功能障碍的临床综合征。它是多种疾病导致机体内环境失衡，器官不能维持自身的正常功能而出现一系列病理生理改变和临床表现，包括早期的多器官功能障碍和晚期的多器官功能衰竭（MOF）的连续过程。1991 年美国胸科医师协会/危重病医学学会联席会议提出 MODS 的概念。MODS 的命名是有划时代意义的，它能较准确地反映此病的动态演变全过程，而不过分强调器官衰竭的标准，有利于早期预防和治疗。

随着医学进步及其他危重病患者治愈率的提高，MODS 的威胁也日渐突出，已成为 ICU 内导致患者死亡最主要的原因之一，是创伤及感染后最严重的并发症，直接影响着严重创伤伤员的预后。目前，它是近代急救医学中出现的新的重大课题，其病因复杂、防治困难、死亡率极高，是当今国际医学界共同瞩目的研究热点，更是良性疾病患者死亡的最直接、最重要的原因之一，因此如何提高其诊断和救治水平已是当务之急。

【病因】

一、直接病因

1. 感染因素：MODS 病人，严重感染占 80％左右。各种感染导致的全身性感染均可引起 MODS，常见的有脓毒症（sepsis）、腹腔脓肿、化脓性梗阻性胆管炎等。

2. 非感染因素：严重创伤、烧伤、大手术后、急性坏死性胰腺炎、绞窄性肠梗阻、休克、大量输液、输血、中毒、再灌注损伤等。

二、诱发因素

诱发 MODS 的危险因素不仅与原发伤、原发病及手术有关,而且还与年龄、营养等因素有关。特别是有慢性器质性疾病者。

【临床表现】

MODS 的临床表现复杂。病程一般约 2 到 3 周,经历休克、复苏、高分解代谢状态和器官功能衰竭 4 个阶段。

一、MODS 的临床特征的概述

1. 发病前器官功能基本正常,或器官功能受损但处于相对稳定的生理状态。

2. 衰竭的器官往往不是原发致病因素直接损害的器官,而发生在原发损害的远隔器官。

3. 从初次打击到器官功能障碍有一定间隔时间,常超过 24 小时,多者为数日。

4. 器官功能障碍的发生呈序贯特点,肺和胃常先受累。

5. 休克、感染、创伤、急性脑功能障碍等是其主要病因。

6. 并非所有的病人都有细菌学证据,明确并治疗感染未必能提高病人的生存率。

7. 在病理学上,MODS 缺乏特征性,受累器官仅仅是急性炎症反应,如炎性细胞浸润等,这些变化与严重的临床表现很不相符,而一旦恢复,临床上可不留任何后遗症。

二、特征性临床表现

1. 循环不稳定:由于多种炎性介质对心血管系统均有作用,因此循环是最易受累的系统。几乎所有病例至少在病程的早、中期会出现"高排低阻"的高动力型的循环状态。心排出量可达 10L/min 以上,外周阻力低,并可因此造成休克而需要用升压药来维持血压。但这类人实际上普遍存在心功能损害。

2. 高分解代谢:全身感染和 MODS 通常伴有严重营养不良,其代谢模式有三个突出特点:(1) 持续性的高代谢:代谢率可达到正常的 1.5 倍以上;(2) 耗能途径异常:在饥饿状态下,机体主要通过分解脂肪获得能量,但在全身性感染时,机体则通过分解蛋白质获得能量,糖的利用受到限制,脂肪利用可能早期增加,后期下降;(3) 对外源性营养物质反应差:补充外源营养并不能有效地阻止自身消耗,提示高代谢对自身具有"强制性"又称"自噬代谢"。

高代谢可以造成严重后果。首先,高代谢所造成的蛋白质营养不良将严重损害器官的酶系统的结构和功能;其次,支链氨基酸与芳香族氨基酸失衡可使后者形成伪神经介质进一步导致神经调节功能紊乱。

3. 组织细胞缺氧:目前多数学者认为,高代谢和循环功能紊乱往往造成氧供和氧需不匹配,因此使机体组织细胞处于缺氧状态,临床主要表现是"氧供依赖"和"乳酸性酸中毒"。

【诊断要点】

目前 MODS 的诊断标准仍不统一,任何一个 MODS 的诊断标准均难以反映器官功能紊乱的全部内容,不能包括 MODS 的整个病理生理过程。国内多采用修正的 Fry—MODS 诊断标准:

器官或系统	诊断标准
循环系统	收缩压<90mmHg,持续 1h 以上,或循环需要药物支持维持稳定
呼吸系统	急性起病,$PaO_2/FiO_2 \leq 200$(已用或未用 PEEP),X 线胸片见双肺浸润,$PCWP \leq 18mmHg$,或无左房压升高的证据
肾脏	血 $Cr > 177\mu mol/L$ 伴有少尿或多尿,或需要血液透析
肝脏	血清总胆红素$>34.2\mu mol/L$,血清转氨酶在正常值上限的 2 倍以上或有肝性脑病
胃肠道	上消化道出血,24h 出血量$>400mL$,或不能耐受食物,或消化道坏死或穿孔
血液系统	血小板计数$<50 \times 10^9/L$ 或减少 25%,或出现 DIC
代谢	不能为机体提供所需能量,糖耐量降低,需用胰岛素;或出现骨骼肌萎缩、无力
中枢神经系统	GSW<7 分

【救治原则】

MODS 发病急、病程进展快,涉及多个器官,治疗矛盾多,病死率高。迄今为止对 MODS 尚无特异性治疗手段,但尽早发现可能出现的器官功能异常,早期干预,采取有效措施,则可减缓或阻断病程的发展,提高抢救成功率。

一、积极控制原发病

控制原发病是 MODS 治疗成功的关键。对于存在严重感染者,应积极引流感染灶并积极控制感染;对于创伤者应积极清创并预防感染;胃肠胀气者应清理肠道,保持肠道通畅;对于休克患者应快速和充分的液体复苏。

二、合理应用抗生素

应用抗生素是防治感染的重要手段,但要避免滥用。在病原菌暂未明确前,可经验性应用广谱抗生素,细菌培养有结果后根据药敏结果选用抗生素;可以采用降阶梯治疗的策略;注意防治菌群失调和真菌感染。

三、加强器官功能支持

1. 循环支持:补充血容量,维持有效循环血量是最基本的措施,补液的种类应根据丢失体液的类型而定;严重失血时还要补充全血,使血细胞压积不低于 30%。血容量补充应根据临床监测结果及时调整,肺毛细血管楔压(PCWP)是判定血容量的较好指标,PCWP 的正常值 1.06 ~1.60kpa(8~12mmHg),PCWP>2.66kpa(20mmHg)时,补液量应适当控制。经积极液体复苏血压仍不恢复者,可应用正性肌力药物或血管活性药物提高收缩压。

2. 呼吸支持:ARDS 是 MODS 在肺部的常见表现。

3. 肾功能支持:少尿期应严格限制水分摄入,防止高钾血症,控制高氮质血症和酸中毒;多尿期由于水和电解质大量丢失,体内出现负氮平衡以及低血钾,机体抵抗力极度下降,故治疗重点应为加强支持治疗;恢复期以加强营养为主。

4. 肝功能支持:临床上对肝功能衰竭尚无特殊治疗手段,只能采取一些支持措施以赢得时间,使受损的肝细胞有恢复和再生的机会。主要有补充足够的热量,维持正常血容量,纠正低蛋白血症;应避免选择对肝脏毒性大的药物;有条件者可开展人工肝透析。

5. 胃肠道保护:①阻断肠源性感染对高危病人构成的威胁,可采用口服或灌服不经肠道吸收、能选择性抑制需氧菌尤其是革兰阴性需氧菌和真菌的抗生素,如多粘菌素 E、妥布霉素和两性霉素 B。②应激性溃疡的防治,可用善得定和施他宁。

6. DIC 的防治:MODS 病人常因各种原因引起凝血系统障碍,因此要做到早检查、早治疗,合理地使用肝素,尽量用微泵控制补液速度,病情需要时也可以用血小板悬液、新鲜全血。

四、改善氧代谢,纠正组织缺氧

1. 提高氧供。

2. 降低氧耗:①发热者给予降温;②抽搐者要控制惊厥;③疼痛和烦躁不安者要给予有效的镇静、镇痛;④呼吸困难者采用机械通气呼吸支持。

五、营养支持

对于 MODS 患者,一般原则是先进行肠道内营养,然后考虑全胃肠外营养,按阶段进行营养补充。早期肠道营养有利于肾功能的改善,可能与其增加内脏血流,减少肠源性内毒素的转移以及炎症因子的释放有关。

六、免疫调节治疗

免疫调节主要是拮抗炎症介质的释放,恢复炎症反应和抗炎症反应的平衡。可应用乌司他丁和自由基清除剂。持续血液净化可清除 MODS 时体内过度释放的促炎及抗炎介质,从而获得满意的治疗效果。

七、中医药治疗

中医药治疗 MODS 具有一定的优势。研究显示,血必净注射液、参芪扶正液等都有较好的治疗效果。

八、其他治疗

重组人体活化蛋白 C(APC)属于抗凝药物,具有抗炎、抗血栓和促纤溶活性。重组人体活化蛋白 C 能促进心血管和呼吸器官功能较快恢复,从而降低 MODS 患者住院时间,降低死亡率,提高抢救成功率。

第四章　外科急腹症

第一节　概　述

急腹症是腹部急性疾患的总称,是以急性腹痛为其突出、共同的表现,具有发病急、变化快、病情重的特点,需要紧急手术治疗的称为外科急腹症,简称急腹症。急腹症在临床上常分为以下五类:急性炎症、脏器破裂或穿孔、脏器梗阻或绞窄、急性出血性和腹部外伤,涉及到内、外、妇、儿等专业。对于急诊外科来说,要使急腹症患者做到早期诊断、及时正确的处理、避免严重并发症,临床医生必须对急腹症的共同规律及各种病因所致的急腹症的独特临床表现、体征和辅助检查有所了解和掌握。

【临床表现】

一、腹痛的一般规律

1. 腹痛的性质:腹痛发作的特点一般可分为持续性、阵发性和持续性疼痛伴有阵发性加重三种。持续性钝痛或隐痛,多反映腹内炎症和出血,是炎性物质及腹腔内的血液刺激腹膜所致;阵发性绞痛,一般是腔道梗阻后平滑肌痉挛所致;持续性痛伴阵发性加重表示炎症与梗阻并存,且互为因果。

2. 腹痛的程度:腹痛一般可有胀痛、刺痛、烧灼样痛、刀割样痛、钻顶样痛等。临床上常将腹痛粗分为轻、中、重三型。炎症引起的腹痛一般较轻,多可以忍受;管腔梗阻引起的绞痛都较剧烈,往往满床翻滚,辗转不安;急腹症中最为剧烈的腹痛是濒死样的疼痛,常引起疼痛性休克,常见的有:胃十二指肠溃疡穿孔、宫外孕破裂、急性出血性坏死性胰腺炎、绞窄性肠梗阻、输尿管结石、胆绞痛。

3. 腹痛的部位:对病变所在有定位意义,一般腹痛起始和最明显的部位,往往是病变所在的部位。根据脏器的解剖位置,可作出病变所在器官的初步判断。但应注意有些疾病虽然表现为急性腹痛,而病变都在腹外器官,如大叶性肺炎、急性心肌梗塞、急性心包炎等都可以出现明显上腹部疼痛。

4. 腹痛的转移和放射痛:某些急性腹痛有特定的转移痛与放射痛,对诊断有一定的参考价值。如急性阑尾炎的腹痛常从上腹或脐周开始,逐渐转移至右下腹。急性胰腺炎向左腰部,左腰背部或呈囊带状放射疼痛;有一半胆囊炎、胆石症疼痛放射至右肩背部;胃十二指肠球部疾病放射至剑突并伸展至脐部;有 1/3 胃十二指肠溃疡穿孔因膈肌受刺激可出现肩痛;小肠疾病放射至脐周;结肠疼痛常牵涉至脐下,位于中线一侧;子宫直肠疾病引起的疼痛常放射至腰骶部;输尿管结石常引起会阴或大腿内侧的放射痛;附睾精索及前列腺疼痛可牵涉到腹股沟上方区域及会阴,阴茎;睾丸疼痛可牵涉到耻骨联合上方及阴茎;肝脓肿向横膈穿破前的唯一病症是肩顶痛;脾破裂可出现左肩放射痛。

5. 腹痛的持续时间：一般腹痛持续 6h 以上者，可以认为并非简单的功能性疾病，需严密观察。

二、内外科腹痛的鉴别（如下表）

表 4-1　内外科腹痛的鉴别

		内科	外科
性质		功能性、反射性	实质性病变
		无解剖结构的可逆损坏	有解剖结构的不可逆损坏
症状与体征		腹痛时轻时重	腹痛越来越重
		腹疼点不固定、范围不局限	腹部压疼点固定
		腹部柔软、喜按	伴腹肌紧张、反跳痛、拒按
腹痛与发热的关系		先发热后腹痛	先腹痛后发热
治疗效果		加压、热敷、解痉药有效	无效，反而加重

【诊断要点】

1. 对急腹症病人的诊断，首先应尽快鉴别是内科还是外科急腹症。从性质上看，外科急腹症是由某一脏器突发器质性病变所致，其病理改变是破坏性的，不可逆的。偶有器官残存下来，多数已丧失功能，且病灶潜在，极易复发。因此，必须施以手术切除。而内科急性腹痛则是功能性的，脏器没有实质性破坏或仅有浅表黏膜层炎症，或是神经反射性的。不论那一类疾病，治愈后脏器的解剖结构和功能均能恢复，所以宜用药物治疗。

2. 诊断程序中的第二步是确立急性腹膜炎。急性腹膜炎是外科急腹症的中心环节，急性腹膜炎达到一定程度就有手术指征。因此在考虑外科急腹症原发病的同时，腹膜炎的有无及程度必须明确，因为它关系到治疗方案的制定及其危险性的评估；腹膜炎诊断通常并不困难，但不同病因、不同病理阶段，其临床表现和严重程度可有所不同。

3. 诊断程序中的第三步是弄清原发病变的性质。外科急腹症的病变性质可分为 6 大类：急性炎症（如急性阑尾炎、急性胆囊炎）；急性穿孔（如溃疡穿孔、伤寒肠穿孔和感染性疾病继发穿孔）；急性出血（肝破裂、脾破裂）；急性梗阻（嵌顿疝、扭转、肠套叠）；急性绞窄（各种绞窄性肠梗阻、卵巢囊肿扭转、脾扭转）；急性栓塞（肠系膜血管栓塞）。

【救治原则】

一般情况，急腹症于术前可明确诊断，但往往也有一时难以明确诊断（包括非典型急腹症）。其处理原则包括：① 严密观察，反复检查分析，尽早明确诊断或有无手术指征；② 慎用如下措施：不轻率应用止痛剂，以免影响病情观察。不能排除肠坏死、肠穿孔等之前不用灌肠和药泻；③ 边严密观察，边进行必要的处理。如防止休克，纠正水、电解质和酸碱平衡失调。控制感染和防治腹胀；④ 腹部探查指征：a. 疑有腹腔内出血不止；b. 疑有肠坏死或肠穿孔而有严重腹膜炎；c. 经密切观察和积极治疗后，腹痛不缓解，腹部体征不减轻，全身情况无好转反而加重。

具体疾病见以下各节。

第二节　急性阑尾炎

急性阑尾炎是阑尾的急性化脓性感染，是外科最常见的急腹症。

【临床表现】：

1. 大多见于年轻人，3 岁以下及 60 岁以上少见，男女比例为 3：2。

2. 典型者出现转移性右下腹痛即在疾病的早期出现脐周疼痛，数小时后转移到右下腹，疼痛的程度则从钝痛逐渐发展到绞痛。

3. 部分患者伴恶心和呕吐等消化道症状。在一些阑尾位于盆腔的患者，可以出现腹泻症状。

4. 中毒症状：发病初期，病人体温常有低度或中度升高，但随着病程的进展病人体温可增高到 39℃ 以上或表现为体温不升，白细胞及中性粒细胞明显升高。

5. 右下腹麦氏点附近固定性压痛，局部有腹膜炎时可出现腹肌紧张及反跳痛，提示应当尽快采取手术治疗。

6. 直肠指诊时发现患者的右侧前上方盆腔有触痛则提示阑尾炎位于盆腔内。

7. 独特的定位检查：(1) 结肠充气试验（Rovsing 试验）阳性提示患者有急性阑尾炎的可能性。但此项检查在发病 24 小时内的意义较大，否则临床意义不确切；(2) 腰大肌试验：阳性提示患者的阑尾位置较深，常为盲肠后位，由于阑尾的炎症刺激了腰大肌所致；(3) 闭孔肌试验阳性提示阑尾位置较低，靠近闭孔内肌。

【诊断要点】

1. 根据转移性右下腹疼痛和右下腹部有局限性固定压痛点，加上化验的感染血象一般就可以得出急性阑尾炎的正确诊断。

2. 独特的定位检查对确定异位阑尾炎诊断有参考意义。

【救治原则】

1. 一旦诊断为急性阑尾炎，原则上应当首选急诊行阑尾切除手术治疗，适应症包括：(1) 急性单纯性阑尾炎；(2) 急性化脓性或坏疽性阑尾炎；(3) 急性阑尾炎穿孔并发全腹腹膜炎；(4) 有炎症扩散趋势的阑尾周围脓肿者。

2. 保守治疗可以选择以抗感染为主的综合治疗。抗感染主要应用抗革兰阴性杆菌及厌氧菌的药物，如头孢三代或喹诺酮类加甲硝唑或替硝唑。适应症包括：(1) 急性单纯性阑尾炎，不同意进行手术治疗；(2) 阑尾周围炎症包块，炎症局限者；(3) 合并有严重的周身性疾病，不能耐受手术者。

第三节　急性胆囊炎

根据合并有无胆囊结石将其分为结石性急性胆囊炎和非结石性胆囊炎两类。临床上急性胆囊炎的患者多为结石性胆囊炎（占 95%）。主要是革兰阴性杆菌感染，以大肠杆菌最常见，其他有克雷伯菌、粪肠球菌、铜绿假单胞菌等，常合并厌氧菌感染。

【临床表现】

1. 结石性胆囊炎：(1) 主要表现为胃肠道症状和胆囊区的疼痛，即右上腹部持续性疼痛伴阵发性加剧，并放射到右侧肩部和肩胛下角处；(2) 发热，一般无寒颤；(3) 常有恶心、呕吐。

2. 无结石性胆囊炎：其临床症状除有上述结石性胆囊炎临床症状外，往往周身情况危重，并且多见于合并有严重的细菌感染、外科严重创伤、多次输血和极度衰竭以及年龄大于 65 岁的老年病人等。

3. 右上腹部有压痛和肌紧张，Murphy(墨菲氏)征阳性是其特异性的体征。

4. 右侧肋缘下可触及随呼吸运动的肿大胆囊。

5. 严重者如出现胆囊穿孔时，会导致弥漫性腹膜炎或引起膈下、肝下脓肿。

6. 血常规白细胞可明显升高，如果达 20000/mm^3 以上，可能提示已经发生了胆囊积脓或化脓性胆囊炎。

7. 腹部 B 超表现为胆囊肿大、胆囊壁增厚，有时可见到结石的强回声影像表现。

【诊断要点】

右上腹典型的疼痛、Murphy 征阳性、可触及肿大胆囊的患者，腹部 B 超检查，一般可以明确诊断。

【救治原则】

1. 一般病人，先非手术治疗控制感染，可作为手术前的准备。抗感染可选用对革兰氏阴性细菌及厌氧菌敏感的抗生素联合应用，如头孢三代、喹诺酮类、氨基糖甙类联合甲硝唑或替硝唑。其他包括禁食、输液、营养支持、补充维生素、纠正水电解质及酸碱代谢失衡以及解痉止痛、消炎利胆药物应用。治疗期间应密切注意病情变化，随时调整治疗方案，如病情加重，应及时决定手术治疗。大多数病人经非手术治疗能控制病情发展，待日后再择期手术，一般首选腹腔镜胆囊切除术。

2. 对于抗感染治疗无效，或重型病人如急性化脓性或坏疽性胆囊炎、胆囊穿孔等，则应急诊进行手术处理。手术方法：①胆囊切除术：首选腹腔镜胆囊切除，也可应用传统的或小切口的胆囊切除；②部分胆囊切除术：如估计分离胆囊床困难或可能出血者，可保留胆囊床部分胆囊壁，用物理或化学方法破坏该处的黏膜，胆囊其余部分切除；③胆囊造口术：对高危病人或局部粘连解剖不清者，可先行造口术减压引流，3 个月后再行胆囊切除；④超声或 CT 引导下经皮经肝胆囊穿刺引流术(PTGD)可减低胆囊内压，急性期过后再择期手术。适用于病情危重又不宜手术的化脓性胆囊炎病人。

第四节 急性肠梗阻

急性肠梗阻是指种种原因导致肠腔内容物不能通过肠道的临床综合征。急性肠梗阻是急诊外科临床最常见的急腹症之一。临床上，根据致病因素的不同将肠梗阻分为：机械性肠梗阻、血运障碍性肠梗阻和动力障碍性肠梗阻；根据有无肠管壁血运障碍分为：单纯性肠梗阻和绞窄性肠梗阻；根据梗阻部位分为：高位小肠梗阻、低位小肠梗阻和结肠梗阻；根据梗阻程度分为：完全性和不完全性肠梗阻。对机体的主要影响包括：①消化道分泌液的丢失,导致有效血循环量减少和水电解质酸碱平衡的紊乱;②逐渐扩张的肠腔使腹腔内的压力渐渐升高,影响下肢静脉的回流、限制呼吸运动;③肠腔明显扩张后,容易出现肠壁局部的血运障碍——演变为绞窄性肠梗阻,同时肠道内的细菌会移位进入腹腔引起腹腔感染。

【临床表现】

1. 共同表现。(1)腹痛:机械性肠梗阻的腹痛呈阵发性绞痛,而麻痹性肠梗阻则表现为持续性胀痛或不适;(2)呕吐:是机械性肠梗阻的主要症状之一,梗阻部位越低呕吐发生的越晚,而麻痹性肠梗阻的呕吐为溢出性的;(3)腹胀:其程度与梗阻部位有关,高位梗阻患者的腹胀不明显,而低位梗阻和结肠梗阻的患者腹胀显著、可累及全腹;(4)肛门停止排气排便:完全性肠梗阻患者排气排便停止,不完全性梗阻的患者则有间断排气排便。

2. 腹部检查。(1)望诊:机械性肠梗阻在病程早期,特别是在绞痛发作时可以见到肠型和蠕动波。肠扭转时腹胀多不对称,麻痹性肠梗阻患者的腹部呈均匀的膨隆;(2)触诊:单纯性肠梗阻患者仅表现为腹部压痛,绞窄性肠梗阻可出现固定性压痛和腹膜刺激征,压痛的包块常为绞窄的肠袢;(3)叩诊:绞窄性肠梗阻可有移动性浊音;(4)听诊:机械性肠梗阻尤其是绞痛发作时,肠鸣音亢进、有气过水音或金属音;在麻痹性肠梗阻患者,肠鸣音往往明显减弱或消失。

3. 随着病程的进展逐渐出现脱水征、电解质及酸碱平衡失调。绞窄性肠梗阻则可出现全身中毒和休克的表现。

4. 腹部 X 线检查:在腹痛发作 4～6 小时后,可以发现胀气的肠袢和液平面(如下图)。

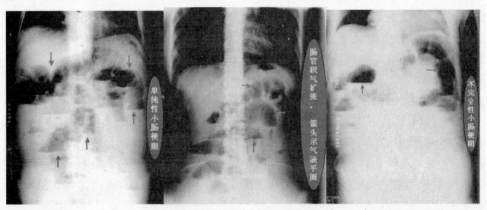

【诊断要点】

根据典型的临床症状和体征,结合腹部 X 线检查,临床上诊断肠梗阻较容易。但是,要明确造成肠梗阻的病因、有无合并有绞窄性肠梗阻等则有一定的难度。诊断顺序如下:

1. 明确患者有无肠梗阻。

2. 判断肠梗阻是机械性还是动力性梗阻。

3. 判断是否存在有绞窄性肠梗阻。

4. 推断梗阻的部位是高还是低。

5. 判断梗阻的程度(是否为完全性)。

6. 推测、诊断造成肠梗阻的病因。

【救治原则】

1. 基本(初步)治疗

①持续胃肠减压:解除梗阻是治疗肠梗阻的重要方法之一。通过胃肠减压,吸出胃肠道内的气体和液体,可以减轻腹胀,降低肠腔内压力,减少肠腔内的细菌和毒素,改善肠壁血循环,有利于改善局部病变和全身情况。

②静脉输液以纠正水电解质紊乱和酸碱失衡:输液所需容量和种类须根据呕吐情况、缺水体征、血液浓缩程度、尿排出量和密度,并结合血清钾、钠、氯和血气分析监测结果而定。必要时须输给血浆、全血或血浆代用品,以补偿丧失至肠腔或腹腔内的血浆和血液。

③防治感染和中毒:应用抗肠道细菌,包括抗厌氧菌的抗生素。主要用于绞窄性肠梗阻以及手术治疗的病人。

④对症处理:包括镇静剂、解痉剂等,慎用止痛剂。

2. 解除梗阻

①非手术治疗:主要适应症为单纯性粘连性(特别是不完全性)肠梗阻;蛔虫或粪块堵塞引起的肠梗阻;麻痹性或痉挛性肠梗;肠结核等炎症引起的不完全性肠梗阻;肠套叠早期等。

②手术治疗:手术的原则和目的是在最短手术时间内,以最简单的方法解除梗阻或恢复肠腔的通畅。具体手术方法要根据梗阻的病因、性质、部位及病人全身情况而定。手术大体可归纳为下述四种:(1)解决引起梗阻的原因:如粘连松解术、肠切开取除异物、肠套叠或肠扭转复位术等;(2)肠切除及肠吻合术:如肠管因肿瘤、炎症性狭窄等,或局部肠袢已经失活坏死,则应作肠切除肠吻合术;(3)短路手术:当引起梗阻的原因既不能简单解除,又不能切除时(晚期肿瘤已浸润固定,或肠粘连成团与周围组织愈着等),则可作梗阻近端与远端肠袢的短路吻合术;(4)肠造口或肠外置术:当病人情况极严重,或局部病变所限,不能耐受和进行复杂手术,可用这类术式解除梗阻。

第五节　胃、十二指肠穿孔

胃、十二指肠穿孔是指消化性溃疡病的急性穿孔,是消化性溃疡病的严重并发症,为常见的外科急腹症。急性穿孔后,因消化液和食物溢入腹腔,引起化学性腹膜炎。不久细菌即开始繁殖并逐渐转变为化脓性腹膜炎。由于强烈的化学刺激、细胞外液的丢失(渗出)以及细菌毒素吸收等因素,病人可出现休克。所以起病急、病情重、变化快,需要紧急处理,若诊治不当可危及生命。近年来溃疡穿孔的发生率呈上升趋势,发病年龄渐趋高龄化。十二指肠溃疡穿孔男性病人较多,胃溃疡穿孔则多见于老年女性。

【临床表现】

1. 多数病人既往有溃疡病史,常有情绪波动、过度疲劳、刺激性饮食或服用皮质激素药物等诱发因素,突然发病多发生在夜间空腹或饱食后。

2. 典型的腹膜刺激症状:常常是突发、剧烈、难以忍受的腹痛,始于上腹部并迅速扩散到整个腹部,很少向背部放射。腹部呈"板状腹",且有明显的反跳痛(右上腹最明显)。

6～8小时后，腹痛、"板状腹"可能会减轻，而腹膜刺激症状（反跳痛）依然存在。

3. 痛苦面容，冷汗、面色苍白、呼吸浅快，严重者可出现休克。

4. 肝浊音界常常缩小或消失，绝大多数患者肠鸣音明显减弱或消失。

5. 立位腹部 X 线平片：多数患者会在膈下有"新月形"的游离气体征象（如下图）。

【诊断要点】

1. 消化性溃疡病及诱因。

2. 典型的临床症状和体征（腹膜刺激症及肝浊音界减小或消失）。

3. 立位腹部 X 线平片或腹部 X 线透视膈下有"新月形"的游离气即可以明确诊断。

4. 需与下列疾病作鉴别：

（1）急性胆囊炎表现为右上腹绞痛或持续性疼痛伴阵发加剧，疼痛向右肩放射，伴畏寒发热。右上腹局部压痛、反跳痛，可触及肿大的胆囊，Murphy 征阳性。胆囊坏疽穿孔时有弥漫性腹膜炎表现，但 X 线检查膈下无游离气体。B 超提示胆囊炎或胆囊结石。

（2）急性胰腺炎：急性胰腺炎的腹痛发作一般不如溃疡急性穿孔者急骤，腹痛多位于上腹部偏左并向背部放射。腹痛有一个由轻转重的过程，肌紧张程度相对较轻。血清、尿液和腹腔穿刺液淀粉酶明显升高。X 线检查膈下无游离气体，B 超、CT 提示胰腺肿胀。

（3）急性阑尾炎：溃疡穿孔后消化液沿右结肠旁沟流到右下腹，引起右下腹痛和腹膜炎体征。但阑尾炎一般症状比较轻，体征局限于右下腹，无"板状腹"，转移性右下腹痛起于上腹或脐周，无膈下游离气体，肠鸣音正常或活跃。

【救治原则】

1. 非手术治疗适用于一般情况好，症状体征较轻的空腹穿孔。穿孔超过 24 小时，腹膜炎已局限者，或是经水溶性造影剂行胃十二指肠造影检查证实穿孔业已封闭的病人，可给予以下初步处理：（1）禁食及持续胃肠减压，减少胃肠内容物继续外漏；（2）输液以维持水、电解质平衡并给予营养支持；（3）全身应用抗生素控制感染；（4）经静脉给予 H2-受体阻断剂（甲氢咪呱）或质子泵拮抗剂（奥美拉唑）等制酸药物。

2. 手术治疗（1）单纯穿孔缝合术：优点是操作简便，手术时间短，安全性高。适应症为：穿孔时间超出 8 小时，腹腔内感染及炎症水肿严重，有大量脓性渗出液；以往无溃疡病史或有溃疡病史未经正规内科治疗，无出血、梗阻并发症，特别是十二指肠溃疡病人；有其他系统器质性疾病不能耐受急诊彻底性溃疡手术。对于所有的胃溃疡穿孔病人，需作活检或术中快速病理检查以排除胃癌，若为恶性病变，应行根治性手术。单纯穿孔缝合术术后溃疡病仍需内科治疗，HP 感染阳性者需要抗 HP 治疗，部分病人因溃疡未愈仍需行彻底性溃疡手术。（2）彻底性溃疡手术：优点是一次手术同时解决了穿孔和溃疡两个问题。其适应症为：病人一般情况良好，穿孔在 8 小时内或虽超过 8 小时，腹腔污染不严重；慢性溃疡病特别是胃溃疡病人，曾行内科治疗，或治疗期间穿孔；十二指肠溃疡穿孔修补术后再穿孔,有幽门梗阻或出血史者可行彻底性溃疡手术。手术方法包括:胃大部切除术;十二指肠溃疡穿孔可选用穿孔缝合术加高选择性迷走神经切断术或选择性迷走神经切断术加胃窦切除术。

第六节 肾、输尿管结石

肾、输尿管结石又称上尿路结石,在肾内形成,绝大多数输尿管结石是肾结石排出过程中停留在生理狭窄处所致。人群发病率约 2‰~3‰,好发于 25~40 岁。一旦结石堵塞尿路,可引起急性完全性尿路梗阻而致肾绞痛,需要急诊处理。

【临床表现】

1. 主要症状是肾绞痛:主要由于结石活动并引起输尿管梗阻引起,典型表现为阵发性发作时的腰部或上腹部剧烈疼痛,可放射到同侧腹股沟,甚至同侧睾丸或阴唇。位于中段输尿管的结石,疼痛放射至中下腹部;处于输尿管膀胱壁段或输尿管口的结石,可伴有膀胱刺激征及尿道和阴茎头部放射痛。肾结石可引起肾区疼痛伴肋脊角叩击痛。

2. 部分病人有反射性症状如恶心、呕吐,面色苍白,大汗淋漓等。

3. 血尿:主要是结石对尿路黏膜损伤引起,通常病人都有肉眼或镜下血尿,后者更为常见。

【诊断要点】

1. 根据肾绞痛发作的典型表现基本可以诊断。有无结石史或家族史。

2. 体检主要是排除其他可引起腹部疼痛的疾病如急性阑尾炎、异位妊娠、卵巢囊肿扭转、急性胆囊炎、胆石症、肾盂肾炎等。疼痛发作时可有肾区叩击痛。

3. 尿常规检查常能见到肉眼或镜下血尿。

4. 影像学检查:(1) B超:能显示结石的特殊声影,亦能检查肾、输尿管积水及肾的形态,可发现平片不能显示的小结石和隐性结石。排泄性尿路造影禁忌者如造影剂过敏、孕妇、无尿或肾功能不全者,可作 B 超。(2) X 线检查:①泌尿系平片能发现 95% 以上的结石。正侧位摄片可以排除腹内其他钙化阴影如胆囊结石、肠系膜淋巴结钙化、静脉石等(侧位片上尿路结石位于椎体前缘之后,腹腔内钙化阴影位于椎体之前)。结石过小、钙化程度不高或尿酸结石及基质结石,则不显影。②排泄性尿路造影可以评价结石所致的肾结构和功能改变,有无引起结石的尿路异常如先天性畸形等。若查明肾盂、肾盂输尿管连接处和输尿管的解剖结构异常有助于确定治疗方案。③逆行肾盂造影很少用于初始诊断阶段,往往在其他方法不能确定结石的部位或结石以下尿路系统病情不明时被采用。④平扫 CT 很少作为结石病人首选的诊断方法,但能发现以上检查不能显示的或较小的输尿管中、下段结石。有助于鉴别不透光的结石、肿瘤、血凝块等,以及了解有无肾畸形等。

【救治原则】

1. 肾绞痛的急救原则主要是①解痉止痛包括注射阿托品、曲马多、杜冷丁、黄体酮等;②补液:大量饮水,快速输液,增加尿量。

2. 疼痛缓解后再到泌尿外科进一步专科处理如药物排石、体外冲击波或气压尿道碎石、经皮肾镜取石或碎石术、输尿管镜取石或碎石术等。

第五章　创伤急救

第一节　颅脑损伤

由于外界暴力而致颅脑的急性损伤统称为颅脑损伤。颅脑损伤通常发生在意外情况下,如交通事故、工矿事故、自然灾害、摔伤以及利器、钝器对头部的伤害等。伤及头皮和颅骨为颅损伤;伤及脑组织、脑血管和颅神经为脑损伤。头皮损伤包括裂伤、撕脱伤及头皮血肿,颅骨损伤表现为各种颅骨骨折。脑损伤分为开放伤(脑组织暴露在空气中)、闭合伤(与外界不沟通的脑损伤)。由火器造成的损伤为火器伤,常在颅内残留弹片等异物;脑损伤有原发性(外物直接打击头部所致)和继发性。原发性损伤包括脑震荡、脑挫裂伤等;继发性损伤主要为颅内出血及脑水肿。脑神经损伤后很难再生和修复,所以致残率高。脑损伤的主要死亡原因为脑疝。颅内出血、脑挫裂伤均会发展形成脑疝而随时导致患者死亡,严重脑损伤致死率高。由于脑损伤死亡率及致残率在颅脑损伤伤员中占的比例较大,所以颅脑损伤的处理重点是脑损伤。

【临床表现】

一、病史

严重的颅脑损伤易致命,病史采集应尽快完成,应注意了解:

1. 受伤时间。

2. 受伤原因。

3. 外力的性质和头部的着力点,如枕部着地,往往产生额及颞叶的对冲伤。

4. 外伤后的意识及瞳孔改变的特点:如昏迷—清醒—再昏迷,为急性硬膜外血肿的典型症状。外伤后持续昏迷常为严重脑挫裂伤或脑干损伤。双侧瞳孔不等大常提示脑疝形成等。

5. 已施行了何种检查和治疗。

二、检查

1. 全身一般检查:(1)病人一般情况如脸色、四肢和皮肤有无出汗、厥冷,并注意全身损伤的可能性和严重性,1/4 的颅脑损伤伴有颈椎骨折;(2)特别注意血压、脉搏和呼吸等生命体征的检查。

2. 神经系统检查:(1)意识状态,应定时检查,并作详细记录,可使用 GCS 评分法,每次检查应和前次检查的结果相比较;(2)双侧瞳孔的大小、形态和对光反应;(3)肢体的肌力,腱反射和病理体征。

3. 辅助检查:(1)颅骨 X 摄片:火器伤摄头颅片,对指导手术有决定作用。颅骨骨折只能根据 X 摄片作出诊断;(2) 头颅 CT 及 MRI:非损伤性,可反复检查,快速而准确,常能确诊绝大部分脑损伤如脑挫裂、颅内血肿、蛛网膜下腔出血、脑疝、脑干损伤及部分颅损伤,使手术治疗时间明显提前,大大减少死亡率和致残率。

三、临床特点

(一) 脑震荡
主要表现为一过性的脑功能障碍。

1. 受伤当时立即出现短暂的意识障碍(神志不清或完全昏迷,常为数秒或数分钟,一般不超过半小时)。

2. 典型者有逆行性遗忘。

3. 较重者可有皮肤苍白、出汗、血压下降、心动变缓、呼吸浅慢、肌张力降低、各生理反射迟钝或消失等表现,但很快趋于正常。此后部分患者可能出现头痛、头昏、恶心、呕吐等症状,短期内可自行好转。

4. 神经系统检查无阳性体征,CT 检查颅内无异常发现。

(二) 脑挫裂伤
主要发生于大脑皮层的额极、颞极及其底面,可为单发,亦可多发。

1. 受伤当时立即出现持续性意识障碍,其程度和持续时间取决于脑挫裂伤的程度、范围,绝大多数在半小时以上,严重者可长期持续昏迷。

2. 局灶症状与体征取决于伤灶的部位和程度,如运动区损伤出现锥体束征、肢体抽搐或偏瘫,语言中枢损伤出现失语等。发生于"哑区"的损伤,则无局灶症状或体征出现。

3. 继发脑水肿或颅内血肿可引起颅内高压症与脑疝,主要表现为头痛、恶心、呕吐及视乳头水肿,心率减慢、瞳孔不等大等。

4. CT 检查可清楚脑挫裂伤的具体部位、范围(伤灶表现为低密度区内有散在的点、片状高密度出血灶影)及周围脑水肿的程度(低密度影范围),了解脑室受压及中线结构移位等情况。

5. 重症脑挫裂伤可遗留外伤性癫痫、外伤性脑积水及成外伤性脑萎缩。

(三) 颅内血肿
其严重性在于可引起颅内压增高而致脑疝。分为硬脑膜外血肿、硬脑膜下血肿及脑内血肿。常继发于原发性脑损伤之后。

1. 意识障碍多发生在伤后数小时至 1~2 天内,一般有三种类型:①原发性脑损伤很轻(脑震荡或轻度脑挫裂伤),最初的昏迷时间很短,而血肿的形成又不是太迅速,在最初的昏迷与脑疝的昏迷之间有一段意识清楚时间(大多为数小时或稍长,超过 24 小时者甚少)称为"中间清醒期"即昏迷—清醒—再昏迷,常为急性硬膜外血肿的典型表现;②如果原发性脑损伤较重,或血肿形成较迅速,则见不到中间清醒期,可有"意识好转期",未及清醒却又加重,也可表现为持续进行性加重的意识障碍;③少数血肿是在无原发性脑损伤或脑挫裂伤甚为局限的情况下发生,早期无意识障碍,只在血肿引起脑疝时才出现意识障碍。

2. 局灶症状与体征是血肿压迫运动区所致。

3. 颅内高压症与脑疝形成：在进入脑疝昏迷之前,大多数伤员已先有头痛、呕吐、烦躁不安或淡漠、嗜睡、定向不准、遗尿等表现,此时常提示已发生脑疝。颞区血肿时严重的呼吸循环障碍常在经过一段时间的意识障碍和瞳孔改变后才发生。额区或枕区的血肿则是一旦有了意识障碍,瞳孔变化和呼吸骤停几乎是同时发生。去大脑强直为脑疝晚期表现。

4. 生命体征异常主要表现为进行性的血压升高、心率减慢和体温升高。

5. CT检查可明确血肿部位、大小、计算出血量、了解脑室受压及中线结构移位情况,也可以检出脑挫裂伤、脑水肿、多个血肿并存等病理征象。

【诊断要点】

1. 头部外伤史。

2. 受伤后即发生昏迷的伤员,通常有颅脑损伤,虽然休克伤员也会昏迷,但稍晚于头部外伤。

3. 脑震荡根据其典型症状及神经系统、CT检查无异常即可诊断。

4. 颅内血肿:头部受暴力打击或直接摔伤,伤后昏迷特征。

5. 发生脑疝:(1)意识障碍逐渐加深(昏迷进行性加重);(2)双侧瞳孔不等大,直至两侧瞳孔均散大。

6. 头颅CT、X线检查可以确诊绝大多数颅脑损伤及其引起的脑水肿、脑疝。

7. 根据GCS评分法,14～15分为轻度伤,9～13为中度伤,3～8为重度伤。

【救治原则】

1. 立即对病人的伤情进行简单的检查,针对情况采取相应的应急措施:注意生命体征变化,及时畅通气道,吸痰,紧急供氧,积极开通静脉通道等,有休克者抗休克处理。

2. 头皮外伤引起明显的外出血,立即进行加压包扎止血。

3. 颅底骨折造成了脑脊液外漏如有血性液体从耳、鼻中流出,使病人侧卧,并将头部稍垫高,使流出的液体顺位流出,并防止舌根后坠。严禁用水冲洗,严禁用棉花堵塞耳、鼻。

4. 呼吸心跳停止者,应立即进行心肺复苏。

5. 昏迷病人运送途中应平卧头侧位,注意及时清理呕吐物,畅通呼吸道,避免窒息或吸入性肺炎。

6. 运送病人途中,进行监护,密切观察病情变化,固定病人头部以避免其摇晃和震动。

7. 病人呕吐频繁,两侧瞳孔不一样大,出现严重脑疝的症状时,应迅速送到就近有手术条件的医院,尽快争取手术治疗。

8. 循环功能稳定时,可使用20%甘露醇静滴,静滴速度根据伤情确定。

9. 疑有颅脑损伤行X线、CT、MRI等相关辅助检查。

10. 头面部有伤口时,行伤口清创缝合包扎,破伤风抗毒素(TAT)皮试后注射,抗生素应用预防感染。

11. 有颅内出血者,给予止血治疗,必要时进一步手术处理。

第二节 胸部损伤

胸部损伤根据损伤是否造成胸膜腔与外界相通,可分为开放性胸部损伤和闭合性胸部损伤;根据损伤暴力性质不同,可分为钝性伤和穿透伤。钝性胸部损伤多由减速性、挤压性、撞击性或冲击性暴力及钝器打击所致,以钝挫伤与裂伤为多见。开放性损伤的原因主要为锐器损伤、枪弹伤等所致的穿透性胸部损伤,损伤范围直接与伤道有关,容易诊断。胸部严重损伤如伤及心脏或肺脏等器官,病情往往发展迅速且危及生命,如不及时救治,易导致死亡。

【临床表现】

1. 肋骨骨折好发于第4~7肋骨,多根多处肋骨骨折易出现反常呼吸运动,即连枷胸。局部疼痛及明显压痛,在深呼吸、咳嗽或挤压胸部、转动体位时加剧。局部可有骨摩擦音,易导致肺不张和肺部感染。

2. 胸腔损伤主要表现为气胸和血胸,气胸分为闭合性气胸、开放性气胸和张力性气胸。(1)闭合性气胸病人轻者可无症状表现,重者有胸闷、呼吸困难。胸部 X 线检查可显示不同程度的肺萎陷和胸膜腔积气。(2)开放性气胸伤员常有明显呼吸困难、鼻翼扇动、口唇发绀、颈静脉怒张、甚至纵隔扑动,伤侧胸壁可见胸部吸吮伤口。气管向健侧移位,伤侧胸部叩诊鼓音,呼吸音消失,严重者伴有休克。胸部 X 线检查可见伤侧胸腔大量积气,肺萎陷,纵隔移向健侧。(3)张力性气胸又称高压性气胸,临床表现为严重或极度呼吸困难、烦躁、意识障碍、大汗淋漓、发绀、颈静脉怒张。气管明显移向健侧,常有皮下气肿。伤侧胸部饱满,叩诊呈鼓音,呼吸音消失。胸部 X 线检查显示患侧胸腔严重积气、肺完全萎陷、纵隔移位、纵隔和皮下气肿。不少伤者有脉弱、细快、血压降低等循环障碍表现,是可以迅速致死的危急重症。(4)血胸的主要危险是存在进行性血胸,下列征象则提示其存在的可能:①持续脉快及血压下降,或虽经补充血容量血压仍不稳定。②胸腔闭式引流血量超过 200mL/h,持续 3 小时以上。③Hb、RBC 计数和 RBC 压积进行性降低,引流胸腔积血的 Hb 量和 RBC 计数与周围血相接近,且迅速凝固。

3. 创伤性窒息是钝性暴力作用于胸部所致的上半身广泛皮肤、黏膜、末梢毛细血管瘀血及出血性损害。临床表现为:(1)面、颈、上胸部皮肤出现针尖大小的紫蓝色瘀斑,面及眼眶部较重;(2)口腔、球结膜、鼻腔黏膜瘀斑,甚至出血;(3)部分伤者视网膜或视神经出血可产生暂时性或永久性视力障碍;(4)鼓膜破裂者可致外耳道出血、耳鸣,甚至听力障碍;(5)伤后多数病人有暂时性意识障碍、烦躁不安、头昏、谵妄,甚至四肢痉挛性抽搐,瞳孔可扩大或极度缩小。若有颅内静脉破裂,病人可发生昏迷或死亡。

4. 器官组织裂伤所致的进行性出血是伤情进展快、病人死亡的主要原因。

【诊断要点】

1. 有胸部外伤史;

2. 受伤后胸痛,随呼吸而加重,胸壁可有淤血肿胀;

3. 气胸和血胸的诊断除了依据上述临床特点外,胸穿及 X 线检查具有决定性的意义;

4. 由于胸部软组织伤、骨折、胸腔负压消失、呼吸道不通畅及肺压缩等因素可致伤者呼吸困难；

5. 钝性暴力作用于胸部所致的上半身广泛皮肤、黏膜、末梢毛细血管瘀血及出血性损害的特征可基本确诊创伤性窒息；

6. 心肺组织广泛钝挫伤后继发的组织水肿常导致急性呼吸窘迫综合征、心力衰竭和心律失常，伤后早期容易误诊或漏诊；

7. 胸穿、X线检查在胸部损伤(肋骨骨折、气胸、血气胸)的诊断中有重要价值；

8. 胸部损伤的主要类型：肋骨骨折、气胸、血气胸、肺损伤、心脏损伤、创伤性窒息、膈肌损伤，常为复合伤。

【救治原则】

(一) 院前急救

1. 基础生命支持及一般处理，其原则为：保持呼吸道通畅、给氧，控制外出血、补充血容量，镇痛、固定肋骨骨折、保护脊柱(尤其是颈椎)，并迅速转运；

2. 严重胸部损伤的紧急处理：威胁生命的严重胸外伤需在现场施行特殊急救处理。(1)张力性气胸需放置具有单向活瓣作用的胸腔穿刺针或闭式胸腔引流。(2)开放性气胸现场急救：用敷料、绷带、三角巾迅速填塞和覆盖伤口并简易固定，然后穿刺抽气或放置引流管。运送时半坐位，并随时观察病人的呼吸，如果发生呼吸停止，立即进行呼吸复苏。(3)对大面积的连枷胸有呼吸困难者，给予人工辅助呼吸。

(二) 院内急诊处理

1. 胸部损伤的急诊室处理胸壁伤口的清创缝合(胸内无特殊)，TAT注射，抗感染药物应用，必要时胸腔闭式引流等。

2. 在监护下，迅速送放射科做CT、X片协助诊断和鉴别诊断。

3. 下列情况时应行急诊开胸探查手术：①胸腔内进行性出血；②心脏大血管损伤；③严重肺裂伤或气管、支气管损伤；④食管破裂；⑤膈肌损伤；⑥胸壁大块缺损；⑦胸内存留较大的异物。手术在气管插管下经前外侧开胸切口进行。手术抢救成功的关键是迅速缓解心脏填塞、控制出血、快速补充血容量和及时回收胸腔或心包内失血。钝性伤病人多数不需要开胸手术治疗而生存率极低，大部分穿透性胸部损伤病人需要开胸手术治疗但预后较好。

第三节　腹部外伤

腹部外伤在平时和战时都较多见，其发生率平时约占各种损伤的0.4%～1.8%。由于诊治水平的提高，其死亡率在逐年下降。腹部损伤分为开放性和闭合性两大类。开放性损伤有腹膜破损者为穿透伤(多伴内脏损伤)，无腹膜破损者为非穿透伤(偶伴内脏损伤)。其中投射物有入口、出口者为贯通伤，有入口无出口者为盲管伤。闭合性损伤可局限于腹壁，也可同时兼有内脏损伤。闭合性腹部损伤具有更为重要的临床意义。因为，开放性损伤即使涉及内脏，其诊断常比较明确。但闭合性腹部损伤要确定有无内脏损伤十分困难。开放性损伤多系利器或火器所致，如刀刺、枪弹、弹片等；闭合性损伤则常发生于挤压、碰撞等钝性暴力。无论开放或闭合,都可导致腹部内脏损伤,其主要病理变化是腹腔内出血和腹膜炎。

【临床表现】

由于伤情不同,腹部损伤后的临床表现有很大差异。

1. 肝、脾、胰、肾等实质器官或大血管损伤:(1)主要表现为腹腔内(或腹膜后)出血:面色苍白,脉率快,脉搏微弱,血压下降、不稳甚至休克;(2)轻度腹痛呈持续性;(3)腹膜刺激征:不典型。如肝破裂伴有较大肝内胆管断裂或胰腺损伤伴有胰管断裂时,可出现剧烈腹痛及明显的腹膜刺激征(化学性腹膜炎);(4)肝或脾损伤时可有肩部放射痛,肾脏损伤时可出现血尿。肝、脾包膜下破裂或系膜、网膜内出血表现为腹部包块;(5)内出血量大时可有移动性浊音,但常常是晚期表现;(6)腹穿可抽出不凝固血液;(7)超声探及受伤的肝、脾、胰、肾的形态异常,腹腔有积液(血)。

2. 胃肠道、胆道、膀胱等空腔脏器破裂:(1)主要表现弥漫性腹膜炎:腹部有典型的腹膜刺激征,其程度通常是胃液、胆汁、胰液刺激最强,肠液次之,血液最轻。体征最明显处一般即是损伤所在;(2)可有胃肠道症状如恶心、呕吐、便血、呕血等;(3)腹穿抽出胃肠内容物及/或气腹征时是消化道破裂穿孔的特征;(4)腹胀(肠麻痹的表现);(5)全身性感染的表现,严重时可发生感染性休克;(6)腹膜后十二指肠破裂的病人有时可出现睾丸疼痛、阴囊血肿和阴茎异常勃起等。

【诊断要点】

1. 在开放性腹部损伤中常见受损内脏依次是肝、小肠、胃、结肠、大血管等;在闭合性腹部损伤中依次是脾、肾、小肠、肝、系膜等。胰、十二指肠、膈、直肠等由于解剖位置较深,损伤发生率较低。

2. 腹部损伤的严重程度,是否涉及内脏、涉及什么内脏等情况在很大程度上取决于暴力的强度、速度、硬度、着力部位和作用方向等因素。还受解剖特点、内脏原有病理情况和功能状态等内在因素的影响。例如:肝、脾组织结构脆弱、血供丰富、位置比较固定,受到暴力打击后比其他脏器更容易破裂,尤其是原来已有病理情况存在者;上腹受挤压时,胃窦、十二指肠第三部或胰腺易被压在脊柱上而断裂。肠道的固定部分(上段空肠、末段回肠、粘连的肠管等)比活动部分更易受损。充盈的空腔脏器(饱餐后的胃、未排空的膀胱等)比排空者更易破裂。

3. 应注意某些伤者可同时有一处以上内脏损伤,有些还可同时合并腹部外损伤(如颅脑损伤、肋骨骨折、胸部损伤、脊柱骨折、四肢骨折等)。

4. 开放性损伤的诊断要警惕穿透伤。有腹膜刺激征或腹内组织、内脏自腹壁伤口突出者绝大多数都有内脏损伤。诊断中还应注意:(1)穿透伤的入口或出口可能不在腹部而在胸、肩、腰、臀或会阴;(2)有些腹壁切割伤虽未穿透腹膜,但并不能排除内脏损伤的可能;(3)穿透伤的入、出口与伤道不一定呈直线,因受伤瞬间的姿位与检查时可能不同,低速或已减速投射物可能遇到阻力大的组织而转向;(4)伤口大小与伤情的严重程度不一定成正比。

5. 闭合性损伤时需要确定的主要问题是内脏损伤,如不能及时、正确诊断,可能因贻误治疗时机而致严重后果。腹部闭合性损伤的诊断思路如下:

（1）有无内脏损伤？（2）什么脏器受到损伤？（3）是否有多发性损伤？（4）开展辅助检查;（5）严密观察;（6）剖腹探查。

【救治原则】

1. 有呼吸心跳骤停者,立即心肺复苏并保持呼吸道通畅。

2. 迅速控制外出血,快速建立静脉通道,积极补充血容量防治休克。

3. 在现场对穿透性开放损伤如伴腹内脏器或组织自腹壁伤口突出者,可先用消毒碗或纱布覆盖保护,切勿强行回纳以免加重腹腔污染,待回医院后进一步处理。

4. 应用广谱抗生素预防腹内感染。疑有空腔脏器破裂或有明显腹胀时,应常规下胃管并行胃肠减压。

5. 实质性脏器损伤易致内出血,比空腔脏器损伤更为紧急,可发生休克,故防治休克是治疗中的一个重要环节。如果在积极的治疗下,仍未能纠正休克,提示腹内有进行性大出血,应在抗休克的同时,立即剖腹探查,迅速止血。肝、脾、肠系膜和腹膜后的胰、肾是常见的出血来源。决定探查顺序时可以参考两点:（1）先探查最怀疑受伤的脏器;（2）凝血块集中处一般即是出血部位。若有猛烈出血,一时无法判明其来源而失血危及生命时,可用手指压迫胸主动脉穿过膈肌处,暂时控制出血,争得时间补充血容量,再查明原因止血。

6. 空腔脏器破裂者:（1）大剂量广谱抗生素应用;（2）据剖腹时所见决定探查顺序:如见到食物残渣先探查上消化道,见到粪便先探查下消化道,见到胆汁先探查肝外胆道及十二指肠等。纤维蛋白沉积最多或网膜包裹处往往是穿孔所在部位;（3）另外一种方法是对腹腔脏器进行系统探查。次序一般为:肝、脾、膈肌、胃、十二指肠第一部、空肠、回肠、结肠以及它们的系膜、盆腔脏器,最后则切开胃结肠韧带显露网膜囊,检查胃后壁和胰腺。必要时应切开后腹膜探查十二指肠二、三、四部。

7. 剖腹探查原则上是先处理出血性损伤,后处理穿破性损伤;对于穿破性损伤,先处理污染重的损伤,后处理污染轻的损伤。下列情况应放置有效的引流:（1）肝、胆、胰、十二指肠及结肠损伤者;（2）空腔脏器修补缝合后,有可能发生瘘者;（3）有较大裸露创面继续渗出者;（4）局部已形成脓肿者;（5）初步估计引流量很多(如肠瘘、胆瘘、胰瘘)者。

8. 严重腹部创伤、出血,尤其是多发性创伤,病人常出现高酸血症、低温、凝血障碍及高分解代谢状态等生命衰竭状态,这时可先行"损伤控制性手术",使之不再进一步发展,从而有利于复苏和后期确定性手术的进行。一般分为三个阶段进行:（1）简单复苏后快速止血和控制腹腔污染;（2）对病人进行重症监护和复苏,纠正生理功能的紊乱;（3）实施确定性手术,包括探查和修复、细致止血、修复血管、恢复胃肠道的连续性和闭合腹腔等。对于能安全度过重症监护复苏期且内环境稳定的患者应争取尽早实施确定性手术,一般争取在72小时内或择期进行。

第四节 骨 折

概 述

骨折是指骨的完整性和或连续性中断。导致骨折的病因常包括外伤因素、病理性因素以及疲劳因素。

【临床特点】

一、骨折分类

骨折分类的目的在于明确骨折的部位和性质,为临床上正确、完善地诊断和选择合适的治疗方法提供依据。

(一)依据骨折是否和外界相通可分为

1. 开放性骨折:骨折附近的皮肤和黏膜破裂,骨折处与外界相通。耻骨骨折引起的膀胱或尿道破裂,尾骨骨折引起的直肠破裂,均为开放性骨折。

2. 闭合性骨折:骨折处皮肤或黏膜完整,不与外界相通。

(二)依据骨折的程度分类

1. 完全性骨折:骨的完整性或连续性全部中断,管状骨骨折后形成远、近两个或两个以上的骨折段,横形、斜形、螺旋形及粉碎性骨折均属完全性骨折。

2. 不完全性骨折:骨的完整性或连续性仅有部分中断,如颅骨、肩胛骨及长骨的裂缝骨折,儿童的青枝骨折等均属不完全性骨折。

(三)依据骨折的形态分类

1. 横形、斜形及螺旋形骨折多发生在骨干部。

2. 粉碎性骨折骨碎裂成两块以上,称粉碎性骨折。骨折线呈"T"形或"Y"形时,又称"T"形骨折或"Y"形骨折。

3. 压缩骨折:松质骨因压缩而变形,如椎体和跟骨。

4. 星状骨折:多因暴力直接着力于骨面所致,如颅骨及髌骨可发生星状骨折。

5. 凹陷骨折:如颅骨因外力使之发生部分凹陷。

6. 嵌入骨折:发生在长管骨干骺端皮质骨和松质骨交界处,骨折后,皮质骨嵌插入松质骨内,可发生在股骨颈和肱骨外科颈等处。

7. 裂纹骨折:如长骨干或颅骨伤后可有骨折线,但未通过全部骨质。

8. 青枝骨折:多发生在小儿,骨质部分断裂,骨膜及部分骨质未断。

9. 骨骺分离:通过骨骺的骨折,骨骺的断面可带有数量不等的骨组织,是骨折的一种。

(四)依据解剖部位来分类

如脊柱的椎体骨折,附件骨折,长骨的骨干骨折,骨骺分离,干骺端骨折,关节内骨折等。

（五）依据骨折前骨组织是否正常分类

1. **外伤性骨折**：骨结构正常，因暴力引起的骨折，称之为外伤性骨折。

2. **病理性骨折**：病理性骨折不同于一般的外伤性骨折，其特点是在发生骨折以前，骨本身即已存在着影响其结构坚固性的内在因素，这些内在因素使骨结构变得薄弱，在不足以引起正常骨骼发生骨折的轻微外力作用下，即可造成骨折。

（六）依据骨折稳定程度分类

1. **稳定性骨折**：骨折复位后经适当的外固定不易发生再移位者称稳定性骨折。如裂缝骨折、青枝骨折、嵌插骨折、长骨横形骨折、压缩骨折等。

2. **不稳定性骨折**：骨折复位后易于发生再移位者称不稳定骨性骨折，如斜形骨折，螺旋骨折，粉碎性骨折。股骨干即使发生横骨折，因受肌肉强大的牵拉力，不能保持良好对应，也属不稳定骨折。

（七）依据骨折后的时间分类

1. **新鲜骨折**：新发生的骨折和尚未充分地纤维连接，还可能进行复位者，2～3周以内的骨折。

2. **陈旧性骨折**：伤后三周以上的骨折。三周的时限并非恒定，例如儿童肘部骨折，超过10天就很难整复。

二、临床表现

（一）全身表现

1. **发热症状**：骨折处有大量内出血，血肿吸收时，体温略有升高，开放性骨折体温升高时，应考虑感染的可能。

2. **休克症状**：对于多发性骨折、骨盆骨折、股骨骨折、脊柱骨折及严重的开放性骨折。患者常因广泛的软组织损伤、大量出血、剧烈疼痛或并发内脏损伤等引起休克。

（二）局部表现

1. 骨折的一般表现

（1）疼痛：骨折后，患者均有疼痛、压痛和传递性叩痛。骨折后疼痛剧烈，活动时加重。在骨折部位有明显的压痛，在肢体远端叩击时，也可引起骨折部位疼痛。

（2）肿胀：由于骨髓和骨膜及周围软组织损伤、血管破裂而出血，都可引起皮下瘀血和肿胀。

（3）功能障碍：骨折后由于肢体内部支架的断裂和疼痛，使肢体丧失部分和全部活动功能。

2. 骨折的特有表现

（1）畸形：因暴力作用、骨肉收缩等使骨折发生旋转、移位，使肢体出现畸形。

（2）特殊姿势：锁骨骨折的患者常常对侧手支撑患侧上肢，头转向患侧；病人从仰卧位坐起时，用手抱头，很可能是齿状突骨折。

（3）异常活动：在没有关节处出现假关节的不正常现象。

（4）骨擦音和骨擦感：骨折端移动时有相互摩擦的声音和感觉。

（5）放射学检查：对于骨折的诊断，X线检查是必不可少的，骨折的X线应包括邻近一个关节在内的正侧位片。

开 放 性 骨 折

骨折时,合并有覆盖骨折部位的皮肤及皮下软组织损伤破裂,使骨折断端和外界相通者,称为开放性骨折。

开放性骨折无论平时与战时都是一种常见的损伤,在外科工作中具有重要意义。开放性骨折与闭合性骨折在治疗原则上有很大的不同,预防感染是早期治疗的主要目的。早期治疗的正确与否对预后有极为密切的关系。这类损伤若早期处理不当,会给日后的治疗带来很多困难,甚而会造成肢体严重残废。因此必须重视和掌握开放性骨折的处理方法。

【临床表现】

1. 开放性骨折多属高能量(交通伤,压轧伤,坠落伤等)创伤,具有易感染、高致残率等特点。

2. 覆盖骨折部位的皮肤(或黏膜)及皮下软组织损伤破裂,骨折断端和外界相通,骨组织有不同程度污染。

3. 具有骨折的临床特点。

【诊断要点】

1. 外伤史。

2. 骨折部位的皮肤(或黏膜)及皮下软组织损伤破裂,骨折断端和外界相通。

3. 骨折的临床表现及 X 线表现。

4. 注意有无血管神经损伤。

【救治原则】

(一) 现场急救处理

做好开放性骨折伤员的急救处理非常重要,是保证伤员安全,防止再损伤与再污染,为进一步治疗创造良好条件的重要前提。

1. 整体观念:不能只顾骨折局部及软组织伤口,而忽视身体其他部位可能合并发生的脏器损伤。因此应首先尽快地对伤员进行全面检查,注意可能合并的颅脑、胸腹腔内脏及盆腔损伤。对神志不清的伤员,更应提高警惕,以免漏诊误诊,优先处理致命伤,遇有休克要及时救治。

2. 止血:如有伤口出血,应迅速判明出血性质,选择有效的暂时止血方法。较常用的为加压包扎。一般开放伤口可用无菌棉垫或干洁的布单局部加压包扎,如有大血管活动性出血时,可用止血带止血。上止血带时一定要记录时间,一般不可持续至 1h 以上,过 1h 者应每 0.5~1h 松解 1~2min,同时在伤口加压止血,以免肢体坏死。

3. 包扎伤口用无菌敷料包扎。如现场无法获得无菌敷料,亦可用干洁的布单包扎。如骨断端外露,应在其原位用无菌敷料包扎,不应立即将其复位,以免被污染的骨端再污染深部组织,待清创后再将骨折端还纳。急救处理时,伤口内不要涂放任何药膏或药粉,以免给观察伤口和清创带来困难,不应在清创前缝合伤口,以免增加感染机会。

4. 临时固定：为减小伤员痛苦、防止骨折断端活动增加周围软组织、血管、神经损伤以及诱发休克的发生，患肢需给予有效的临时固定。一般可使用夹板等固定。固定范围应超过骨折部位上、下各一个关节。原则上骨折未经固定不应随意搬动伤员或移动伤肢，如必须搬动而当时又确无适当的外固定物，应利用躯干或对侧肢体固定。

5. 经上述必要处理后，应及时转运，转运力求迅速、舒适、安全。转运途中应继续注意伤员全身情况，必要时可行静脉输注，并适当应用抗生素。

（二）院内治疗

1. 清创

在伤员全身情况允许条件下，开放性骨折应争取时间尽早彻底清创，不给污染创面的细菌在组织内有扎根繁殖的机会。彻底细致清创是防止伤口感染的关键。清创包括整个肢体的刷洗，伤口内用大量无菌等渗盐水冲洗，皮肤灭菌，清除异物及切除失去活力的组织等。

关于清创的时间，越早越好，一般应在伤后 6～8h 内进行。

2. 开放性骨折的固定

在早期彻底清创和合理使用抗生素的条件下，伤情和技术条件可能时，可以对骨折施行复位和给予牢固的内固定。内固定有其优点，可使骨端稳定在良好位置，得到可靠固定，便于软组织和伤口，特别是有利于合并有神经血管损伤的处理，并可避免断骨断端不稳定再损伤软组织，可减少软组织的张力，为软组织更好愈合创造条件。内固定对多发骨折可给予足够的控制。使用内固定可简化固定，可早期离床活动锻炼，便于功能恢复。

尽管内固定有上述优点，但不是无区别地使用。下列情况一般不用内固定：①伤口污染与组织辗挫压伤严重，无把握做较彻底的清创，伤口不易顺利愈合者；②伤口已有感染表现者；③伤员全身情况严重，早期处理时不允许同时使用内固定，应推迟使用内固定时间。

3. 开放性骨折合并血管神经损伤的处理

开放性骨折，若合并重要血管损伤，即应紧急处理，按照受伤动脉情况及手术者经验决定手术方式。进行血管缝合修补，对端吻合，自体静脉移植或人工血管移植。进行血管吻合时，除应重视血管缝合技术外，对吻合前的血管清创、管腔冲洗、解除血管痉挛及血管床的修复等项工作也不可忽视。

开放性骨折合并神经断裂的早期处理，应根据伤情及损伤性质而定。对周围神经完全截断，尤其由利器切断者，如在伤后 6h 以内，在良好手术设备条件下，可行清创术和一期神经修补术。但在大多数病例，尤其战伤、撕裂伤或爆炸伤、神经损伤严重或术者对神经手术经验不足，则不宜作一期神经吻合，需在感染已经控制，伤口完全愈合后数周内行二期神经修补术。

4. 开放性骨折的创口闭合

在彻底清创的基础上，运用现代成形技术，争取一期闭合伤口，使开放骨折变为闭合骨折，是治疗开放骨折总的原则。开放伤口应争取时间尽早闭合。一般伤后 6～8h 以内的伤口，行清创术后，可一期缝合。但闭合伤口的时限，不要绝对机械固定于8h 以内。应根据创面污染程度和清创是否彻底而定。伤口污染不严重，清创彻底，在有经验医生指导下,可适当放宽闭合伤口的时限。根据伤口及创面情况的不同,可采用不同的闭合创面的方法。

5. 抗生素的应用

合理使用有效抗生素对开放性骨折预防伤口感染有一定作用,但不应把防治伤口感染完全寄希望于大量使用抗生素,而应把主要力量放在伤口彻底清创、合理内固定及创面处理上。对抗生素应合理使用,并应尽早使用。术前在长途转运时或到医院就诊时即可开始应用。在未有细菌培养和药物敏感试验结果之前,可联合使用控制球菌和革兰阴性杆菌的抗生素,针对有耐药性的金黄色葡萄球菌为目标,选用广谱抗生素。对严重开放性骨折,开始即应尽可能给予足够量的有效广谱抗生素。

6. 辅助治疗

开放骨折手术治疗后,应密切观察患者全身及伤口情况,一旦发现伤口深部感染或骨髓炎时,应及时处理。

上 肢 骨 折

上肢骨折常发生于肱骨外科颈、肱骨干、肱骨髁上、尺骨、桡骨或尺桡骨双骨折。可发生于任何年龄,多由直接暴力和间接暴力所引起,如重物撞、挤压、打击及扑倒时,手或肘部着地,暴力经前臂或肘部传至各部位。X线检查可明确诊断,并提示骨折的类型。

【临床表现】

1. 外伤后局部疼痛、肿胀、畸形等,肩、肘、前臂或手的功能丧失。

2. 体检:局部异常活动、骨擦音感。

3. 桡神经、正中神经、尺神经的运动和感觉功能的评价以及前臂的血运及肿胀程度。

4. 辅助检查:X线、CT等可以了解骨折具体类型。

【诊断要点】

1. 外伤史。

2. 临床表现及辅助检查。

3. 必须确定有无骨筋膜室综合征,有无神经血管损伤。

【救治原则】

用最简单而有效的方法抢救生命,保护患肢,迅速转运,以便尽快得到妥善处理和救治。首先进行固定,前臂骨折急救固定时肘关节屈曲90度,五指伸张,拇指对向伤者鼻子的位置。选择从手腕至肘部长度的3~4块木板、硬纸片。木板用棉花、布片包裹后放在前臂周围,用绳索、绷带、手巾、布条松紧适宜地捆绑固定,然后再用布条或绳索打结成圈状,挂在患者颈部,并套托前臂将前臂吊在胸前。上臂的固定:整复肱骨干骨折时,拔伸牵引力不宜过大。否则易引起断端分离移位。肱骨干中1/3骨折是迟缓愈合和不愈合的好发部位,固定时间应适当延长,用夹板先放后侧,再放前侧,最后放内、外侧夹板,然后用四条绷带或2~3条三角巾固定,同时将患肢肘关节屈曲至90度固定。由于桡神经紧贴肱骨干,固定时骨折部位要加厚垫保护以防止桡神经损伤。同时肘部要弯曲,悬吊上肢。如果现场没有夹板等固定物,可用三角巾将上臂固定在身体上,方法是将三角巾叠成宽带后通过上臂骨折部位绕过胸前和胸后在对侧打结固定,同样上臂也要悬吊在胸前。

下 肢 骨 折

下肢骨折常发生于股骨颈、股骨转子区、股骨干、股骨髁部、胫骨平台、胫腓骨骨折、踝部骨折等。多由直接暴力和间接暴力所引起。X线检查可明确诊断,并提示骨折的类型。

【临床表现】

1. 外伤后局部疼痛、肿胀、畸形等,髋、膝或大腿、小腿的功能丧失。

2. 体检:局部异常活动、骨擦音感。

3. 注意足部血运及肿胀程度。

4. 辅助检查X线、CT等可以了解骨折具体类型。

【诊断要点】

1. 外伤史。

2. 临床表现及辅助检查。

3. 必须确定有无骨筋膜室综合征,有无神经血管损伤。

4. 辅助检查:X线、CT等可以了解骨折具体类型。

【救治原则】

1. 股骨骨折现场固定:股骨骨折(单纯骨折)固定时选用三合板、五合板或木板两块,从伤者患侧腋下至足的外侧长度者一块,从大腿根内侧至脚的内侧长度者一块,并将两块板用棉花或布片包裹紧贴皮肤的一面,用绳索、布带将两块板分别固定在伤肢内外两侧,再加两块木板分别放在伤肢的前后面更好。

2. 胫腓骨骨折现场固定:取等长的两块木板,内侧一块应从大腿根部至足内侧,另一块应包括大小腿等长的一块,同样用棉花、布条包裹,然后用绷带、绳索、布条固定。无木板时可临时将健下肢当木板与伤下肢捆在一起达到固定的目的。

骨 盆 骨 折

骨盆结构坚实,损伤多系高能量外力所致,交通伤、重物砸伤和高处坠落伤是造成骨盆损伤的重要因素。骨盆损伤虽然占骨折的比例较少,但是其死亡率和致残率均较高。造成骨盆骨折死亡的主要原因是伴发的严重损伤,其中出血和脂肪栓塞是死亡的重要原因。因此,及时、合理、早期的救治是减少骨盆骨折伤员疼痛,控制出血,预防继发的血管、神经损伤和脂肪栓塞综合征、凝血功能障碍等晚期并发症的关键。

【临床表现】

(一)可能发生骨盆骨折的危险因素

1. 外伤机制是交通伤、坠落伤、重物砸伤者。

2. 骨盆部位的皮肤和软组织有挤压、伤口等骨盆受力的痕迹。

3. 肿胀,特别是腹股沟韧带、大腿近端、会阴、阴囊有皮下出血或血肿。

4. 耻骨联合或耻骨支有压痛。

5. 骨盆前后、侧方挤压、分离实验阳性。

（二）严重骨盆骨折的征象

1. 无下肢损伤者，两下肢不等长，或有旋转畸形。

2. 两侧耻骨结节间隙增大、有上下或前后移位。

3. 脐与两侧髂前上棘距离不等。

4. 单侧骶髂关节压痛，其外形与对侧不对称。

5. 肉眼可见的骨盆变形。

【诊断要点】

1. 对有上述危险因素和临床表现的患者在复苏救治期间，应尽早行骨盆 X 线及 CT 检查，以确定有无骨盆骨折，并初步判定骨折的严重程度，对明显丧失骨盆稳定性的骨盆骨折，应尽早固定，以控制出血。

2. 必须确定有无骨筋膜室综合征，有无神经血管损伤、肛门直肠、泌尿生殖道损伤。

【救治原则】

1. 首先治疗威胁生命的颅脑、胸、腹部损伤。

2. 控制出血。重度骨盆骨折患者的骨折部位和盆内静脉损伤是出血的主要部位，因此，紧急复位和固定不稳定性的骨折是控制出血的必要措施。

3. 骨盆骨折固定：骨盆严重骨折易引起大出血而导致休克甚至死亡，如果搬运时未加固定，易造成骨盆骨折错动，损伤血管使伤情加剧导致危险，故抢救时应使用布带固定骨盆后再搬运伤者。固定方法为，用宽布带从臀后向前绕骨盆，在下腹前打结固定，将伤者平托仰卧放在木板担架上，屈膝并垫好软物，用宽布带围绕膝关节固定。

4. 抗休克治疗。

5. 设法保留受伤的肢体。

脊 柱 损 伤

近年来随着交通事故逐渐增多，脊柱创伤并发脊髓损伤逐渐增多，由于脊柱损伤如果处理不当会造成严重后果，所以，注重介绍一下脊柱损伤的急诊处理原则。

【临床特点】

1. 从高空摔下，臀或四肢先着地。

2. 重物从高空直接砸压在头或肩部。

3. 暴力直接冲击在脊柱上。

4. 正处于弯腰弓背时受到挤压力。

5. 背腰部的脊椎有压痛、肿胀，或有隆起、畸形。

6. 双下肢有麻木，活动无力或不能。

【诊断要点】

1. 通过询问病人与检查前 4 条有其中一条，再加第 5、6 条即考虑有脊椎骨折的可能性，即应按照脊柱骨折要求进行急救。

2. 检查感觉平面，肌力及大小便控制能力，确定损伤平面。

3. X 线、CT 及 MRI 等可以了解骨折具体类型及脊髓损伤情况。

【救治原则】

1. 首先要稳定患者生命体征。

2. 其次,在脊髓损伤急诊处理中一定要注意制动,避免二次损伤。在进行检查、搬运等过程中要及早有效的对患者脊柱进行制动,尤其注意要坚决避免脊柱受到剪切应力的损伤。

3. 对于所有创伤患者,在没有确切证据排除脊柱脊髓损伤时,在搬运患者时应按脊柱脊髓损伤对待。

①如伤者仍被瓦砾、土方等压住时,不要硬拉暴露在外面的肢体,以防加重血管、脊髓、骨折的损伤。应立即将压在伤者身上的东西搬掉。

②颈椎骨折要用衣物、枕头挤在头颈两侧,使头固定不乱动。

③如胸腰脊柱骨折,使伤者平卧在硬板床上,身两侧用枕头、砖头、衣物塞紧,固定脊柱为正直位。搬运时需三人同时工作,具体做法是:三人都蹲在伤者的一侧,一人托肩背,一人托腰臀,一人托下肢,协同动作,将病人仰卧位放在硬板担架上,腰部用衣褥垫起。

④身体创口部分进行包扎,冲洗创口,止血、包扎。

4. 注意事项

1. 可疑脊柱骨折,脊髓损伤时立即按脊柱骨折要求急救。

2. 运送中用硬板床、硬板担架、门板,决不能用软床。禁止 1 人抱背,应 2～4 人抬,防止加重脊柱、脊髓损伤。

3. 搬运时让伤者两下肢靠拢,两上肢贴于腰侧,并保持伤者的体位为直线。

4. 胸、腰、腹部损伤时,在搬运中,腰部要垫小枕头或衣物。

5. 完全或不完全骨折损伤,均应在现场做好固定且防治并发症,特别要采取最快方式送往医院,在护送途中应严密观察。

断　肢(指)

【救治原则】

一、急救处理

包括止血、包扎、保藏断肢及迅速转运等方面:

1. 现场急救时若断肢仍在机器中,切勿强行将肢体拉出或将机器倒转,以免增加损伤。应立即停止机器转动,设法拆开机器,取出断肢。

2. 创面可用无菌或清洁的敷料压迫包扎,若有大血管出血,可考虑用止血带止血,但要标明上止血带时间。

3. 如是不完全性断肢要将断处放在夹板上固定;迅速转运到有条件的医疗机构进行紧急处理。

二、断肢的保存

除非断肢污染严重,一般无需冲洗,用无菌或清洁敷料包扎好,可用干燥冷藏的方法保存起来,不让断肢与冰块直接接触,以防冻伤,也不要用任何液体浸泡断肢。断指再植具有时限性,一般认为手指伤断后再植时限在夏季为6~8小时,在冬季为10~12小时。在某些情况下,由于伤后距离有再植能力的医院较远,必须将断指正确冷存后再转运。

(一)现场保存断指的方法

(1)冰桶法:将断指装入干燥、密封的塑料袋中,再将此袋装入冰桶内,在袋周装填冰屑后盖好桶盖,与患者一同转运。(2)冰塑料袋法:将断指先装入可密封的塑料袋中,然后将此袋再装入有冰块的较大塑料袋中,扎闭袋口,与患者一同转运。(3)包裹法:在冬季短时间内可不采用冷存措施,可用毛巾或纱布直接将断指包裹,与患者一同转运。

(二)术中需后续再植的断指保存方法

将已清创完毕待再植的断指,用生理盐水湿纱布包裹,装入无菌手套中,再用数层无菌纱布包裹,置入4℃冰箱内暂存,按手术进程逐个从冰箱中取出予以再植。

手 外 伤

由于工农业生产机械的应用日益广泛,人们生活中应用机械、电器等产品的增多,手外伤也日益成为一种常见的多发外伤。

【临床特点】

损伤原因及特点。损伤原因常见以下几种:

1. 刺伤

如钉、针、竹尖、木片、小玻片等刺伤。特点是进口小,损伤深,可伤及深部组织,并可将污物带入深部组织内,导致异物存留及腱鞘或深部组织感染。

2. 锐器伤

日常生活中刀、玻璃、罐头等切割伤,劳动中的切纸机、电锯伤,伤口一般较整齐,污染较轻,伤口出血较多,伤口的深浅不一,所致的组织损伤程度亦不同。常造成重要的深部组织如神经、肌腱、血管的切断伤,严重者导致指端缺损、断指或断肢。

3. 钝器伤

钝器砸伤引起组织挫伤,可致皮肤裂伤,严重者可导致皮肤撕脱,肌腱、神经损伤和骨折,重物的砸伤,可造成手指或全手各种组织严重毁损,高速旋转的叶片,如轮机、电扇等,常造成断肢和断指。

4. 挤压伤

门窗挤压可仅引起指端损伤,如皮下血肿,甲床破裂,远节指骨骨折等,车轮、机器滚轴挤压,则可致广泛的皮肤撕脱甚至全手皮肤脱套伤、多发性开放性骨折和关节脱位以及深部组织严重破坏,有时手指和全手毁损性损伤需行截肢(指)。

5. 火器伤

如鞭炮、雷管爆炸伤和和高速弹片伤,特别是爆炸伤,伤口极不整齐。损伤范围广泛,常致大面积皮肤及软组织缺损和多发性粉碎性骨折,这种损伤污染严重,坏死手指多,容易发生感染。

【诊断要点】

手外伤一般较少引起全身症状,但严重手外伤不仅可能引起严重的全身症状,而且可能合并身体其他部位的损伤,检查时,应检查病人的全身情况。特别注意有可能危及病人生命的重要部位和重要器官的损伤,手部检查应系统而全面,以便术前对手部重要组织的损伤全面评价和正确判断。

【救治原则】

(一)院前急救

现场急救目的是止血,减少创口进一步污染,防止加重组织损伤和迅速转运,手外伤的急救处理包括止血,创口包扎和局部固定。

1. 止血

局部加压包扎是手部创伤最简便而有效的止血方法,即使尺、桡动脉损伤,加压包扎一般也能达到止血目的,手外伤出血禁止采用腕部压迫或橡皮管捆扎止血。

2. 创口包扎

用无菌敷料或清洁布类包扎伤口,防止创口进一步被污染,创口内不要涂用药水或撒敷消炎药物。

3. 局部固定

转运过程中,无论伤手是否有明显骨折,均应适当加以固定,以减轻病人疼痛和避免进一步加重组织损伤,固定器材可就地取材,因地制宜,采用木板、竹片、硬纸板等,固定范围应达腕关节以上。

(二)院内救治

(1)早期彻底清创;(2)正确处理深部组织损伤;(3)肌腱损伤的修复;(4)神经损伤的修复;(5)手外伤后皮肤缺损面的处理;(6)正确的术后处理。

足 部 外 伤

【临床特点】

1. 致伤原因:足部外伤最常见的原因为直接暴力打击、强力扭曲或外翻暴力。

2. 足部外伤的特点:足部外伤时软组织损伤常较严重,因此骨折常常难以达到解剖复位,早期处理不当,容易发生感染、骨折畸形愈合、足弓消失、足部僵硬,使足部功能遭受严重影响。足部开放伤的特点是污染程度高,感染率也相应增高,一旦感染,后果严重。足部闭合伤的特点是往往合并严重的软组织损伤,且由于足部的解剖特点,水肿往往严重且不易消退。

【救治原则】

(1)防治足部的感染发生,早期彻底的清创非常重要,但在清创时要尽量保留皮肤。(2)防治足部水肿要和防治感染一样重要,如有必要可行切开足背横韧带预防严重的水肿发生。(3)治疗足部骨折是必须保持完好的足弓,固定时要做好石膏塑型,使足部的横弓、纵弓不至于因固定而发生影响。

第五节　多发性损伤

同一致伤因素作用下,造成人体两个以上解剖部位或脏器同时或相继发生严重损伤,其中至少有一处可危及生命的,称为多发性损伤,简称多发伤。两个或两个以上致伤因素引起的创伤称为复合伤;同一解剖部位及脏器的两处以上的创伤称为多处伤。

【病因】

多发伤在平时和战时均可遇到,战时多为开放伤,发生率 4.8%～18%,甚至可达 70% 以上。平时多见交通事故及坠落伤。

【临床表现】

1.伤势重,死亡率高。严重多发伤常涉及多个重要脏器,引发剧烈持久的全身反映,因创伤失血、失液,血容量下降,休克发生率高,有创伤性和失血性休克征象者,突出表现有 5P 即皮肤苍白(Pallor)、冷汗(Prespiration)、虚脱(Prostration)、脉搏细弱(Pulselessness)、呼吸困难(Pulmonarydificiency),死亡率高。据报道胸、腹联合穿透伤的死亡率达 10%～27%。多发伤的死亡率与脏器损伤的程度性质及数量有密切关系,1 个腹腔脏器损伤的死亡率约为 10%,2～3 个脏器损伤的死亡率约 30%,而 4 个以上脏器损伤时,死亡率几乎达 100%。

多发伤早期死亡的主要原因是:窒息、严重的颅脑损伤、心脏大血管损伤出血、高位脊髓损伤等。死亡病例中多数是由于伤势过重。但亦有部分是与救治不及时,处理不恰当有关。多发伤病人免疫功能受抑制,伤口污染严重,肠道菌群移位,以及侵入性导管的使用等,使感染发生率高,后期常因严重感染,多脏器功能衰竭而死亡。

2.伤情复杂,容易漏诊。多发伤因受伤部位多,往往闭合伤与开放伤同时存在,明显伤与隐蔽伤同时存在。因多脏器损伤,各自产生的生理混乱往往互相加重,使伤势复杂,全身情况差。病情危重,情况紧急,对病史收集困难。若接诊医师缺乏检诊经验,其注意力过分集中于某一专科或容易发现的损伤,忽视了隐蔽性损伤,就会发生漏诊或误诊。

【诊断要点】

对多发伤伤员,应在不耽误抢救的前提下,以简便、快捷的方法进行诊断,虽然辅助检查设备不断更新,但在急诊情况下物理检查仍是判断伤情的重要手段。必要的特殊检查,应在不影响抢救的情况下进行。

1. 诊断标准

一般认为凡具备下列伤情两条以上者,可确定为多发伤:

(1)头颅伤:颅骨骨折,伴有昏迷的颅内血肿、脑挫伤、颌面部骨折。

(2)颈部伤:颈部大血管损伤、血肿,颈椎损伤。

(3)胸部伤:多发肋骨骨折、血气胸、肺损伤、纵隔、心、大血管、气管破裂,膈疝。

(4)腹部伤:腹内脏器破裂或出血,腹壁后血肿。

(5)泌尿生殖系统损伤:肾破裂、膀胱破裂、子宫破裂、阴道破裂。

(6)骨盆伤:复杂骨盆骨折或伴休克的骨盆骨折。

(7) 脊柱伤:脊柱骨折伴有神经系统损伤。

(8) 四肢伤:肩胛骨或长骨骨折。

(9) 软组织:广泛的皮肤撕脱伤、脱套伤、广泛的挫伤。

2. 诊断方法

(1) 迅速判断有无威胁生命的征象:包括神志、面色、呼吸、脉搏、血压、瞳孔和出血量情况,是否需要进行心肺复苏、止血、包扎、固定等抢救措施。

(2) 尽可能详细了解受伤史,在处理好危及生命的损伤后了解伤因,受伤部位、受伤时姿势、受伤后主要症状,向患者或目击者询问,不要遗漏有诊断意义的细节。

(3) 全面体格检查:多发伤的病人病史常不详细,必须较全面的体检,以免漏诊。首先要脱去患者的所有衣服,只有完全暴露,才能缩短所有检查时间。为减少病人的不良刺激,可剪开衣裤。在体检前要迅速了解有无呼吸道梗阻、张力性气胸、心脏压塞、出血和休克等致命伤情,除外致命损伤后,再按程序进行检查,一看、二摸、三测、四穿刺。一看:面色、表情、有无口唇发绀,瞳孔大小有无光反射,耳鼻瞳孔出血,颈静脉有无怒张,胸部有无畸形,呼吸频率、动态,有无反常呼吸,腹部有无膨隆、肠型、呼吸是否受限,脊柱及骨盆、四肢有无变形,有无自主运动。二摸:皮肤温度、潮湿或干燥;气管位置;颈胸部皮下是否有捻发音,胸部压痛及骨擦感;腹部压痛、反跳痛及紧张;骨盆挤压试验,四肢压痛、运动、肌张力;动脉搏动、强度、速率。三测:P、R、BP、尿量。四穿刺:可疑胸腹内脏损伤,可进行穿刺。

(4) 辅助检查:如病情允许可根据体检发现的问题,在不影响救治的情况下,做 X 线、B 超、CT、64 排立体成像以及检验检查等。

(5) 对难以肯定的损伤可进行观察,密切注意病情的变化,对有腹膜刺激征,不能排除内脏损伤者可行剖腹探查,对火器伤探查指征可放宽。

【救治原则】

多发伤的现场急救:

救护人员到达现场后,首先要将惊慌而混乱的人群隔离开,迅速排除可以继续造成伤害的原因和搬运伤员时的障碍物,使伤员迅速脱离现场。搬运时动作要轻柔,切忌把伤肢从重物下拉出,造成继发性损伤。

抢救的重点在于:

1. 维持呼吸道通畅。

2. 呼吸心跳骤停的抢救。

3. 控制活动性的大出血,对失血不十分严重,且能在半小时之内到达治疗单位的伤员,不一定现场输液,以免耽误更多时间。

4. 做好脊椎伤和伤肢的外固定。

多发性损伤时优先处理的项目:

多发性损伤患者最初治疗的首要目的是让患者生存并有正常的感知功能。首先要做的就是复苏,确保所有生命器官都有充足的血供和氧供。体腔减压(气胸、心包填塞、硬膜外血肿等)和大出血的控制必须优先处理。

一、院前急救

严重多发伤的院前急救十分重要,尤其是发生灾害性事故出现大批病人时,有组织有计划进行快速抢救和分类是减少死亡和伤残的关键。

(1)迅速排除可能继续造成损伤的因素,避免继发损伤,将病人移至安全位置。

(2)保持伤员呼吸道通畅,清除口鼻分泌物及异物,头偏向一侧;对昏迷,气道不畅者可放口咽通气管或气管插管。

(3)心跳呼吸停止者应立即进行 CPR。

(4)控制出血:有效的止血时出血处加压,可止血并不影响其他部位的血循环。对必须上止血带者,要记住上止血带的时间,1h 放松 1 次,每次 3min,以免远端肢体缺血坏死。

(5)对连枷胸病人,立即加压包扎纠正反常呼吸运动,开放性气胸应用大块敷料封闭伤口,严密包扎,张力性气胸可用粗针头或活瓣针排气。

(6)骨折固定:利用就便器材对骨折进行超关节固定,防止转运时继发损伤,脊柱损伤要用硬板担架搬运,以免脊髓损伤。

(7)现场是否输液,应根据伤情、病人胖瘦、静脉穿刺的条件和到达治疗医院的距离来决定。如病人外伤出血性休克,出血已得到控制为尽早纠正休克应立即输液,但对出血未得到控制,病人高度肥胖静脉穿刺困难,距离医院又近,完成静脉穿刺浪费大量抢救时间,增加搬运困难,可不在现场输液。

(8)搬运时要轻柔,途中密切观察伤情。

二、院内急救

严重创伤病人到抢救室后,应快速初步的评定伤情积极组织抢救,避免忙乱,有专人指挥和记录,首先应维持生命安全,尽可能减少伤残,并注意并发症的防治。

(1)供氧:首先要保证气道通畅,对有自主呼吸者,可用鼻导管给氧;对昏迷舌后坠者可放口咽通气管或气管插管再导管给氧;对胸部创伤者,为改善通气障碍要进行气管插管或气管切开借助呼吸机辅助呼吸;若固液气胸、张力气胸影响肺扩张时,应及时行胸腔引流。

(2)抗休克:应迅速建立 2~3 条静脉通道,输液输血。对外出血得到控制者要快速输液输血,尽早纠正休克状态。对出血未得到控制的病人,应采用限制性输液,以免因快速输液血压暂时升高,加重出血和增加死亡率。

(3)控制出血:对明显外伤出血,要立即加压包扎止血,对疑有胸腹腔脏器出血,经穿刺证实,要立即手术止血,这是抗休克治疗挽救病人生命的重要措施。

(4)监测:严密监测病人生命体征,及时处理危及生命体征稳定的关键因素。

三、手术原则

力求简单有效,不违反外科基本原则,尽量缩短手术时间,减轻病人负担,降低手术风险。

1. 手术处理的顺序

①优先处理立即威胁生命安全的严重损伤,可在抗休克的同时紧急手术。

②多部位伤均严重,可分组同时进行手术。

③非立即致命的严重损伤,可在抗休克的同时积极手术准备,待休克好转后再手术。

④一般外伤可待伤情稳定后,根据情况有计划地进行治疗。

2. 急诊科紧急手术

严重多发伤病情危重,不允许将患者转运到手术室专科手术治疗,因此在急诊科开展急诊手术已成为急诊抢救工作的发展趋势,可提高抢救成功率,减低伤残及死亡率。

四、术后处理

术后加强监护呼吸道管理,补充血容量,纠正休克,维持水电解质及酸碱平衡,大量应用抗生素防止感染,及时处理并发症,尤其应当加强对多脏器功能衰竭的防治。

第六节 烧 伤

烧伤是指由火焰、热水、蒸汽、高温发热物体、激光、电流、酸碱等因素作用机体造成的皮肤黏膜甚至肌肉骨骼损伤。严重者引起复杂的全身性病理变化,多系统都可能发生不同程度的损害。

【病因】

烧伤的好发季节是冬季和夏季。冬季因取暖如煤炉、电热毯、热水袋、电暖器等使用不善;夏季则因为大量热水使用及燥热引起的易燃物燃烧,也常见于火灾事故等。

【临床表现】

一、局部表现

(一)烧伤面积计算

烧伤面积计算:常见的九分法(如右图)和手掌测量法(如下图)。前者适用于大面积烧伤的判断。后者适用于小面积估计。手掌法是五指并拢,其手掌面积约等于人体表面积的1%。九分法将体表面积分成 11 个 9% 与 1 个 1%。

其中头颈部占 1 个 9%(发部 3%,面部 3%,颈部 3%)。

双上肢占 2 个 9%(双手 5%,双前臂 6%,双上臂 7%)。

躯干占 3 个 9%(腹侧 13%,背侧 13%,会阴部 1%)。

双下肢占 5 个 9% 及 1 个 1%(双臀 5%,双足 7%,双小腿 13%,双大腿 21%)。

小儿头颈部面积为 9+(12一年龄),双下

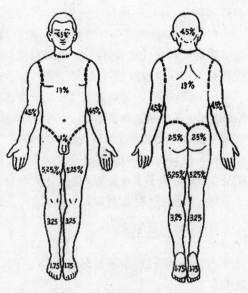

中国九分法

肢面积为 46-(12-年龄)，其他部位与成人相同。简单说新九分法就是：上肢十八，下肢四六。躯干二七，头颈九。

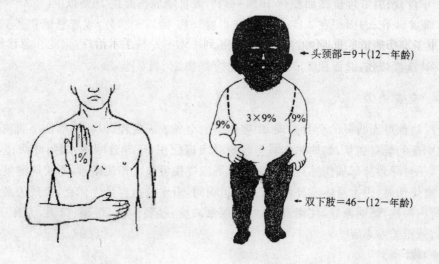

头颈部=9+(12-年龄)

3×9%

9%

9%

双下肢=46-(12-年龄)

手掌估计法　　　　　　　**小儿体表估计法**

（二）烧伤深度的识别

烧伤深度通常用3度4分法：

1. Ⅰ度烧伤：损伤表皮浅层，生发层仍在，其再生能力强，表皮有红肿和灼热感。

2. Ⅱ度烧伤：

（1）浅Ⅱ度烧伤：伤及表皮的生发层和真皮乳头层。皮肤红肿明显，并有水泡，泡内浅黄色液体，水泡下创面红润疼痛明显。

（2）深Ⅱ度烧伤：伤及真皮的网层，有残留的皮肤附件，也可有水泡，泡破后创面呈白中透红，有时可见红色小点，水肿明显，痛觉迟钝。

3. Ⅲ度烧伤：全层皮

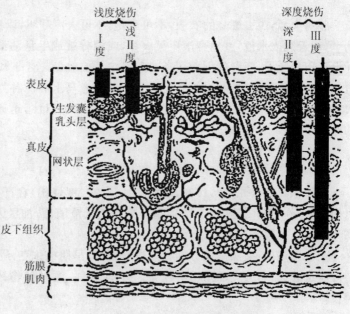

浅度烧伤　　　　　　　深度烧伤

Ⅰ度　浅Ⅱ度　　　　　深Ⅱ度　Ⅲ度

表皮

生发囊
乳头层

真皮

网状层

皮下组织

筋膜
肌肉

3度4分法（组织学划分法）

肤受损，甚至达皮下脂肪、肌肉和骨骼，创面无水泡，呈苍白色或焦黄色，甚至炭化发黑，疼痛消失，皮肤干燥，触及呈皮草样。

（三）烧伤严重性分度

1. 轻度烧伤：面积 10％以下的Ⅱ度烧伤。

2. 中度烧伤：Ⅱ度烧伤面积达 10％～30％或Ⅲ度烧伤面在 10％以下。

3. 重度烧伤：总面积在 30％～50％或Ⅲ度烧伤 10％～20％，或者总面积不到 39％，但伴有休克，呼吸道烧伤，影响呼吸或复合伤。

4. 特重度烧伤：总面积 50％以上，或Ⅲ度烧伤 20％以上。

二、全身表现

轻度烧伤可无明显的全身表现，中度烧伤的全身表现较轻，但特殊部位小面积烧伤也可引起明显的全身症状，如灼热烟雾引起的呼吸道烧伤，可导致咽喉水肿，呼吸道梗塞缺氧窒息，还可导致肺部损伤感染。会阴肛门周围烧伤可造成排便困难，易引起继发感染。

严重烧伤时，因大量体液外渗，或进入组织间，引发低血容量性休克，表现为血细胞浓缩，低蛋白血症，低钠血症，代谢性酸中毒，尿量减少，呼吸浅快，烦躁，口渴，血压下降，脉搏细弱，脉压差缩小等。

【诊断要点】
根据烧伤病史和临床表现容易做出诊断。

【救治原则】

一、现场急救

脱离火源，脱去燃烧的衣服，不可奔跑，不可大声呼叫，以免加重烧伤和造成呼吸道烧伤，可就近跳入水池，就地翻滚压灭火势，或用棉被或毛毯沾湿灭火。病人的衣服用冷水冲淋后剪开脱下，新鲜的创面用干净敷料包扎或敷盖。有一氧化碳中毒者给予吸氧，呼吸道烧伤，有呼吸困难者及时行气管切开。口渴者马上静脉补液，也可少量口服盐水，切忌大量饮水。疼痛剧烈者可给予口服去痛片或哌替啶肌注，迅速将病人转送到有救治能力的医院治疗。

二、一般处理

小面积烧伤：（儿童＜15％，成人＜10％的二度烧伤）在严密消毒下进行清创术，创面可用 1：1000 苯扎氯胺，1：1500 氯已定或碘伏液消毒，抽尽大水泡，剪去破溃皮肤，涂烧伤膏用包扎或暴露疗法。

大面积烧伤：按照烧伤分期特点进行处理，早期抗休克，维持水电解质及酸碱平衡，保持呼吸道通畅，常规导尿，观察尿量。及时清创，注射破伤风抗毒素，应用抗生素控制感染。

三、防治休克

大面积烧伤时，面积越大，深度越深，体液丢失就越严重，休克发生越早。早期快速补液是抗休克的主要措施。

1. 补液原则：先快后慢，先盐后糖，先晶后胶，电解质、胶体、水分交替输入，晶体液体首选平衡液,其次等渗盐水、胶体,首先血浆,其次右旋糖酐,羟乙基淀粉等。

2. 早期补液方案,按公式计算:

第 1 个 24h:每 1％烧伤面积（Ⅱ＋Ⅲ度）每 kg 体重,补胶体 0.5mL,晶体 1mL,等渗盐水、等渗碱液比例为 2∶1,另加 5％葡萄糖 2000mL。Ⅲ度烧伤面积大者,晶体比例 1∶1,前 8h 按输入总量的一半,后 16h 输入另一半,尿量维持在 40mL～50mL/h。

第 2 个 24h:晶、胶各减半,水分补充仍为 2000mL,大面积烧伤可补部分全血,也可少量输入白蛋白,代谢性酸中毒明显者加 1.25％NaHCO₃ 溶液。

3. 补液调节:由于伤员的伤情不同,就诊时间早晚不一,并存在着个体差异,故对治疗反应不同,要通过严密观察病情变化,通过对生命体征的检测,血电解质的测定和出入量计算,调节补液的速度和补液的成分。不能机械执行公式,在各项临床指标接近正常时,可减少输液量。

四、药物治疗

根据临床病人情况,给予镇静镇痛、强心利尿、肾上腺皮质激素及抗生素等药物。需要强调肾上腺皮质激素不宜长期使用,不需要维持量,抗生素应及早选用有效广谱抗生素。

五、创面处理

1. 包扎疗法:主要用于躯干和四肢的烧伤,在无菌手术室清创处理后,消毒凡士林纱布覆盖保护创面,用厚约 1～2cm 的无菌干纱布包扎,宽度需超过创面 5cm。肢体包扎需要适当压力,但不影响循环,指（趾）末端外露以便观察血运。如无感染迹象,且属浅度烧伤,首次更换敷料可在伤后 1～2 周进行。深度烧伤则应在伤后 3 天左右更换敷料,当敷料浸湿有异味或其他感染迹象时,要及时察看处理并更换敷料。

2. 暴露疗法:对头、面、会阴、臀部等特殊部位,或Ⅱ度以上大面积深度烧伤及夏季温度较高时,宜行暴露疗法。暴露疗法时房间应定时消毒,床单定时更换,创面要定时涂抹 3％磺胺嘧啶银或 0.5％碘伏等,暴露可使创面渗出液及坏死皮肤干燥或结痂,干痂表面不利细菌生长,暂时保护创面。为加速创面干燥,可用热风机吹干或红外线灯烤。

3. 湿敷法:多用于植皮前创面准备,用浸有抗生素溶液的纱布或生理盐水纱布覆盖创面,每天更换 2～4 次,湿敷时间不宜过长,一般 1～2d,抗生素选用依据药敏试验结果而定。

4. 植皮术:功能部位的深度烧伤应早期切痂（切除烧伤组织达深筋膜）或削痂（削除烧伤的坏死组织至健康创面）并立即植皮,可以减少感染,缩短疗程,恢复其功能。自体皮植皮有困难时,在非功能部位可用自体皮与人造皮混植,也可异体皮与自体皮混植。

第七节 电击伤

电击伤俗称触电,是指一定量的电流或电能量(静电),通过人体引起全身或局部组织损伤及功能障碍。严重者发生心跳骤停或呼吸停止。高压电触电和雷电击伤还能引起局部电灼伤。

【病因】

触电的首要原因是不遵守电业安全操作规程,麻痹大意,也有因缺乏用电安全知识违章操作或电器设备质量差,有的是在高温高湿场所工作,人体出汗皮肤潮湿皮肤与电器接触点电阻低易发触电事故,另外各种自然灾害事故造成电线折断或雷雨天被雷电击伤等。

【临床表现】

1. 全身表现:轻者表现为精神紧张,面色苍白,表情呆滞,四肢软弱,全身无力。呼吸心跳加速,肌肉疼痛抽搐。较重者出现休克、昏迷、心律失常,严重者直接导致心脏停搏和呼吸停止。

2. 局部表现:低压电引起的局部灼伤面积较小,直径 0.5～2cm,呈椭圆形或圆形,灼伤中心焦黄或灰血色,创面干燥,常有入口出口。高压电烧伤呈现口小底大,外浅内深的特点,可深达肌肉血管、神经和骨骼,出口可有多个,在入口和出口之间的肌肉常呈夹心性坏死。由于电流可造成血管壁变性、坏死和血管栓塞,从而引起继发出血和远端肢体坏死。

3. 雷电击伤的特点是心跳和呼吸立即停止呈急性心肌损害,皮肤血管收缩呈网状图案。

4. 并发症:中枢神经系统可有失明或耳聋,少数病人并出现短期精神失常,电流损伤脊髓可致肢体瘫痪,因触电从高处坠落,可致颅脑伤、胸腹外伤和肢体骨折。

【诊断要点】

依据触电史现场情况和电击后的临床表现,诊断多无困难。但应做心电图了解心脏受损情况,以便正确救治。

【救治原则】

1. 现场急救

首先使患者脱离电源,用不导电的干木棍、干竹竿将电线拨开或立即关闭电闸,也可用干燥木柄铁锹、斧头将电源线折断,也可站在绝缘体上,用床单、衣服、绳子套住患者从用电器上拉开。发现患者心跳呼吸停止,在确定周围环境安全的情况下,立即就地口对口人工呼吸和胸外心脏按压(CPR),按压与人工呼吸比为 30：2。心室纤颤者立即电除颤。

2. 电除颤:按照 2005 国际心肺复苏指南,单向波 360J,双向波 120～200J,除颤无效要立即恢复心脏按压及人工呼吸,按 30：2 连续进行 5 个循环,同时经静脉注射肾上腺素 1mg,再次电击除颤,可重复进行至心跳恢复。必须强调,在心肺复苏的过程中,任何操作都不能使心脏按压停止过久。

3. 药物除颤:首选肾上腺素,肾上腺素可直接兴奋心脏传导系统,提高心脏应激性,增加心肌收缩力,还能使心室细颤变为粗颤,有利于除颤成功,剂量 1～2mg,静脉或气管内给药。也可用利多卡因 1～2mg/kg 静脉给药，以后每 5 分钟加注 50mg，至心律纠正或总量达 300mg 为止。对顽固性室颤胺碘酮有较好的疗效可与肾上腺素交替使用，胺碘酮首次剂量 300mg 静脉注射，再推注 20mL 生理盐水，继做 CPR，再行电除颤。胺碘酮可重复应用，第二次剂量为 150mg，若复苏成功，则用此药维持，用法为胺碘酮 150mg＋0.9％生理盐水 500mL 静滴。

4. 对症治疗：中枢神经症状，脱水、头部降温，低血压升压药物应用，维持水电解质和酸碱平衡，全身应用抗生素，预防感染，支持治疗。对电击伤患者不管症状轻重，均需在医院留观 24 小时。

5. 局部烧伤处理：电烧伤应尽早将坏死组织切除并植皮，对范围小的电烧伤，可一次性切除，要切除坏死的肌肉甚至骨骼，然后将临近转移皮瓣修复，可选远处带蒂皮瓣。

第六章 中　毒

第一节　急性中毒的诊断和治疗

急性中毒是急诊学科的常见病,急性中毒发病急,病情进展块,及时、正确诊断,恰当、有序的救治,有效控制中毒症状,是降低急性中毒死亡率和致残率的根本保证。

【诊断要点】

由于导致人类中毒的化学物质种类繁多,很多时候并不能在短时间内对中毒原因得出明确结论,这是中毒性疾病的重要特点之一。对急性中毒的明确诊断,常可以使其救治达到立竿见影的效果。诊断中应遵循以下原则:

1. 病史采集:采集详尽的中毒病史是中毒诊断的首要环节。

2. 临床表现分析:对于突然出现紫绀、呕吐、昏迷、惊厥、呼吸困难、休克而原因不明者,首先要考虑急性中毒的可能;对不明原因的昏迷除要考虑中毒的可能性外,还要排除糖尿病酮症酸中毒昏迷、高渗性昏迷、低血糖昏迷、中暑、急性脑血管病、颅脑损伤、肝性脑病、肺性脑病等。

3. 尽快明确患者的毒物接触情况,其中包括毒物的种类、理化性质与状态、接触时间和吸收量及吸收方式。

4. 及时留取患者的洗胃液或呕吐物、排泄物及可疑染毒物,并及时送检。

5. 有针对性地进行体查,体查的主要内容包括:基础生命体征,皮肤、黏膜状况,心、肺、脑功能状态,尿色,神经系统及腹部检查等。

6. 严密观察患者的病情变化,及时寻找诊断的依据。

7. 充分利用中毒救治中心所提供的快速毒物检测服务及其提供的中毒救治咨询与特殊解毒剂。

8. 重视判断患者的病情危险程度及预后。

【救治原则】

(一) 急性中毒一般救治原则

1. 切断毒源,使中毒患者迅速脱离染毒环境。

2. 迅速阻止患者对毒物的继续吸收,及早对其进行洗胃、导泻、清洗皮肤和吸氧。

3. 迅速有效地消除危及患者生命的毒物效应——对心跳和呼吸停止者应迅速施行心肺复苏术,对休克、严重心律失常、中毒性肺水肿、呼吸衰竭、中毒性脑病、脑水肿、脑疝者应及时进行对症救治。

4. 对诊断明确者应尽早足量使用特效解毒剂。

5. 对中毒物不明者以对症处理和早期器官支持为主。

6. 清除体表尚未吸收的毒物:对可能被污染的衣物应及时更换,清洗皮肤及头发等,避免毒物进一步吸收。

（二）及时避免毒物进一步吸收

1. 对吸入性中毒者应立即将其撤离中毒现场，并保持其呼吸道通畅，让其呼吸新鲜空气或吸氧。

2. 对接触性中毒者应立即除去污染衣物，用清水洗净皮肤（若毒物遇水能发生化学反应，则应先用干布抹去沾染物，再用水冲洗）。

3. 对经口中毒者应采取催吐、洗胃、导泻法以排除尚未吸收的毒物。必要时可给与活性炭（或八面蒙脱石散等）口服，避免或减少毒物吸收。

（三）洗胃

1. 洗胃时间：以中毒 6 小时以内洗胃最为有效，对中毒 6 小时以上者也不应放弃洗胃。

2. 洗胃措施应尽早洗、反复洗、彻底洗。

3. 洗胃程度：洗胃液以清水为宜，忌用热水，寒冷季节可使用温水。

4. 洗胃液总量一般不少于 8000～10000mL，每次以 300～500mL 为宜。

5. 洗胃时应注意防止患者发生吸入性肺炎和水中毒、脑水肿。

6. 洗胃的禁忌症为深昏迷、腐蚀性中毒、挥发性烃类化学物（如汽油）口服中毒。

7. 对重症中毒患者实施洗胃术时，应强调建立静脉通道、给予心电监护、备气管插管或无创呼吸机等抢救措施。

（四）重症抢救

对中毒程度严重的患者，应动态监控生命体征变化，并根据需要及时实施机械通气、血液灌流及血浆置换、脏器保护、对症用药等治疗。

第二节　急性有机磷农药中毒

急性有机磷农药中毒是基层医院急诊科的常见病、多发病。急性有机磷农药中毒发病急、症状重、死亡率高，是基层医院尤其是乡镇卫生院急诊患者的主要死亡病因，而且有相当一部分患者未能到达乡卫生院就诊，在村卫生所或家中便死亡。因此，普及和提高急性有机磷农药中毒的抢救知识是降低急性有机磷农药中毒死亡率的根本措施。

2003 年我国自主设计合成的新型抗胆碱能药物盐酸戊乙奎醚，经临床应用可取代阿托品用于抢救急性有机磷农药中毒取得明显临床效果。2004 年作为卫生部第二轮面向农村和基层推广的适宜技术"十年百项计划"第三批项目。2009 年卫生部又将其作为第三轮适宜技术向农村和基层推广。本节主要介绍盐酸戊乙奎醚抢救急性有机磷农药中毒技术。

盐酸戊乙奎醚救治急性有机磷农药中毒技术是相对于阿托品为主救治急性有机磷农药中毒技术（即传统疗法），由于盐酸戊乙奎醚抗胆碱能作用全面（具有抗外周 N 样、M 样作用和抗中枢胆碱能作用）、半衰期长（T1/2＝10.34h）、吸收迅速、毒副作用小等药理机制特点，克服了传统疗法中阿托品用法繁琐、用量不易掌握、毒副作用大、病程长、护理繁琐、治愈率低、病死率高等不足。盐酸戊乙奎醚救治急性有机磷农药中毒技术并不单指盐酸戊乙奎醚替代阿托品,而是指以盐酸戊乙奎醚为基础抢救用药,同时充分用好胆碱酯酶复能剂、注重院前和早期抢救、注重基础生命支持和其他相关临床抢救措施,以达到取得对急性有机磷农药中毒救治更好的临床效果。而不能单纯理解为简单的盐酸戊乙奎醚替代阿托品救治急性有机磷农药中毒技术。

【临床表现】

(一)毒蕈碱样症状

该组症状出现最早,主要是副交感神经末梢兴奋所致,类似毒蕈碱作用,表现为平滑肌痉挛和腺体分泌增加。临床表现先有恶心、呕吐、腹痛、多汗,常有流泪、流涕、流涎、腹泻、尿频、大小便失禁、心跳减慢和瞳孔缩小,支气管痉挛和分泌物增加、咳嗽、气急,严重患者出现肺水肿。

(二)烟碱样症状

由于乙酰胆碱在横纹肌神经肌肉接头处过度蓄积和刺激,使面、眼睑、舌、四肢和全身横纹肌发生肌纤维颤动,甚至全身肌肉强直性痉挛。患者常有全身紧束和压迫感,而后发生肌力减退和瘫痪。呼吸肌麻痹引起周围性呼吸衰竭。交感神经节受乙酰胆碱刺激,其节后交感神经纤维末梢释放儿茶酚胺使血管收缩,引起血压增高、心跳加快和心律失常。

(三)中枢神经系统症状

中枢神经系统由于大量乙酰胆碱积蓄,患者主要表现为头晕、头痛、疲乏、共济失调、烦躁不安、抽搐和昏迷。

(四)胆碱能危象

患者在具备一般中毒症状的基础上,出现严重肺水肿、严重缺氧、呼吸衰竭、严重抽搐、昏迷,继之可能发生心跳呼吸骤停,称为胆碱能危象。此类患者病情危重、抢救困难,死亡率高。

(五)"反跳"现象

部分有机磷农药,如乐果和马拉硫磷口服中毒后,经抢救治疗临床症状好转,但在数日至一周后突然再次昏迷,甚至发生肺水肿或突然死亡。"反跳"现象可能与残留在皮肤、毛发和胃肠道的有机磷杀虫药重新吸收或解毒药停用过早或其他尚未阐明的机制所致。

(六)中间综合征

多在 24～96h 发病,主要由于突触后神经肌肉接头功能障碍,引起四肢近端、Ⅲ－Ⅶ和Ⅹ对颅神经支配的肌肉以及呼吸肌麻痹的一组综合征。大多数患者最初表现为抬头无力、睁眼困难、个别有吞咽费力,出现呼吸困难时其症状已较明显。

(七)局部损害

有机磷农药尤其是敌敌畏、敌百虫、对硫磷、内吸磷等接触皮肤后可引起过敏性皮炎,并可出现水泡和剥脱性皮炎。眼部接触后可出现结膜充血和瞳孔缩小。

【诊断原则】

(一)中毒途径

1. 口服中毒:绝大多数为自杀性中毒,而且均为口服经消化道中毒,该类中毒者往往口服有机磷农药量大,病情急、重,来势凶猛,死亡率高,是急性有机磷农药中毒主要的死亡原因。

2. 其他途径中毒：大多经皮肤或呼吸道中毒，主要为职业性急性有机磷农药中毒，此类患者病情大多较轻，但病史较为隐蔽。

（二）中毒程度分类

根据相关诊断标准分为急性轻度中毒、急性中度中毒和急性重度中毒，但在应用其诊断标准时每一级诊断必须包含两方面内容，即：（1）毒蕈碱样症状、烟碱样症状和中枢神经系统症状；（2）全血胆碱酯酶活力。由于在急性中毒早期有一部分中毒酶自动活化，而且往往是在应用胆碱酯酶复能剂后测定胆碱酯酶活力，因此，在临床实践中根据临床症状判断中毒程度更具可靠性。

（三）中毒病情评估

一般情况下胆碱酯酶活力与中毒程度相一致。然而临床实践中在急性有机磷农药中毒早期，在有机磷中毒依据明确的前提下，中毒症状重，尤其出现胆碱能危象时，首先要解决的是维持患者的基础生命，并以临床症状作为用药依据，而不能片面追求病情评估进行胆碱酯酶测定失去最佳抢救时间。而且目前国内最为简便的胆碱酯酶快速测试法也需20分钟后才能得出结果。由于在胆碱能危象和急性肺水肿状态下导致的严重酸中毒也影响胆碱酯酶测试结果。但在急性有机磷农药中毒后续治疗中必须在临床症状和胆碱酯酶活力测定的基础上进行病情评估。

【救治原则】

（一）盐酸戊乙奎醚及氯解磷定应用原则

盐酸戊乙奎醚由于具有用药方便、起效快、作用全面、半衰期长以及毒副作用小等特点，并且能同时对抗外周 M、N 样胆碱能作用和中枢胆碱能作用。而胆碱酯酶复能剂氯解磷定用药方便，在早期足量应用能更有效地恢复胆碱酯酶活性，不但能有效地减轻和缓解急性有机磷农药中毒的临床症状，也可减少盐酸戊乙奎醚用量。

急性有机磷农药中毒早期救治：轻度中毒给予盐酸戊乙奎醚 1～2mg 肌注，中度中毒 2～4mg，重度中毒 4～6mg 肌肉注射，对于不同中毒程度患者均应同时给予氯解磷定 1～1.5g 肌肉注射，在建立静脉通道后立即再给予氯解磷定 1g 稀释后静脉缓慢推注。以上药物应用后一般情况下 5 分钟后其症状便有所改善，若病情无明显改善可追加盐酸戊乙奎醚 1～2mg，并密切观察病情变化。以上药物应用后应立即检查患者生命体征，并做好详细记录。

在早期的抢救过程中对呼吸道分泌物较多的患者在应用以上药物的同时应及时应用吸引器清理呼吸道分泌物，对呕吐患者应将其头部置于侧位，并及时清除呕吐物，避免吸入性窒息。对出现心跳呼吸骤停患者应立即给予 CPR。但不论是否有其他并发症处理，盐酸戊乙奎醚及胆碱酯酶复能剂均应常规应用。只有当患者病情稳定后才能进行下一步抢救措施的实施。

（二）"阿托品化"后的盐酸戊乙奎醚应用

1. "阿托品化"与"盐酸戊乙奎醚化"

阿托品化是指在抢救治疗急性有机磷农药中毒过程中阿托品用量达到治疗量后出现的一系列临床指征。阿托品化的临床指征主要包括瞳孔扩大、颜面潮红、皮肤无汗、口干、肺部罗音消失、心率增快等，国外也将肠鸣音作为阿托品用量评价指标之一。由于盐酸戊乙奎醚的药理机制与阿托品的差异,即有选择性地作用于 M1、M3 受体,而对 M2 受体无明显作用,在应用盐酸戊乙奎醚后无瞳孔扩大和心率增快作用。因此,应以"盐酸戊乙奎醚化"与之区别。"盐酸戊乙奎醚化"指征只需要观察肺部罗音消失、皮肤干燥、口干,不能套用"阿托品化"指征标准。

2. 在达到盐酸戊乙奎醚化后盐酸戊乙奎醚的应用

轻度中毒:首日根据胆碱酯酶活力测定结果和临床症状可按 1mg,q8～12h,肌注;次日若胆碱酯酶活性仍低于 70%,出现轻度烦躁,则可逐渐延长给药时间,一般给予盐酸戊乙奎醚 1mg,q12h 或 qd 肌注,当全血胆碱酯酶活力大于 70%,即可停用盐酸戊乙奎醚,但应留观一天,并复查全血胆碱酯酶活力仍大于 70%,可出院(但应将可能出现意外情况的判别方法告知患者,并留下通讯方式)。

中度中毒:在首次治疗达到"盐酸戊乙奎醚化"后,可按 1mg,q6～12h,肌注,若持续出现烦躁,可逐渐延长给药时间。一旦患者在治疗期间出现出汗、口腔分泌物明显以及肺部出现湿罗音,则应随时肌注盐酸戊乙奎醚 1～2mg,并密切注意病情变化。当全血胆碱酯酶活力达到 70%时,按轻度中毒处理。

重度中毒:在首次治疗达到"盐酸戊乙奎醚化"后,可按 1mg,q4～8h,肌注,若持续出现烦躁,可逐渐延长给药时间。在治疗期间,应密切观察患者皮肤、舌面干燥情况,在治疗后的前两日保持患者轻度烦躁状况是比较安全的。一旦患者在治疗期间出现出汗、口腔分泌物明显以及肺部出现湿罗音,则应随时肌注盐酸戊乙奎醚 1～2mg,并密切注意病情变化。若患者存在治疗当中重新出现胆碱能危象,应立即肌注盐酸戊乙奎醚 2mg,并应详细观察病情变化,若症状改善不明显,应再追加盐酸戊乙奎醚 2mg。在治疗过程中应全程监测全血胆碱酯酶活力变化。当全血胆碱酯酶活力达到 70%时,按轻度中毒处理。

在应用盐酸戊乙奎醚过程中,其用量以及用药频度与胆碱酯酶复能剂使用方法密切相关,也可能与血液灌流等其他抢救措施相关。在抢救急性有机磷农药中毒过程中,应牢固树立盐酸戊乙奎醚的治标作用和胆碱酯酶复能剂治本作用的辨证关系,掌握好两者用量之间的相关性和时效性。

(三) 氯解磷定的应用

在急性有机磷农药中毒的抢救治疗中,胆碱酯酶复能剂起着治本的作用,并与抗胆碱能药物共同组成治疗急性有机磷农药中毒主要用药。氯解磷定在胆碱酯酶复能剂家族中具有用药方便、效果好、毒副作用小等优点。在抢救急性有机磷农药中毒中,应用氯解磷定的原则是早期、快速、足量。具体用法为现场立即 1g 肌注,建立静脉通道后再应用氯解磷定 1g 稀释后静脉注射。该治疗与盐酸戊乙奎醚同时进行。对伴有严重肺水肿及胆碱能危象患者在现场给予氯解磷定 1g 肌注后,应再给予 1.5g 稀释后静脉注射。并观察面、颈部肌颤情况。危重症患者不可因强求测胆碱酯酶活力而耽误抢救。理论上认为应用胆碱酯酶复能剂后 30 分钟若胆碱酯酶活力无明显恢复,则说明体内中毒酶已老化,即可停用氯解磷定。但在临床实践中患者由于中毒过程中毒物泼洒、呕吐物等与皮肤可能继续接触以及洗胃前已进入肠道和洗胃不彻底导致毒物继续吸收等因素,不应以某一时段胆碱酯酶活力变化而停用氯解磷定。对中、重度中毒患者在中毒后 48h 内每天 4～6g 氯解磷定分次肌注是安全的。

（四）口服中毒的洗胃与导泻

对口服中毒患者施行紧急洗胃术是抢救急性有机磷农药中毒的重要手段，是关系患者下一步治疗和预后的关键环节。在实施洗胃术过程中要注意以下几方面：（1）对危重患者必须在其生命体征稳定或在基础生命支持的情况下实施洗胃术；（2）洗胃术必须应用电动洗胃机洗胃，老式球囊洗胃管人工洗胃不能达到清除胃内毒物效果；（3）每次注入水量原则上在 300mL 左右，过多则可能将胃内容物冲入肠道；（4）洗胃程度以洗出液清并且无农药味为止，洗胃用水总量原则上不应少于 20000mL；（5）在未明确有机磷农药种类时应用清水洗胃是安全的；（6）洗胃结束后可经胃管灌入医用活性炭（或爱西特 20～30 片捣碎后灌入胃内），并再灌入 20％甘露醇 250mL 导泻。

急性有机磷农药中毒后续治疗中促使患者早排大便是整个治疗过程中的重要内容。由于口服有机磷农药后虽然给予及时洗胃，但洗胃前排入肠道和附于胃壁的有机磷农药仍可继续吸收，因此，经口服导泻药物促使胃肠内容物排除是非常必要的。一般可选用四磨汤 20mL，q6h，口服，对效果不佳者，可选用番泻叶茶口服，必要时可再用 20％甘露醇 250mL 口服导泻。使其在 24h 内排出大便，并保持每天 1～3 次大便。在导泻过程中要注意保持患者内环境平衡。患者若无特殊情况应早期进食（尤其是含粗纤维食物），以利大便排除。

（五）急诊血液净化技术

急诊血液净化技术抢救急性有机磷农药中毒的效果评价目前认识尚不统一，现有急诊血液灌流、急诊持续血液滤过以及血浆置换等临床和基础研究报道，但其结果差别甚大，甚至相反。其间可能存在对病理机制认识、临床观察以及评价方法等的差异而导致不同结论。

（六）急性有机磷农药中毒早期危及生命状况的处理

1. 胆碱能危象：胆碱能危象是由于乙酰胆碱酯酶严重抑制中枢神经系统以及有机磷对脑组织的直接作用所致。患者表现为先兴奋后抑制，出现昏迷、抽搐、瞳孔不等大、脉搏和呼吸减慢、颅内压增高、呼吸衰竭等。其抢救的基本原则为及时合理应用盐酸戊乙奎醚及氯解磷定；对烦躁不安者；立即应用地西泮 10mg 静脉注射；及时清理呼吸道分泌物（强调应用中心吸引或电动吸引器），一旦患者出现呼吸衰竭立即给予直视气管插管并机械辅助呼吸；对症状改善不佳者给予急诊血液灌流、换血及输入新鲜血。

2. 心跳呼吸骤停：因急性有机磷农药中毒死亡者绝大多数为中毒早期出现心跳呼吸骤停未得到及时救治或救治措施不力所致。急性有机磷农药中毒患者出现心跳呼吸骤停大多数为急性肺水肿导致通气障碍，并因严重缺氧导致呼吸停止，随之心脏停跳，因此，处理的重点应放在改善通气障碍和严重缺氧上。对严重肺水肿患者尤其是呼吸极度困难患者，应立即清理呼吸道、挤压胸廓、用电动吸引器尽量吸净呼吸道分泌物，给高浓度氧，并做好直视气管插管准备。通过上述处理一般能收到很好的效果。若症状不能改善或呼吸停止，应立即插管并人工通气，如果心脏停跳应进行有效的 CPR。特别注意在上述抢救过程中必须同时应用盐酸戊乙奎醚和氯解磷定。但要注意对于有基础心脏疾患患者以及有机磷中毒导致的的 Q－T 间期延长、尖端扭转性室速等引起的危及生命状况。

3. 中间综合症（IMS）：多在 24～96h 发病。大多数患者最初表现不明显，可能仅表现为抬头无力、睁眼困难、个别有吞咽费力,一旦出现呼吸困难时其症状已较明显,如不及时处理则可能危及生命。因此,对 IMS 的早期识别并及时采取措施是非常重要的。在呼吸困难早期,可应用无创呼吸机辅助呼吸,可减少不必要的创伤;对重症患者,可行气管插管或气管切开机械辅助呼吸;对烦躁患者可常规给予地西泮 10mg 静脉注射或肌注。在整个治疗过程中应监测血氧饱和度和血气分析检查,并注意维持内环境稳定。

(七) 对已用阿托品治疗后的盐酸戊乙奎醚应用

由于盐酸戊乙奎醚技术在临床应用时间短,而临床医生对沿用数十年的阿托品抢救急性有机磷农药中毒所产生的惯性思维是目前阻碍盐酸戊乙奎醚技术推广和提高的根本原因之一。目前在基层医院转诊患者中基本仍为大量应用阿托品治疗后的患者,对该类患者的处理原则为:停用阿托品;认真检查"阿托品化"指征;对未达"阿托品化"者,即刻给予盐酸戊乙奎醚 1～2mg,肌注,并密切观察"盐酸戊乙奎醚化"指征,对已达"阿托品化"的患者,可给予盐酸戊乙奎醚 1mg 肌注,以后根据患者情况规范盐酸戊乙奎醚用量;对阿托品中毒患者,可考虑水化和血液灌流,当症状缓解后再应用盐酸戊乙奎醚治疗。对该类患者应定时监测全血胆碱酯酶活力,并根据情况给予氯解磷定。

(八) 其他药物治疗

地西泮:地西泮可提高实验动物的 LD50,改善中毒症状,对急性有机磷农药中毒有治疗和保护作用,能间接抑制中枢乙酰胆碱酯酶的释放,并通过钙通道阻滞,抑制神经末梢异常冲动的发生,保护神经肌肉接头,改善肌震颤,保护心肌,预防和减轻 IMS。其中枢镇静作用有利于其他治疗措施的实施,对气管插管患者有利于导管位置的固定等,应作为急性有机磷农药中毒的常规治疗方法。剂量一般为 5～10mg 静注,每天 2 次,对烦躁患者,可根据情况随时应用。

纳洛酮:纳洛酮为阿片受体阻滞剂。在急性创伤和急性中毒时脑内产生大量 β-内非肽(阿片类物质),对患者神经系统、心血管系统等产生严重的负性作用,纳络酮可抑制 β-内非肽受体,减轻和防止大脑损伤,翻转儿茶酚胺的抑制状况。可作为非特异治疗常规用药。方法:纳络酮 0.4mg,静脉注射,后续 1～2mg 加入 500mL 液体中静滴,一天一次。

(九) 抢救治疗中的关键

1. 熟练快速的气管插管技术是解决危重症的关键。
2. 地西泮的合理应用是保证抢救治疗措施顺利进行的重要手段。
3. 合理的血液净化技术是解决危重症的重要措施。
4. 定期的 AchE 检查是调整抗胆碱药及复能剂的重要依据之一。
5. 口干、皮肤干燥是"盐酸戊乙奎醚化"的主要指征。

第三节　百草枯农药中毒

百草枯于 1882 年发现,合成于十九世纪,最初作为氧化还原指示剂。1962 年,作为除草剂用于农业。由于百草枯与土壤接触后迅速灭活,无大气污染和残留,而广泛在全世界迅速推广使用。由于百草枯的剧毒性和无特殊解毒药,在中毒后导致的高死亡率和肺纤维化,成为临床医学尤其是急救医学研究的重点和难点。

根据百草枯的接触史或服毒史,后期以肺损害为主的多脏器功能损伤的临床表现,参考尿、血或胃内容物中百草枯的测定,一般可明确诊断。

【临床表现】

(一)早期临床表现

口服百草枯浓缩液(市售百草枯多为 20％浓度)后可有恶心、呕吐等一般消化道刺激症状,数小时内患者可无其他特异性表现,此后可逐渐产生口腔、咽喉和食道的化学性烧伤,引起灼疼感,随后出现吞咽困难、声嘶和咳嗽等症状,并可出现恶心、呕吐和腹泻等各种消化道刺激症状。口服超过 50mL 者可在数小时内出现急性肺水肿、肺出血、严重呼衰、代酸、心肌功能抑制以及严重的中枢神经系统抑制症状,导致患者迅速死亡。

(二)肝肾等内脏器官损害

服药量小者,若能度过第一阶段,则可在 3～5 天后出现肾小管损害所致的肾衰和肝细胞损害的临床表现。肝细胞损害多不严重,肾功能损害多在数日内逐渐消失,有的表现很轻微,甚至没有肾损害的表现。此外尚有心肌炎、心包出血和肾上腺坏死的报道。

(三)肺脏损害

病人最突出的表现是由急性肺泡炎及随后出现的弥漫性进行性肺纤维化所致的极为严重的低氧血症。低氧血症可紧随中毒早期的肺水肿和肺出血之后即出现,亦可在患者一般情况已开始好转数日之后才出现,甚至有报道口服药物 6 周后患者其他症状均早已消失,而逐渐发生进行性加重的呼吸困难和低氧血症者。除因大剂量中毒于早期即死亡者外,中晚期出现呼吸困难和低氧血症者神志大多清楚,因此,严重的呼吸困难给患者带来极大痛苦。

(四)百草枯引起全身中毒的三个阶段

第一阶段:口咽、食道、胃、小肠等的黏膜层出现肿胀、水肿、溃疡。

第二阶段:中央区肝细胞受损伤,近端肾小管受损,心肌、骨骼出现局部坏死,有的还出现神经系统和胰腺受损。

第三阶段:一般在吞服后 2～14 天明显表现症状,百草枯主要集中在肺组织内,破坏肺的实质细胞,使肺出血、水肿,以及使白细胞浸入肺泡,肺细胞纤维化、细胞增殖,气体交换严重受损,致使血液和组织缺氧而导致死亡。

【救治原则】

百草枯中毒的治疗目前仍处于探索阶段,现行的治疗方法主要包括洗胃、导泻、血液净化、抗自由基药物、免疫抑制剂以及免疫平衡调节等。

(一)院前抢救

院前第一时间进行有效正确处理非常重要。在 120 急救指挥中心接到求救电话后,应在第一时间指导患者或加速进行处理。方法:立即就地取相对干净泥土,用清水混成泥浆口服,或用肥皂水反复灌洗胃肠,并刺激咽喉部催吐后,口服泥浆。及时清洗被百草枯农药沾染的皮肤。院前抢救处理效果至关重要,由于院前处理方法简便易行,通过有效的处理吸附和减少百草枯吸收在整个抢救治疗中有非常重要的意义。

(二)院内急救

1. 及时实施洗胃术:用漂白土混悬液或消毒净泥土混悬液洗胃,注意每次灌入量

300mL 为宜（成人），反复洗至水清无色。注意每次洗胃液量不宜过大，否则冲入肠内反而增加其吸收加重病情。

2. 15%漂白土混悬液：成人 1L，儿童 15mL/kg 体重；或 20%活性炭混悬液成人 100g，儿童 2g/kg 体重，或八面蒙脱石散 6～12g 混悬液经胃管灌入。

3. 给予 20%甘露醇 250mL，或硫酸镁 30g 经胃管灌入导泻。

4. 脱去沾染农药的衣物，清洗沾染农药的皮肤。

5. 在住院观察期间应每次观察大便颜色，估计百草枯排出情况。

（三）EICU 治疗

对百草枯患者有条件均应送 EICU 进一步治疗。

1. 水化治疗：百草枯主要以原型经肾小球滤过和肾小管主动排泄，吸收后 24h 出现肾小管损害。早期给予水化治疗，强制性利尿理论上是有效的，保持尿量 200mL/h，必要时可给予速尿 20mg 静注，每 4～6 小时 1 次。但应注意老年患者心肺功能对容量的承受能力。每日输入液体量应根据具体情况进行调整。

2. 血液净化：主要包括血液灌流、血液透析、血浆置换以及持续血液滤过等方法。临床常用方法为血液灌流。血液灌流技术实施越早越好，一般争取 4～6h 内实施第一次灌流，之后每日一次，连续 3～4 次，之后可隔日 1 次连续 1～2 次。在实施血液净化治疗中要注意肝素化掌握及深静脉置管护理。

3. 激素治疗：常规剂量的激素抢救百草枯中毒并不能收到预期的效果，早期大剂量使用激素并联合用药治疗可降低百草枯中毒病死率。可选用甲级强的松龙 1000mg，每日一次，或 500mg，每日 2 次，连用 5～7 天，患者病情稳定，可考虑逐渐减量。

4. 免疫平衡治疗：目前认为百草枯中毒机理中免疫失衡是主要的发病机制，因此，近年来使用免疫调节治疗取得了一定成效，但相关治疗机制尚须进一步观察。免疫平衡调节：乌斯他丁 20 万单位溶于生理盐水 10mL 中静脉缓慢推注，或 20 万单位加入 100mL 生理盐水中静滴，q4～12h；血必静 100mL 加入 150mL 生理盐水中静脉滴注，qd 或 q12h。

5. 免疫抑制：环磷酰胺 15mg/kg 体重加入 5%葡萄糖盐水 200mL 中，静脉滴注 2h，连用 2～3 天，但要注意毒副作用。

6. 抗氧自由基药物：维生素 C5g 加入液体中静滴，qd 或 q12h；还原型谷胱甘肽 1.2g 加入液体中静脉滴注，qd 或 q12h。

7. 对抗百草枯对机体组织的损害：普萘洛尔可能有与肺组织的百草枯竞争，10～20mg，静滴，q6～12h，治疗中应观察心率变化情况，根据心率情况逐渐加量。维生素 B1 与百草枯的化学结构式同为季胺类型，有拮抗作用可试用，维生素 B1 10～20mg，q6～8h，静滴。

8. 导泻及口服吸附剂治疗：常规给予 20%甘露醇或硫酸镁或番泻叶口服，在服毒后 12～24 小时内出现大便，并保持每日 2～3 次大便。此间要注意观察大便颜色，直至大便颜色从绿色转正常为止。八面蒙脱石散 3g，一日三次，可吸附下消化道残留百草枯。

9. 口咽腔及食道损伤治疗：及早进流食，并早期即给予口腔护理，盐水漱口，当出现口咽腔炎症明显时，可给予利多卡因胶浆含服，此间应保持口咽腔相对洁净，以利于损伤修复。

10. 对实施血液净化治疗患者,应预防性给予抗生素,对有明确合并肺部感染患者应及时应用抗生素,但在选择抗生素时应尽量避免对肝肾功能的损害。

(四)抢救治疗中的注意事项

1. 对百草枯中毒患者常规给予心电监护;早期主要用于应用心得安后观察心率变化情况。

2. 常规给予留置导尿,尤其是严重中毒患者,24 小时内即可能发生急性肾损害。

3. 入 EICU 后即进行血常规、肝功能、肾功能、心肌标志物、电解质、动脉血气检查。

4. 尽早进行胸部 X 线或胸部 CT 检查(有条件建议首选胸部 CT 检查);建议入院后前 3 天每日检查一次,对比肺部损伤情况。此后根据患者病情调整检查时间。

第四节　急性一氧化碳中毒

一氧化碳中毒是冬季北方最常见的疾病之一。近年来在工业生产中也不断出现急性一氧化碳中毒的群体突发事件。因此,做好一氧化碳中毒的知识普及和急诊急救,是减少和防止急性一氧化碳中毒发生以及降低由此带来的后遗症的根本措施。

【临床表现】

(一)急性一氧化碳中毒的主要临床表现

初期可出现头晕、头痛、恶心、呕吐、心悸、乏力、嗜睡等;随中毒时间延长可出现反应迟钝、面色潮红,口唇呈樱桃红色,脉搏增快,昏迷,瞳孔对光反射、角膜反射及腱反射迟钝,呼吸、血压可发生改变。当中毒时间过长,患者可出现深昏迷,各种反射减弱或消失,肌张力增高,大小便失禁。此时可发生脑水肿、肺水肿、休克、应激性溃疡、大脑局灶性损害等。

(二)临床分型

轻型:中毒时间短,血液中碳氧血红蛋白为 10%～20%。表现为中毒的早期症状,头痛眩晕、心悸、恶心、呕吐、四肢无力,甚至出现短暂的昏厥,一般神志尚清醒,吸入新鲜空气,脱离中毒环境后,症状迅速消失,一般不留后遗症。

中型:中毒时间稍长,血液中碳氧血红蛋白占 30%～40%,在轻型症状的基础上,可出现虚脱或昏迷。皮肤和黏膜呈现煤气中毒特有的樱桃红色。如抢救及时,可迅速清醒,数天内完全恢复,一般无后遗症状。

重型:发现时间过晚,吸入煤气过多,或在短时间内吸入高浓度的一氧化碳,血液碳氧血红蛋白浓度常在 50%以上,病人呈现深度昏迷,各种反射消失,大小便失禁,四肢厥冷,血压下降,呼吸急促,甚至快死亡。该类患者昏迷时间越长,预后越差,常留有痴呆、记忆力和理解力减退、肢体瘫痪等后遗症。

【诊断要点】

1. 一氧化碳接触史。

2. 相关临床症状、体征。

3. 实验室检查:血中碳氧血红蛋白含量测定。

【救治原则】

（一）院前急救

1. 院前自救互救

（1）救助者低位或匍匐进入室内（因一氧化碳的密度比空气略轻，故浮于上层）。

（2）进入室内时严禁携带明火，尤其是开放煤气自杀的情况，室内煤气浓度过高，按响门铃、打开室内电灯产生的电火花均可引起爆炸。

（3）应迅速打开所有通风的门窗，如能发现煤气来源并能迅速排除的则应同时控制，如关闭煤气开关等，但绝不可为此耽误时间。

（4）迅速将中毒者移到安全、通风处，保暖平卧，昏迷不醒的患者可将其头部偏向一侧，以防呕吐物误吸入肺内导致窒息。

（5）解开衣领及腰带以利其呼吸顺畅。

（6）呼叫救护车，随时准备送往有高压氧仓的医院抢救。

（7）在等待运送车辆的过程中，为了促其清醒可用针刺或指甲掐其人中穴。若其仍无呼吸则需立即开始口对口人工呼吸。

2. 院前专业急救

（1）立即吸氧气：轻度中毒者可给予鼻导管吸氧，中、重度者，应积极给予常压面罩吸氧。

（2）重症患者应及时建立静脉通道。

（3）降颅压及对症处理：20％甘露醇250mL静滴，地塞米松5～10mg静注，若患者烦躁、抽搐，应及时给予地西泮10mg静注。

（4）心跳呼吸骤停患者立即给予心外按压、人工呼吸以及气管插管等抢救措施。

（5）转运过程中应密切注意病情变化，尤其注意呕吐窒息等严重并发症发生。

（二）院内抢救治疗

1. 高流量吸氧（最好高流量面罩吸氧）：生命体征平稳后，应及早给予高压氧疗法。一般在标准3ATA下，吸100％纯氧，时间为45分钟，每天一次。及早进行规范、有效的高压氧治疗是防止急性一氧化碳迟发性脑病发生的最有效措施。

2. 降低颅内压力：可选用20％甘露醇250mL静滴，q8～12h，或联用甘油果糖250mL静滴，qd;，必要时临时加用呋塞米20mg静注。

3. 肾上腺皮质激素：地塞米松10mg，静脉滴注，每天一次，连用3～5天。降低机体的应激反应，减少毛细血管通透性，有助于缓解脑水肿。

4. 抗氧化剂（自由基清除剂）：依达拉奉30mg加入生理盐水中静滴，q12h;还原型谷胱甘肽1.2g,加入液体中静滴，qd;以及维生素C等。

5. 脑细胞赋能剂：三磷酸腺苷、辅酶A及细胞色素c,脑复康等。

6. 钙离子拮抗剂：尼莫地平。可以阻止钙离子进入细胞内，扩血管，改善脑血流灌注。

7. 镇静冬眠：对有频繁抽搐，极度烦躁或高热患者，可用安定等镇静剂，或应用冬眠疗法。

8. 中枢苏醒剂：对昏迷患者可用氯酯醒、胞二磷胆碱等。有利于大脑代谢及功能恢复,提高中枢兴奋性以加速苏醒。

9. 其他药物应用

（1）纳洛酮：纳洛酮 2～4mg，静脉持续滴注，每日 1～2 次。该药具有催醒、抗氧自由基、改善呼吸抑制等作用。但对烦躁不安以及高血压心脏病患者应慎用。

（2）醒脑静：醒脑静 20mL 静滴，qd。醒脑静是由传统方药安宫牛黄丸改制而成，有醒脑，止痉，清热止血，解毒止痛的作用。该药对 CO 中毒昏迷病人有良好的促醒作用。

10. 其他治疗：纠正酸碱失衡、保证营养平衡以及对高血糖的处理等。

第五节　动物蜇咬伤中毒

动物蜇咬伤中毒是人们在日常生活中常见的疾病，由于人们生活环境和生活方式的不同以及活动方式及活动环境的改变，动物蜇咬伤中毒的种类和发生频度也在发生改变。本节主要介绍日常生活中常见的动物蜇咬伤中毒的抢救治疗。

一、毒蛇咬伤

世界上蛇类有 3300 种，其中近 2/3 的蛇有毒性分泌物，主要毒蛇有 430 种，分属 4 个科，分别是眼镜蛇科、海蛇科、蝰蛇科和响尾蛇科。我国有毒蛇 42 种。

【临床表现】

（一）局部一般表现

毒蛇咬伤后创口局部疼痛、红肿、出血、皮下出现瘀斑、组织坏死等，并逐渐向近心端蔓延，出现淋巴管炎和淋巴结炎。

（二）全身表现

病情轻重主要取决于蛇毒种类和毒液的吸收量。

1. 含神经毒素的毒蛇咬伤后，局部症状一般轻微。如银环蛇、金环蛇和海蛇咬伤后，局部仅有麻痹感。全身症状多出现在受伤后 1～3 小时内，表现为视物模糊、眼睑下垂、声音嘶哑、言语和吞咽困难、共济失调、牙关紧闭等。严重者有肢体瘫痪、惊厥、昏迷、休克、呼吸麻痹等。这类蛇咬伤后，病程较短，如能度过 1～2 天危险期，可很快痊愈。

2. 海蛇蛇毒主要破坏横纹肌，引起横纹肌瘫痪和肌红蛋白尿。

3. 蝰蛇、五步蛇、竹叶青咬伤后局部有剧痛、肿胀明显，并迅速向肢体近心端蔓延，往往伴有出血、水疱或局部组织坏死，伤口附近的淋巴腺肿痛。全身症状有心悸、烦躁、不安、谵妄、便血、血尿甚至少尿或无尿。检查全身有皮肤黏膜瘀点和瘀斑、心律紊乱、黄疸和贫血等溶血表现，严重者有循环衰竭和肾功能衰竭。

4. 眼镜蛇、眼镜王蛇、蝮蛇等咬伤后引起神经系统、血液和循环系统损害，但各种蛇咬伤后损害的器官和危害的严重程度可有所不同。

【救治原则】

（一）院前自救互救

1. 被咬者要保持镇静，不要惊慌和奔走，以免加速毒液吸收和扩散。

2. 立即结扎被咬伤肢体：咬伤后要立即结扎伤口的近心端（尽可能用止血带或橡胶带）。如伤在足背，则在踝关节上端和膝关节下端结扎；如伤在手背，则在腕关节上端和肘关节下端结扎。结扎紧度以阻断淋巴回流为准。待急救处理结束后可以解除结扎带。

3. 加快毒素排出：立即用净水冲洗伤口，如伤口有毒牙残留，应及时挑出。伤口开放，随后可用拔火罐、吸引器或吸奶器等器械多次反复吸引。如无以上条件时，可直接用口吸吮，但吸吮者的口腔要无破损，牙龈无病灶。伤口吸引后要消毒处理，用口吸毒者要及时漱口。最后把患肢浸在约 2% 的冷盐水中，用手指自上而下地不断挤压排毒，持续 20～30 分钟。然后湿敷伤口，以利毒液继续排出。

4. 局部降温：早期冷敷被咬伤的肢体及伤口周围，以减慢毒液吸收。

（二）院内抢救

1. 局部清创：用消毒的手术刀，按毒牙痕的方向纵型切开。如无牙痕发现，则做十字型切口，切口不宜过深，只能使淋巴液外流，促使毒液排出即可，保持伤口开放。

2. 抗蛇毒血清应用：单价抗蛇毒血清对同类蛇毒咬伤有效，多价抗蛇毒血清，对任何一种毒蛇咬伤都有作用。

抗蝮蛇毒血清：使用前需作皮试，无过敏者可用，一般适用于蝮蛇、烙铁头蛇咬伤。为防止过敏反应，先给 2～5mg 地塞米松溶于 5～10% 葡萄糖溶液 5～10mL 中静注。20 分钟后，以抗蝮蛇毒血清 10mL 加 20mL 生理盐水静脉缓慢注射。若咬伤在 2 小时内，伤口周围可注射少量抗蛇毒血清。

抗五步蛇毒血清：用前同样做过敏试验，皮试阴性者，每次用 20～30mL 加生理盐水 40～60mL 缓慢静注，一次即可。如皮试阳性者，可用 10% 葡萄糖 250mL 加抗五步蛇毒血清 1～2mL，静脉缓慢滴注。无反应者，可再加抗五步蛇毒血清 20～30mL 滴注。必要时再给苯海拉明 20～40mg 肌注。

3. 蛇药的使用

上海蛇药片：对蝮蛇、五步蛇、竹叶青蛇、眼镜蛇、银环蛇、蝰蛇、烙铁头蛇咬伤均有效。首次 10 片，每 4～6 小时 5 片，3～5 天一疗程。

南通蛇药片：适用于各种毒蛇咬伤，首次 20 片，每 6 小时服 10 片，至病情好转。

广州群生蛇药片和蛇伤解毒药：前者首次 8 片，以后每次服 4～6 片，每次 3～4 次。注射剂，首次 4mL，以后每次 2mL，每日 4～6 次，肌注。后者首次 10～20 片，以后每次 5～10 片，每日 3～4 次。肌注每次 2～4mL，首次加倍。

新斯的明：可对抗眼镜蛇神经毒素和银环蛇毒素，以提高存活率，促进伤者康复。

二、蝎子蜇伤

蝎子俗称全虫。喜欢生活在温暖和干燥的地方，多藏匿石下，昼伏夜出，阴雨天常进入巢内。我国主要有东北蝎和全蝎两种毒蝎。

【临床表现】

蝎子蜇后，蜇伤处皮肤红肿、灼痛，中央可见蜇伤斑点，内有钩形毒刺，局部麻木，起水疱,甚至坏死;1～2 小时后可出现头昏、头疼、流涎、流泪、畏光、恶心、呕吐、出汗和呼吸急促、口舌麻痹、斜视、全身肌肉疼痛等症状,并呈痉挛性麻痹。少数患者可有脉缓、寒颤、血压升高、尿量减少等。严重者出现惊厥、昏迷、呼吸衰竭和循环衰竭。

【救治原则】

蝎子蜇伤除局部发炎外,一般无碍生命。重症或幼儿被蜇伤,应按毒蛇咬伤的治疗原则积极处理。

1. 迅速拔出毒针,局部冷敷或喷以氯乙烷,蜇伤上方可缚以止血带,或用 0.25％～0.5％普鲁卡因封闭。清除毒液可切开蜇伤处,先以氨水、石灰水或 1：5000 高锰酸钾溶液冲洗,或以口吮或火罐拔出。

2. 局部敷药:取南通蛇药数片,用冷开水调成糊状在伤口周围约 3 厘米外敷成一圈,也可选用明矾粉调醋或雄黄或枯矾(即明矾加热溶化后的干粉)各半,用茶水调成糊状外敷。

3. 中毒严重者,可用特效抗蝎子毒血清,或用肾上腺皮质激素。

4. 对症及支持治疗,如止痛、抗惊厥、补液等。

三、蜈蚣咬伤

蜈蚣又名天龙、百脚、百足虫,头部有尖形毒钩,与毒腺相通,可排出毒液,常栖息在腐木、石缝中,昼伏夜出,行动敏捷,捕食小动物。

【临床表现】

被蜈蚣咬伤后,局部红肿、刺痛,严重者可出现水疱、瘀斑、组织坏死、淋巴管炎及局部淋巴结肿痛等。全身症状较轻微者,有畏寒、发热、头晕、头痛、恶心、呕吐等。

【救治原则】

1. 被咬局部伤口立即用碱性溶液,如肥皂水或 5％小苏打溶液或 10％氨水冲洗。

2. 疼痛剧烈者可用冰块冷敷或给予杜冷丁止痛。亦可用 3％吐根碱溶液皮下封闭伤口,有良效。但有心、肝、肾疾患及孕妇、幼儿禁用。

3. 中药单方:用新鲜草药捣烂外敷,如鲜扁豆叶、半边莲、野菊花、鱼腥草、蒲公英、芋头等,可任选一种。用白矾、半夏二味各等分,研末淡碱水调之可止痛。蜈蚣咬伤,可捉活蜘蛛一只,捣烂涂患处,数分钟痛可止,一日左右痊愈。

四、毒蜘蛛蜇伤

毒蜘蛛种类繁多,绝大多数蜘蛛均有毒,一般蜘蛛毒性不大,蜇伤后可引起局部疼痛、发炎或坏死。毒性最强的是穴居狼蛛(又称黑寡妇、沙漏蜘蛛、致命红斑蛛),雌蜘蛛毒性大于雄性蜘蛛。

【临床表现】

1. 局部表现:被蜘蛛蜇伤后伤处可见两个小红点,周围出现疼痛、红肿、麻木,严重时伤口区苍白,周围发红,起水泡,3～5 天后水泡消失,出现坏死的痂皮,剥去痂皮可见一深溃疡,常有继发感染。

2. 全身表现:头痛、头晕、恶心、呕吐、腹痛、流涎、全身无力、足跟麻木、刺痛,有畏寒、发热、大汗、流泪、瞳孔缩小、视物模糊、血压升高及全身肌肉痉挛等。

3. 重症表现：严重者出现溶血、呼吸困难、休克或急性肾功能衰竭、中毒性脑病、脑水肿及弥漫性血管内凝血等。严重并发症多见于小儿和老年人。

【救治原则】

1. 立即在咬伤部位近心端扎止血带，每15～20分钟放松约1分钟，止血带结扎总时间不得超过2小时。尽快在咬伤的局部消毒后作十字形切口，用注射器等装置负压抽吸毒液，用石碳酸烧灼或涂2％碘酊后，可放松止血带。

2. 静脉滴注葡萄糖盐水以加速毒物排出，滴注前，静脉推注10％葡萄糖酸钙10mL。肌肉松弛剂如地西泮（安定）类的应用可减少葡萄糖酸钙的应用次数。

3. 在伤口未出现水泡和焦痂前，可用氨苯砜（DDS）50～100mg/日口服，可促进伤口愈合。

4. 肾上腺皮质激素治疗，能较快减轻全身症状和局部反应。

5. 对症治疗。抗菌素预防继发感染。积极防治急性肾功能衰竭和弥漫性血管内凝血。

6. 中毒防治：在有毒蜘蛛分布的地域工作或行走要穿高腰鞋、长袜、长裤，裤脚要扎牢。尽量避开可疑有毒的蜘蛛。

五、松毛虫刺伤

松毛虫主要生长在松树林中，危害马尾松、油松、落叶松、云南松等松树，亦有危害苹果、桃树、梨树的天幕毛虫。松毛虫卵产在树叶子上，在受到外界刺激或树落叶后可侵入村民家中，对人体造成危害。

【临床表现】

接触松毛虫后数分钟至数日出现接触部位的局部疼痛、红肿、丘疹或水疱，可持续数日。严重者可有发热，血沉加快，全身皮下淤血或出血，可出现骨组织破坏，引起骨质疏松或骨密度增高，症状可持续半月。

【救治原则】

去除毒毛，可用胶布粘贴患处，然后快速撕去胶布，将毒毛粘除，需反复多次。去除毒毛后外涂肤氢松软膏。治疗以抗过敏反应为主进行对症治疗。

六、蜂类蜇伤

马蜂、蜜蜂、野蜂等蜂类，蜂尾端长有蜇针与毒腺相通，蜇人后将毒液射入皮肤内。马蜂蜇人比蜜蜂严重得多，最重可致人死亡。

【临床表现】

多数蜂蜇人后皮肤处留下局部红肿和刺疼，几小时后可自行缓解。被马蜂或成群蜜蜂蜇伤后的皮肤会立刻红肿、疼痛，甚至出现淤血点和皮肤坏死；眼睛蜇伤时疼痛剧烈，流泪，红肿，可以发生角膜溃疡。全身症状有头晕、头痛、恶心、呕吐、腹痛、腹泻、发烧、烦躁不安、血压升高等，以上症状一般在数小时至数天内消失。严重者可有全身水肿、少尿、嗜睡、昏迷、溶血、心肌炎、肝炎、急性肾功能衰竭和休克。部分对蜂毒过敏者可表现为荨麻疹、过敏性休克等。

【救治原则】

1. 马蜂蜇人后会将尾针立即收回去，而蜜蜂蜇人后尾针会留在皮肤内，应立即拔除蜂针。

2. 蜜蜂蜇伤可用肥皂水、3％氨水或5％碳酸氢钠液洗伤口。马蜂蜇伤用食醋等弱酸性液体洗敷被蜇处，伤口近心端结扎止血带，每隔15分钟放松一次，结扎时间不宜超过2小时。

3. 伤口处可用蛇药或选用草药青苔、半边莲、七叶一枝花、紫花地丁捣碎外敷。

4. 过敏反应者，滴注地塞米松，并肌肉注射抗组织胺药或肾上腺素。

5. 其他症状如痉挛等可对症治疗。

七、斑蝥中毒

斑蝥为昆虫，体黑色，披绒毛，鞘翅基部有两个大黄斑，足关节处能分泌毒液。又名南方大斑蝥、黄黑小斑蝥，俗称斑猫、花斑毛、花壳虫、花罗虫等。干燥体可入药。

【临床表现】

1. 皮肤接触毒液后，局部灼感潮红，继之形成水泡和溃疡，且吸收后亦可引起全身中毒表现，约在2小时后发病。

2. 内服可引起局部消化道症状，口腔咽喉灼热，口唇麻木，口腔黏膜发生水泡及溃疡病，食道黏膜剥脱，恶心、呕吐、呕血、腹部绞痛、便血；毒素排出可引起肾炎及膀胱炎症状，表现为尿频、尿急、尿灼痛。严重者出血、头晕、头痛、视物不清、休克和昏迷。

3. 神经系统的损害有两种可能：①毒素直接引起神经变性或髓鞘脱失；②被破坏后自身免疫反应所致，可表现为多数周围神经对脊髓的损害，临床表现为：发音困难、口唇和四肢远端麻木、眼球不能转动和复视，咀嚼无力，双下肢瘫痪、大小便困难，脑脊液出现蛋白、细胞分离现象。

4. 眼接触可导致流泪、眼睑浮肿、结膜炎、虹膜炎，甚至角膜溃疡。

【救治原则】

1. 立即洗胃，内服活性炭或盐类泻剂，减轻毒素吸收。

2. 内服牛乳、蛋清以保护胃黏膜，或以10％氢氧化铝凝胶5～10mL口服，半小时1次。忌给油类食物。

3. 补液，维持水、电解质平衡。发生休克及胃损害时对症治疗。

4. 神经系统损害时可给予B族维生素，并适当给予辅酶A、三磷酸腺苷、肌苷、地巴唑、加兰他敏等，病情稳定后配合针灸及理疗。

5. 皮肤水泡涂以龙胆紫。

6. 中药治疗：车前草、木通、泽泻、小蓟、生地等中药可有解毒作用。

八、水蛭毒素中毒

水蛭又称蚂蝗、蚂鳖，是柳叶蚂蝗的全体。

【临床表现】

潜伏期约为 1～4 小时。可出现恶心、呕吐、子宫出血。严重者出现胃肠道出血、剧烈腹痛、血尿、昏迷等。水蛭吸血时，常头部深入皮肤内，不易脱落，如为咬伤则局部表现为长时间出血不止。

【救治原则】

1. 水蛭咬伤用盐水或醋冲水蛭或在水蛭身上撒盐，烟头烧灼，使蛭身缩小，放松吸盘而退出皮肤，伤口处可敷止血药，出血不止者应局部压迫止血。创口用防腐剂冲洗后无菌包扎。给予破伤风抗毒素作预防性注射。

2. 对侵入鼻腔、耳道或阴道的水蛭可在该处涂抹蜂蜜或香油，诱使水蛭伸出然后去除。或可用棉球浸入 0.1% 的肾上腺素及 2% 盐酸普鲁卡因溶液中，塞入腔道，使水蛭麻醉，从而易于取出。

第七章　急救护理技术

第一节　心肺脑复苏

心肺复苏(CPR cardio-pulmonary resuscitation)是针对呼吸、心搏停止的患者所采取的一种抢救措施,即用心脏按压或其他方法形成暂时的人工循环,恢复心脏自主搏动和血液循环,用人工呼吸代替自主呼吸,达到恢复和挽救患者生命的目的。复苏的最终目的是脑功能的恢复,所以又叫心肺脑复苏(CPCR cardio-pulmonary-cerebral resuscitation)。心肺脑复苏的三大要素是:人工呼吸、胸外按压和体外除颤。

我国因心脏骤停、心肌梗死每年死亡人数约 100 万,其中院前占 60％～70％;抢救成功率在 5％以下,有些地方甚至不足 1％;欧美国家心肺复苏成功率高达 30％～70％;在欧美国家,急救知识普及率相当高,急救员在整个人群的比例是 1∶5。与西方国家相比,我们落后的不仅仅是复苏理论与技术体系,最重要的是急救技术规范化的普及。长期以来,心肺复苏技术规范化培训并未得到足够的重视,虽然医护人员都接受过心肺复苏知识的教育,但缺乏心肺复苏的实际操作训练和考核,包括复苏流程和实施方法。这使得不少医护人员在遇到心肺骤停患者时,很难完成准确有效的心肺复苏。近年来,国内各大、中城市的急救网络建设已经日益健全,拨打"急救电话"已经成为大多数市民碰到紧急医疗事件时的第一反应。随着心肺复苏急救知识的普及推广和公众对心肺复苏的认可和接受,已经认识到及时、正确的现场急救,为进一步的医院救治争取时间,创造条件,可以最大限度地挽救病人的生命、减轻伤残和降低医疗费用。

【适应症】

一、各种原因引起的心搏呼吸骤停

心搏骤停:是指心脏在出乎预料的情况下突然停止搏动,在瞬间丧失了有效的泵血功能,从而引发一系列临床综合征。直接后果是临床死亡,得不到正确的抢救,进展到不可逆的生物学死亡。它包括猝死和暴力性的意外死亡。

猝死:是指突然发生非暴力性的意外死亡。指过去不知道或者说没有发现患有疾病,因某种诱因突然死亡,猝死病人可以是无病史的"健康人",即过去不知道或者说没有发现患有疾病。

心源性猝死:是难以预防的心血管事件,指患者在瞬间发生或产生症状后 1 小时内发生的由于心脏原因所致的死亡。患者可以有或无已知的或早已存在的心脏病史,但死亡的发生或发生的时间是不可预知的。

心搏骤停的原因:

（一）心源性心脏骤停

1. 冠心病最为常见，急性心肌缺血尚未形成栓塞者可能发生心室颤动而猝死。

2. 任何心肌病都可能发生心脏骤停，肥厚型者最为常见，其次为扩张型。

3. 主动脉瓣及二尖瓣病变也是临床上较为常见的心脏骤停原因。

4. 其他如先天性心内血栓或肿瘤栓塞，人工机械瓣或起搏器故障等也是心脏骤停的原因。

（二）非心源性心脏骤停

1. 呼吸骤停：气管异物、吸入有毒烟雾气体及溺水所造成呼吸道梗阻；某些药物（麻醉性镇痛药、催眠药）过量均可能发生呼吸停止。

2. 电解质紊乱和酸碱平衡失调严重的高钾血症和血清钾过低均可导致心脏骤停，血钠过低或血钙过低加重高血钾对机体的影响，而血钠过低加重低血钾的后果。

3. 药物中毒或过敏：临床治疗用药的不良反应，青霉素、链霉素和某些血清制品发生严重的过敏反应均可导致心脏骤停。

4. 手术时大血管破裂或恶性肿瘤创面大出血导致心脏骤停。

5. 麻醉意外：全脊髓麻醉、气管内吸入麻醉时，连接管脱落、麻醉机活瓣失灵、麻醉过深，机体缺氧造成心脏骤停。

6. 麻醉诱导时给药速度过快及用量过大，均可导致心血管功能抑制，如低血压未能及时发现及处理，造成冠状动脉血流量减少，心肌收缩无力引起室颤或心跳骤停。

7. 神经反射：手术探查引起迷走神经反射，治疗室上性心动过速压迫眼球或颈动脉窦的方法不当，导致心室停搏。

8. 电击和雷击：触电或被雷击时，强电流通过心脏，可直接引起室颤或心室停搏。

心脏骤停的诊断要点：

（1）突然意识丧失或伴全身短阵抽搐发生在心室停搏后 15 秒内，呼吸、咳嗽反射或对刺激的反应消失；（2）心音及大动脉（颈、股动脉）搏动消失，血压测不到；（3）呼吸微弱或成叹息样呼吸；（4）瞳孔散大；（5）皮肤苍白或发绀。

【心肺脑复苏术基本程序】

一、基础生命支持（BLS）

基础生命支持，又称初期复苏，是心肺脑复苏的开始，其目的是迅速识别和采取措施，从外部支持心搏呼吸骤停患者的血液循环和通气，以维护重要脏器的生理功能。是复苏过程中最为关键的一个步骤，其时间也最为紧迫。

基本步骤：

（一）A（Assessmenr＋Airway）判别意识、畅通呼吸道

1. 检查患者反应：轻拍或轻摇病人的双肩并呼唤："喂！你怎么了？"如病人无反应即可判断患者意识丧失。

2. 立即呼救（拨打 120 或求助他人帮忙）

3. 置于复苏体位，仰卧位，头、颈、躯干平直无扭曲，双臂置于躯干两侧。

4. 畅通气道松开衣领，暴露胸部，清除口鼻、咽腔内污物，取出假牙，采用仰头抬颏法或托颌法（颈椎损伤患者），使头后仰，让口－咽－喉－气管位于一条直线上。

5. 检查呼吸并识别通过一看、二听、三感觉的方法判断患者有无自主呼吸。即用面颊部贴近患者的口鼻，头侧向患者的胸部，眼睛观察胸部有无起伏，耳听患者呼吸道有无气流通过的声音，面部感觉患者呼吸道有无气体排出。若无呼吸，立即进行人工呼吸。

6. 判断颈动脉搏动，识别心脏是否停止跳动。

（二）B(Breathing)呼吸支持

1. 口对口呼吸：施救者一手捏住患者的鼻子，平静吸气后，用自己的口包严患者的口吹入气体，时间持续一秒钟（见图 1）。可见患者胸廓有起伏。连续两次吹气，每次吹气后要离开患者的口，松开捏鼻的手，便于患者呼气。呼吸频率，建立人工气道前 10～12 次/min，建立人工气道后 8～10 次/min。婴儿 12～20 次/min。小儿患者可采用口对口鼻；口颌面外伤者可采用口对鼻；另外还可采用口对通气装置，如球囊－面罩、通气道、气管插管、食管－气管联合导管等呼吸方式。

2. 每次通气量不可过大，吹气不可过快，应均匀缓慢吹气，持续 1 秒，每次吹气量 500～600mL。

（三）C(Circulation)人工循环

胸外心脏按压：

1. 将患者置于硬板床或地面上。

2. 按压部位胸骨中下 1/3 交界处，以食指、中指沿肋弓缘上滑到胸骨下切迹向上两横指上缘处或两乳头与胸骨交界处，即为按压部位（见图 2）。

3. 施术者一手掌根部紧贴按压部位，另一手重叠其上，指指交叉，双臂伸直并与患者胸部呈垂直方向，用上半身重量及肩臂肌力量向下用力按压，力量均匀，有节律，频率为 100 次/分，按压时胸骨下陷，成人为 4～5 厘米，按压与呼吸之比成人为 30：2，按压与放松时间相等，尽量减少按压中断（见图 3）。

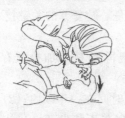
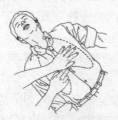
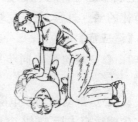

图 1　口对口人工呼吸　　　　图 2　心脏按压定位　　　　图 3　标准心脏按压

（四）D(Defibrillation)电击除颤

心肺复苏的黄金程序是 ABCD，但对于目击倒下或有明显心脏原因室颤时，应将 D 放在首位，立即行非同步电击除颤。室颤为最严重的致命性心律失常，室颤时，由于丧失了心脏的有效收缩，临床表现为心脏停搏，除颤是治疗心脏性猝死的唯一有效的办法。在心脏性猝死发生后前几分钟除颤通常可成功转复，即电击越早疗效越好。每延迟除颤时间 1 分钟，复苏的成功率将下降 7%～10%。在心脏骤停发生 1 分钟内行电除颤，患者存活率可达 90%，而 5 分钟后则下降到 50% 左右，第 7 分钟约 30%，9 到 11 分钟后约 10%，而超过 12 分钟则只有 2%～5%。

初级心肺脑复苏的有效指征:①心音及大动脉搏动恢复;②收缩压≥60毫米汞柱;③肤色转红润;④瞳孔缩小,光反应恢复;⑤自主呼吸恢复。

二、高级生命支持(ALS)

1. 人工气道的建立与呼吸支持。
2. 静脉通道的建立和药物支持。
3. 生命体征和脏器功能检测。

三、持续生命支持(PLS)

1. 脑复苏。
2. 维持循环。
3. 维持呼吸。
4. 纠正酸中毒。
5. 抗感染。
6. 防肾衰。
7. 严密观察患者的症状、体征。

第二节 电除颤和体外自动电除颤

一、电除颤

利用除颤仪发出的高能量、短时限脉冲电流通过心肌,使所有的心肌纤维瞬间同时除极,造成心脏短暂的电活动停止,然后由最高自律性的起搏点(通常为窦房结)重新主导心脏节律的治疗过程,是恢复窦性心律的一种有效办法。电除颤是心肺复苏的关键技术。

【适应症】

1. 心室颤动是非同步电除颤的绝对指征,早期非同步电除颤是增加抢救存活的关键。

2. 心房颤动是同步电除颤最常见的适应症:(1) 房颤持续时间在一年以内;(2) 风心病二尖瓣狭窄术后 1~2 个月,房颤不消失;(3) 甲亢治愈后房颤仍不消失者;(4) 快速房颤影响心功能者;(5) 室性心动过速,药物治疗无效者;(6) 室上性心动过速,用药物治疗或者用其他方法无效者。

【禁忌症】

1. 低血钾患者。
2. 慢性房颤,病史超过 5 年以上者。
3. 洋地黄中毒引起的各种心律失常。
4. 心力衰竭未控制者。
5. 年龄过大、体质衰竭、胸部严重畸形无法放置电极板者。
6. 心脏明显扩大、联合瓣膜病变者。

【操作方法】

1. 作好术前准备，备好各种抢救器械和药品。

2. 病人去枕平卧，充分暴露胸壁。

3. 接通电源，连接除颤器导联线，除颤器应首先选择监护位置，观察心电示波情况，如果是室颤，选择非同步电除颤模式，其他情况应选择同步电除颤模式。

4. 两个电极板上涂上导电糊，选择电能剂量，双向波除颤仪150～200J，单向波360J，充电。

5. 按要求放置电极板（见下图），右电极板置于胸骨右缘第二肋间，左电极板置于腋前线5～6肋间，紧贴皮肤用力下压(10kg)。

6. 所有人员不得接触病人、病床以及与病人相连接的仪器设备，操作者两臂伸直固定电极，使自己的身体离开床缘，然后双手同时按下放电按钮，进行除颤。

7. 电击后立即进行CPR。

8. 观察除颤效果；电击后5秒心电图显示心搏停止、非室颤或无电活动均视为除颤成功。

9. 如电除颤一次未成功，则需要进行5个循环的CPR后再进行同能量电击除颤，如此反复直至除颤成功或终止除颤。

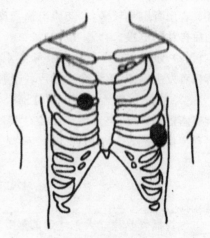

除颤部位图

【注意事项】

1. 除颤器是实施电除颤的主体设备，使用前应检查除颤器各项功能是否完好，电源有无故障，充电是否充足，各种导线有无断裂和接触不良，同步性能是否正常。除颤器作为急救设备，应始终保持良好性能，蓄电池充电充足，方能在紧急状态下随时能实施紧急电击除颤。对选择性电复律术前要特别检查同步性能，即放电时电脉冲是否落在R波下降支，同时选择R波较高的导程来触发同步放电。

2. 电除颤时需配备各种抢救和心肺复苏所需要的器械和药品，如氧气、吸引器、气管插管用品、血压和心电监测设备，以备急用。

3. 电极板的位置放置正确，并应与病人皮肤密切接触，保证导电良好。

4. 电击时任何人不得接触病人的皮肤及床，以免触电。

5. 对于细颤型者，应先进行心脏按压、氧疗及药物等处理后，使之变为粗颤再进行电击，从而提高除颤效果。

6. 两个电极板之间要保持干燥，避免因导电糊或盐水相连而造成短路。也应保持电极板把手的干燥，不能被导电糊或盐水污染，以免伤及操作者。

二、体外自动电除颤（AED）

体外自动电除颤（AED）包括自动心脏节律分析系统和电击咨询系统，可自动提出实施电击的建议，最后由操作者按下"shock"按钮来执行电除颤。AED只适用于无反应、无呼吸和无循环体征的患者。

【操作步骤】

1. 确认病人意识已经丧失，无脉搏，无呼吸。

2. 患者取仰卧位，仪器放在患者耳旁，在患者左侧进行除颤操作，这样方便安放电极。

3. 接通电源。按下电源开关或掀开显示器的盖子，仪器发出语音提示，指导操作者进行以下步骤。

(1) 安放电极。迅速把电极片粘贴在患者的胸部，一个电极放在患者右锁骨下胸骨第二肋间，另一个电极放在左乳头外侧。若患者出汗较多，应事先用衣服或毛巾擦干皮肤。若患者胸毛较多，会妨碍电极与皮肤的有效接触，可用力压紧电极，若无效，应剔除胸毛后再粘贴电极。

(2) 分析心律。急救人员和旁观者应确保不与患者接触，避免影响仪器分析心律。若患者发生室颤，仪器会通过声音报警或图形报警提示。

(3) 电击除颤。按"电击"键前必须确定已无人接触患者，或大声宣布"离开"。当分析有室颤心律时，电容器往往会自动充电、放电，并有声音或指示灯提示。电击时，患者会出现突然抽搐。

第三节　气管插管

气管插管是建立人工气道的最有效及最可靠的一种方法，是指将一种特制的气管内导管经声门置入气管的技术，这一技术能为气道通畅、辅助呼吸、呼吸道吸引和防止误吸等提供最佳条件。

【适应症】

1. 呼吸、心跳骤停需要行心肺复苏者。

2. 任何原因引起的自主呼吸障碍如感染性多发性神经炎、延髓性麻痹、脊髓灰质炎等。

3. 昏迷或神志不清而有胃内容物返流，随时有误吸危险者。

4. 呼吸衰竭。

5. 呼吸道内有分泌物不能自行咳出需气管内吸引者。

6. 颌面部、颈部及各种大手术需建立人工气道者。

7. 气道梗阻。

【禁忌症】

1. 急性喉头水肿、急性喉炎、喉头黏膜下血肿。

2. 胸主动脉瘤压迫气管者。

3. 咽喉部烧伤、肿瘤或者异物残留者。

4. 颈椎骨折或脱位者。

5. 有严重出血倾向者。

一、物品准备

气管导管（应根据患者的年龄、性别、身材选用不同型号的气管导管），喉镜、导丝、手套、胶布、牙垫、注射器、听诊器。必要时备吸引器、吸痰管、简易呼吸器及呼吸囊。

二、患者准备

先清除患者口、咽、鼻腔内的分泌物，血液或者胃内容物。取出活动性假牙，检查有无牙齿松动并给予适当固定。对清醒患者，给予解释取得患者的配合，以消除患者心理负担，必要时进行咽部局部麻醉以减少咽部反射亢进。患者插管前用简易呼吸囊给予患者辅助呼吸。

【操作步骤】

临床上常采用的方法有经口气管插管，经鼻气管插管，急诊最常用的是经口气管插管（见图1）.

其操作步骤如下：

1. 患者取仰卧位，肩背部垫一小枕使头部向后仰，使口、咽、喉三条轴线尽量呈一致走向。

2. 右手拇指与食指用力撑开下颌，或以右手小指及无名指将下颌向上托起，用拇指将下颌撑开。

3. 右手推患者前额，使头适度后仰。

4. 左手持喉镜从患者的右侧口角置入，将舌体推向左侧，同时前置镜片，可见到悬雍垂，再稍前进镜片置入咽部，可见到会厌。

5. 暴露声门：如用弯镜片时，可用镜片头置于舌根与会厌交界处，上提喉镜，间接提起会厌，显露声门；应用直喉镜片时，须将镜片头插至会厌下方，上提喉镜，直接挑起会厌，显露声门（见图2）。

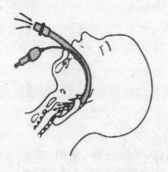
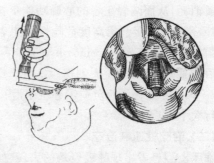

图1　经口气管插管　　　　图2　喉镜挑起会厌暴露声门

6. 右手持气管导管从右侧送入口咽部，在声门开放时轻轻插入气管内，导管气囊进入声门后将导丝取出，然后轻轻向前推进数厘米，插入深度为成年女性距门齿约22厘米，成年男性约24厘米。

7. 放置牙垫，取出喉镜，听诊双肺，两肺呼吸音对称，确认导管在气管内后用胶布固定导管和牙垫,连接呼吸器施行呼吸支持。

【注意事项】

1. 应按置管的目的和患者的情况选择插管方法。

2. 插管前应给患者吸入纯浓度氧。

3. 如果是经鼻气管插管者,应先检查患者鼻腔情况,有无鼻息肉、鼻中隔是否歪曲等。如果是经口气管插管,检查患者牙齿有无松动、有无义齿等。

4. 上提喉镜时将着力点始终放在喉镜片的顶端,严禁以门齿作支点用力。

5. 插管时动作要轻柔、准确而迅速,以防损伤组织,尽量减少患者的缺氧时间,以免发生心跳骤停。

6. 对颈短、喉结过高、体胖而难以暴露声门者,可借助手按压喉结、肩部垫高以便清楚暴露声门,插管成功的关键看是否充分暴露声门。

7. 插管后应检查两肺呼吸音是否对称,以确保导管位置正确,防止过深或者过浅,然后适当固定,防止滑脱或者引起单侧通气。

第四节　机械通气

是借助呼吸机的机械装置产生气流和提供不同浓度的氧气,通过提高通气量,改善通气和换气功能,从而减少病人呼吸功能的能量消耗,以达到改善和纠正缺氧及二氧化碳潴留的目的。给呼吸功能不全的病人以呼吸支持,即利用机械装置来代替、控制或改变自主呼吸运动的一种通气方式。

【适应症】

(一) 预防性通气治疗

危重患者有时虽然尚没有发生呼吸衰竭,但是如从临床疾病的病理过程、呼吸功、心肺功能储备等诸方面判断,有发生呼吸衰竭的高度危险性。预防性通气治疗能减少呼吸功和氧消耗,从而减轻患者的心肺功能负担。其指征如下:

1. 有发生呼吸衰竭高度危险性的患者①长时间休克;②严重的头部创伤;③严重的慢性阻塞性肺部疾病(chronic obstructive pulmonary disease,COPD)的患者腹部手术后;④术后严重败血症;⑤重大创伤后发生严重衰竭的患者。

2. 减轻心血管系统负荷①心脏术后;②心脏储备功能降低或冠状动脉供血不足的患者进行大手术后。

(二) 治疗性通气治疗

临床上当患者出现呼吸衰竭的表现,如呼吸困难、呼吸浅速、紫绀、咳痰无力、呼吸欲停或已停止、出现意识障碍、循环功能不全时;患者不能维持自主呼吸,近期内预计也不能恢复有效的自主呼吸,呼吸功能受到严重影响时,可应用机械通气治疗。①全身多器官功能衰竭伴肺炎或 ARDS;②连枷胸;③呼吸肌衰竭;④心肺复苏后、麻醉药物过量、中枢神经系统疾病、神经肌肉疾病;⑤严重肺挫伤;⑥部分 COPD 患者。

【禁忌症】

1. 气胸及纵隔气肿未行引流者。

2. 呼吸衰竭并有肺大泡者。

3. 大咯血或严重误吸引起的窒息。

4. 急性心肌梗死。

5. 出血性休克未补充血容量之前。

6. 重症活动性肺结核。

【常用机械通气模式】

（一）控制通气（control ventilation，CV）

呼吸机按照所设定的参数，有规律、强制性通气，而与患者的自主呼吸无关。可分为：容量控制通气（volume control ventilation，VCV）和压力控制通气（pressure control ventilation，PCV）两种类型。

（二）辅助/控制通气（A-CV）

此为临床上常用的通气模式，是指在自主呼吸的基础上，呼吸机再补充自主呼吸通气量的不足。患者自主呼吸初的吸气，在管道中产生负压，这一负压触发呼吸机释出一次潮气量。故患者能控制通气频率，但每次释出的潮气量仍由呼吸机所控制。假如患者的自主呼吸频率低于预置的呼吸机频率，则机械通气转变为 CV。总之 A-CV 只允许患者影响呼吸频率，与 CV 相比，患者可触发吸气，减少与呼吸机发生拮抗的可能性。AV 理论上有两个优点：①患者能根据生理要求，自动调节通气量，减少呼吸功；②吸气肌主动收缩，吸气时使胸内压相对低于控制呼吸，因而可减轻对心脏循环的负担。但实际上 AV 只有在呼吸中枢功能正常，吸气肌能产生较强的吸气负压，并且患者能配合的情况下，才能得到较好的效果。

（三）间歇指令通气（intermittent mandatory ventilation，IMV）和同步间歇指令通气（synchronized intermittent mandatory ventilation，SIMV）

两种通气模式均允许在呼吸机指令通气期间存在患者的自主呼吸，通气量由呼吸机指令通气和患者自主呼吸两部组成，IMV 时预设的机械通气呼吸频率不受患者的自主呼吸影响，而 SIMV 可与患者的呼吸同步，避免了自主呼吸与机械呼吸之间可能存在的不协调现象。目前呼吸机上多提供 SIMV 模式，预设的机械通气频率可根据需要调节，通气方式可为容量控制，也可调整为压力控制。当设定指令通气频率与患者的自主呼吸频率相同时，SIMV 就变成辅助/控制通气。相反，当逐渐降低指令通气的频率时，SIMV 就变成了自主呼吸的通气方式。

（四）压力支持通气（pressure support ventilation，PSV）

在患者吸气时，呼吸机提供恒定的预设气道正压，以帮助克服气道阻力而使肺脏扩张，减少呼吸做功，当吸气流速降低到最高吸气流速的 25 时，支持压力停止，吸气转化为呼气。病人自己控制呼吸频率、吸气时间、吸气流速及呼气时间，随压力支持水平及病人的自主呼吸的努力程度不同，每一次呼吸的潮气量都不相同，PSV 可与 SIMV 联合，支持患者的自主呼吸，也可加用 CPAP/PEEP。PSV 最大的优点是能最大限度发挥患者的自主呼吸功能，与呼吸机的同步性好。

（五）持续气道正压通气（continuous positive airway pressure，CPAP）

CPAP 是始终保持气道正压的自主呼吸，可以使塌陷的肺泡开放，增加功能残气量，减少分流,改善氧合。

（六）气道双水平正压通气（Bi－level positive airway pressure,BiPAP）

是压力控制通气的一种变化形式,与压力控制通气不同之处在于,BiPAP 在提供指令通气的同时,也允许患者的自主呼吸,患者自主呼吸既可以在呼气相,也可以出现于指令通气期间。

【通气参数设置】

应根据患者的体重、肺部基本情况、病情及病程选择合适的通气参数,并根据血气分析、心肺功能及病情进展,随时调整呼吸参数。

1. 潮气量:是机械通气时首先要考虑的问题。容量控制通气时,潮气量设置的目标是保证足够的通气,并使患者较为舒适。成人潮气量一般为 $5\sim15mL/kg$,$8\sim12mL/kg$ 是最常用的范围。潮气量大小的设定应考虑以下因素:胸肺顺应性、气道阻力、呼吸机管道的可压缩容积、氧合状态、通气功能和发生气压伤的危险性。气压伤等呼吸机相关的损伤是机械通气应用不当引起的,潮气量设置过程中,为防止发生气压伤,一般要求气道平台压力不超过 $35\sim40cmH_2O$。对于压力控制通气,潮气量的大小主要决定于预设的压力水平、病人的吸气力量及气道阻力。一般情况下,潮气量水平亦不应高于 $8\sim12mL/kg$。

2. 呼吸频率:设定呼吸机的机械通气频率应考虑通气模式、潮气量的大小、死腔率、代谢率、动脉血二氧化碳分压目标水平和患者自主呼吸能力等因素。对于成人,机械通气频率可设置到 $8\sim20$ 次/分。对于急慢性限制性通气功能障碍患者,应设定较高的机械通气频率(20 次/分或更高)。机械通气 $15\sim30$ 分钟后,应根据动脉血氧分压、二氧化碳分压和 pH,进一步调整机械通气频率。另外,机械通气频率的设置不宜过快,以避免肺内气体闭陷、产生内源性呼气末正压。一旦产生内源性呼气末正压,将影响肺通气/血流,增加患者呼吸功,并使气压伤的危险性增加。

3. 每分钟通气量:成人一般为 $90\sim120mL/kg$,儿童 $120\sim150mL/kg$。

4. 吸呼时间比:根据病情在 $1:1.5\sim2$ 范围内选择调节。心功能不全、血压不稳的患者,以 $1:3$ 为宜。

5. 供氧浓度:以吸入气氧浓度 40% 为宜,病情需要高浓度给氧者,可酌情增加,但不宜长时间超过 60%、以免发生氧中毒。

6. 吸气流速:成人为 $40\sim100L/min$,平均为 $60L/min$。

7. 触发灵敏度:目前,呼吸机吸气触发机制有压力触发和流量触发两种。设定合适的触发十分重要,过高会引起误触发,过低患者要增加呼吸肌做功,或不能触发呼吸机送气。由于呼吸机和人工气道可产生附加阻力,为减少患者的额外做功,应将触发灵敏度设置在较为敏感的水平上。一般情况下,压力触发的触发灵敏度设置在 $-0.5\sim-1.5cmH_2O$,而流量触发的灵敏度设置在 $1\sim3L/min$。

8. 呼气末正压的设置:是指呼气末肺泡压力高于大气压,恰当的应用呼气末正压(PEEP)的主要目的是增加肺容积、提高平均气道压力、改善氧合。但是不恰当呼气末正压可引起胸腔内压升高,导致静脉回流减少、左心前负荷降低。呼气末正压水平的设置,理论上应选择最佳呼气末正压,即获得最大氧输送的呼气末正压水平,临床上应用较为困难。临床常用的方法一般从 $5cmH_2O$ 开始,逐渐增加,每次增加 $2.5\sim5cmH_2O$,直到最佳 PEEP。

【操作方法】

1. 对呼吸机有关部件认真进行清洁消毒,检查有无漏气等情况,按要求正规安装,开机观察运转及性能是否良好。

2. 按病情需要选择与患者气道连接的方式

(1)密封口罩:适用于神志清楚、能合作、短时间使用机械通气或作雾化治疗的患者。

(2)气管插管:适用于短期作机械通气治疗的患者。近年来,厂家提供的低压硅胶气管导管,对声带、气管黏膜损伤小,插管留管时间可相应延长。

(3)气管套管:适用于需长时间作机械通气治疗的患者。

3. 选择机械通气模式,按病情确定所需要的潮气量、频率、吸呼比。

4. 确定吸氧浓度,原则是用最小的吸氧浓度使患者血氧饱和度、氧分压及二氧化碳分压达到理想的值。一般从 30% 开始,并根据氧分压的变化逐渐增加,长时间通气时不应超过 50%。

5. 机械通气中的监护

(1)患者生命体征的监护,如心率、脉搏、呼吸、血压、神志等变化情况。

(2)呼吸机工作是否正常,观察各通气参数是否符合患者情况,是否需要调节。

(3)使用前及使用中定期测定动脉血气分析、电解质及肾功能等,如有异常,应立即分析原因,及时处理。

6. 机械通气中的护理:注意呼吸道湿化、吸痰,每 30~60min 注入生理盐水 3~5mL,并吸引痰液。严格无菌操作,加强患者营养等。

7. 撤机:待患者自主呼吸恢复,神志清楚、咳嗽吞咽反射存在,肺部感染基本控制,痰量明显减少,血气分析正常或接近正常(某些慢性呼吸衰竭患者),肺活量恢复到 10~15mL/kg,吸气压达到~2kPa(15mmH$_2$O)时;可考虑停用呼吸机。停用前于白天作间歇辅助呼吸,停机期间密切观察心率、脉搏、呼吸、血压和血气变化,有无缺氧及二氧化碳潴留情况,然后逐渐延长间歇时间,以至最后完全停用呼吸机。现代呼吸机均有 SIMV 及 PSV 功能,可利用该功能帮助撤机。

【注意事项】

(1)尚未补足血容量的失血性休克及未经胸腔闭式引流的气胸等,应暂缓使用呼吸机。

(2)呼吸机的操作者,应熟练掌握机械性能、使用方法、故障排除等,以免影响治疗效果或损坏机器。

(3)使用呼吸机的患者应有专人监护,按时填写机械通气治疗护理记录单。

(4)病室每天应按时开窗通风 1~2 次,每次 30min,并用 1%~2% 过氧乙酸喷雾消毒或紫外线灯照射 1~2 次。

(5)呼吸机应有专人负责管理,定期维修、保养。使用后,呼吸机的外部管道、呼吸活瓣、雾化装置等送供应室彻底处理消毒后备用。

第五节　静脉置管术与护理

一、套管针留置与护理

静脉留置针又称套管针,由先进的生物性材料制成,作为头皮针换代产品于 1958 年应用于临床,30 年前在欧美国家普遍使用。由于套管针是软管,留置在血管中对血管刺激性小,并且可随血管形状弯曲,不易脱出血管,便于肢体活动,有利于危重患者的抢救和提高护理工作效率。

【操作步骤】

1. 用物准备:静脉留置针、肝素帽、透明敷料,其余同静脉输液。

2. 选择血管:选择柔软富有弹性且行走较直的静脉。

3. 扎止血带:用皮肤消毒剂消毒穿刺部位,消毒范围直径＞8cm。

4. 准备肝素帽、透明敷料:选择套管针(成人输液 22～20G,输血 20～18G,儿童输液、输血 24～22G)。

5. 旋转松动外套管,以消除套管与针芯的粘连。

6. 左手绷紧皮肤、右手拇指与食指握住套管针针尾,以 30～40°角缓慢进针,见回血后降低角度继续进针 1～2mm,以保证外套管前端完全进入血管内。

7. 松开止血带。

8. 送管:送管方法可根据直型套管针和 Y 型套管针送管方法选择,原则是保证外套管全部送入血管内。

9. 拔出针芯:证实管道通畅后,连接肝素帽或直接接输液器输液。

10. 用透明敷贴覆盖穿刺点及周围皮肤并固定,贴膜勿将肝素帽与输液器针头连接处盖住,固定好后注明穿刺时间。

11. 调节滴速,整理用物。

【护理措施】

1. 护士在整个操作过程中要严格执行无菌技术操作,做到技术熟练,防止反复穿刺造成血管周围组织损伤。

2. 再次输液时要严格消毒肝素帽,输液完毕要用生理盐水或肝素封管液进行正压封管,以防止堵管。

3. 严密观察,及时发现早期静脉炎的征象,并及时处理。

4. 穿刺部位保持清洁干燥,防止透明敷贴与皮肤粘接不牢。

5. 留置针保留时间 48～72 小时。

6. 拔管时沿血管方向,轻柔地将留置套管针拔出,拔针后用无菌干棉签按压穿刺点 2～3min,防止出血。

二、中心静脉置管与护理

中心静脉置管是将与血管相容性比较好的一种柔软导管,通过经皮穿刺留置在中心静脉内,其导管开口端漂浮在上腔静脉或下腔静脉内的深静脉穿刺技术。故中心静脉穿刺置管术是急救病人常用的一门技术。

【适应症】

1. 需长期输液、化疗、频繁留取血标本者。

2. 周围循环衰竭的危、重患者。

3. 各种休克患者。

4. 心肺功能不全、需监测中心静脉压者。

5. 静脉内高营养治疗,需快速输血、输液,输注刺激性溶液者。

6. 置入肺动脉导管,安装心脏起搏器等患者。

【禁忌症】

1. 凝血机制严重障碍。

2. 局部感染。

3. 上腔静脉综合征。

【操作方法】

(一) 颈内静脉穿刺置管术

颈内静脉位置固定,在休克的情况下不易塌陷。右侧颈内静脉与右心房几乎成一直线。

1. 病人取平卧位,头低 20~30°角或肩项下垫一薄枕以暴露颈部。头转向穿刺对侧(一般多取右侧穿刺)。

2. 确定穿刺点,进针方法有两种:

(1) 低位进针法:进针点在胸锁乳突肌的两脚之间或其后脚的前缘,即胸锁乳突肌的锁骨头、胸骨头和锁骨三者所组成三角区的顶点为穿刺点,方向指向剑突(胸锁关节)。

(2) 高位进针法:进针点在胸锁乳突肌(外侧缘)之中点或稍上方,方向指向同侧乳头。

3. 消毒皮肤,戴手套,铺无菌巾建立无菌穿刺区域。

4. 检查中心静脉导管是否完好。

5. 用利多卡因进行局麻。

6. 先探针,右手持穿刺针与皮肤呈 30~45°角,向下及稍向外进针,边进针边抽吸,见有明显的静脉回血表明进入颈内静脉。

7. 根据探针方向和角度,再用中心静脉套管针,以相同的方法静脉抽出回血后,一手固定穿刺金属针,另一手轻轻地将外套管沿金属针头向前推进,取下注射器,左手拇指堵住针柄,以防空气进入静脉,右手插入导引钢丝,退出穿刺针,使用扩张器扩张皮肤,在导引钢丝引导下插入中心静脉导管,取出导引钢丝,抽回血并连接液体,用透明薄膜固定,对固定困难者可进行缝合固定(见下页图 1,2)。

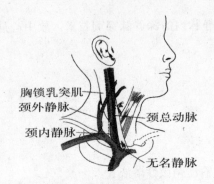

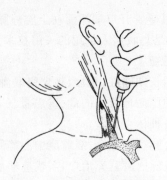

图1　颈内静脉解剖图　　　　　图2　颈内静脉中心静脉插管

(二) 锁骨下静脉穿刺置管术

1. 经锁骨上穿刺法

(1) 采用头低肩高位,一般选右侧进针,因左侧易损伤胸导管(或床脚抬高15～25°),使静脉充盈,提高静脉内压力,不易发生空气栓塞。头转向对侧,显露胸锁乳突肌外形,用1‰甲紫划出胸锁乳突肌锁骨端外侧缘与锁骨上缘所形成的夹角,该角平分线之顶端或其后0.5cm左右处为穿刺点。

(2) 常规消毒皮肤,铺消毒洞巾。

(3) 检查中心静脉导管是否完好,用生理盐水冲洗,排出空气。

(4) 用2～5mL注射器抽吸利多卡因,对穿刺点部位进行局部浸润麻醉。

(5) 术者右手持穿刺针进行穿刺,针尖指向胸锁关节,进针角度约30～45°。边进针边回抽血,一般进针2.5～4cm即达锁骨下静脉。

(6) 静脉回血后,用左手固定穿刺针,右手插入导引钢丝,退出穿刺针,使用扩张管扩张,在导引钢丝引导下插入中心静脉导管,取出导引钢丝,抽回血并连接液体,用透明薄膜固定,对固定困难者可进行缝合固定。

2. 经锁骨下穿刺法

(1) 两肩胛间及穿刺侧垫一薄枕,其余准备同上。

(2) 锁骨下静脉的定位:标志取锁骨中点内侧1～2cm处(或锁骨腘点与内1/3之间),锁骨下缘下方1～2cm;锁骨中1/3段范围的下方也可为穿刺点,一般多选用右侧(如选左侧穿刺点应稍偏内侧),沿锁骨下缘进行。

(3) 局部用利多卡因浸润麻醉,在选定穿刺点处进针,做试探性穿刺,针尖指向锁骨内侧头上缘,穿刺针与胸壁成约30°角,不超过45°角,以免刺伤胸膜。进针时使注射器内保持轻度负压,一般进针4cm左右可见回血,记下进针的深度与方向。

(4) 插入导管的方法同上(见下页图1,2)。

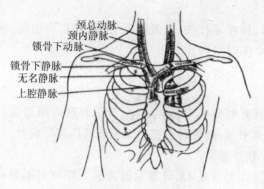

图 1　锁骨下静脉的解剖部位正面图

图中标注：颈总动脉、颈内静脉、锁骨下动脉、锁骨下静脉、无名静脉、上腔静脉

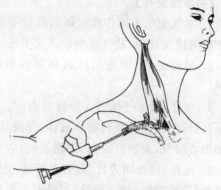

图 2　锁骨下中心静脉插管

（三）股静脉穿刺置管术

（1）股静脉的解剖位置：在腹股沟韧带的下方，紧贴腹股沟韧带，髂前上棘和耻骨联合连线的中点是股动脉，其内侧是股静脉。

（2）患者取仰卧位，将大腿外展与身体长轴成 45°角。

（3）定位方法一：腹股沟韧带中点下方股动脉搏动最明显处的内侧。方法二：髂前上棘和耻骨结节连线中点即是股动脉，其内侧为股静脉。

（4）局部常规消毒，待干，戴手套，铺无菌方巾。

（5）检查中心静脉导管及套管针是否完好。

（6）术者立于穿刺侧，以左手食指在腹股沟韧带下方中部扣清动脉搏动最明显部位。

（7）右手持穿刺针，在腹股沟韧带中点下 2～3cm、股动脉内侧，与皮肤成 30～45°角刺入，抽得静脉大量回血后确认穿刺成功。其余操作同颈内静脉置管。

【护理措施】

1. 局部必须严格消毒，不要选择有感染的部位作穿刺。气胸患者避免行颈内静脉及锁骨下静脉穿刺，腹内出血患者避免行股静脉穿刺。同时，置管时还应注意以下几点：（1）如技术操作不当，可发生气胸、血肿、血胸、气栓、感染等并发症，故不应视作普通静脉穿刺，应从严掌握适应症；（2）躁动不安而无法约束者、不能取肩高头低位的呼吸急促患者、胸膜顶上升的肺气肿患者，均不宜施行此穿刺技术；（3）避免反复多次穿刺，以免形成血肿，如抽出鲜红血液即示穿入动脉，应拔出，紧压穿刺处数分钟至无出血为止。

2. 每周更换肝素帽 1～2 次，每 3～5 天更换透明敷料一次，也可用无针正压接头连接，以减少封管和针刺伤。操作时注意严格无菌操作。

3. 由于置管入上腔静脉，故常为负压，输液时注意输液瓶内的液体绝对不能输空，更换接头时应先夹住导管，以防空气进入发生气栓。

4. 10～100U/mL 稀释肝素液正压封管，每次 2～5mL，每 12 小时一次，防止血液在导管内凝固。

5. 如疑有导管源性感染，应做导管头培养。

6. 拔管：如为颈内静脉穿刺，嘱能合作的病人屏气，轻缓地将导管拔出，注意按压。拔管后 24 小时内用无菌敷料覆盖。

【并发症处理】

1. 血气胸由于操作者对解剖部位不熟、操作不仔细、患者躁动、进针过长所引起,可按肺压缩情况处理,抽气或胸腔闭式引流,必要时摄胸片。

2. 局部血肿:误伤动脉或刺穿静脉按压不够所致,应迅速拔针,局部压迫 5～10分钟。

3. 气栓:由于气体进入静脉而引起。置管时应嘱患者屏气,脱开注射器时拇指加纱布压住针尾;输液时及时更换液体,保持管道密封;拔管时迅速用无菌敷料压迫穿刺处,同时嘱患者屏气;更换肝素帽、加用三通,应夹住导管。

4. 血栓:以长期置管、高营养疗法、高凝状态常见,尤以股动脉为甚。穿刺时不要将针筒里已凝固的血注入静脉;封管时应正压静推 2～5mL 肝素稀释液;输液不畅时不可用力推注。

5. 感染:由于无菌操作不严格而引起。应严格无菌操作;24 小时更换输液器;3～5日更换透气薄膜,注意消毒;如疑有导管源性感染,应做导管前端培养和血培养。

6. 导管阻塞:应防止导管扭曲、受压。输血前后用生理盐水脉冲式充分冲管,用稀释肝素液封管,尽量选用内径较粗的导管。

7. 导管脱出的预防:用缝针固定,经常观察,及时更换已失去黏性的薄膜。

8. 误伤神经、动静脉、胸导管,可出现动静脉瘘、乳糜胸等。应停止输液,对症处理,操作时应熟悉解剖部位,注意操作手法等。

9. 导管断裂:穿刺遇到阻力时,应及时找原因并退出重新置管,置管时用扩张器松解皮肤。如用手术刀应谨慎。

10. 心脏穿孔:少见但极为严重。穿刺时为了预防心脏穿孔,置管不宜过深,一般在上腔静脉与右心房入口处最合适;导管应妥善固定,尽量不使其移位;选用的导管质量应优良。

三、经外周静脉置入中心静脉导管(PICC)

PICC 是一种经外周静脉(通常是肘窝静脉)插入并开口于中心静脉的导管。目前PICC 导管已经成为发达国家和地区继中心静脉导管之后的又一种极其重要的输液途径和方式,为医护人员提供了更多种选择。是一种有效的建立长期静脉通路的方法。

【适应症】

1. 需长期输液、化疗、频繁留取标本的病人。

2. 输液困难,如严重烧伤病人。

3. 输刺激性或高浓度药物,如完全胃肠外营养。

【禁忌症】

1. 乳癌根治术后患侧上肢。

2. 肘部血管条件差。

3. 穿刺部位皮肤破损或感染。

4. 严重的出凝血障碍。

【操作方法】

1. 穿刺点一般选择右侧肘正中静脉、贵要静脉或头静脉(见下图)。

2. 用物:外周置入中心静脉套盘(PICC套盘)1套、生理盐水250mL、灭菌手套1双,软尺1个、输液用物全套。

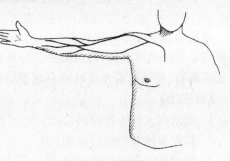

常用穿刺静脉

(1) 评估:向病人或家属解释,以取得理解和配合。

(2) 患者仰卧,右臂外展与身体呈90°角。

(3) 测量定位:从预穿刺点开始,沿静脉走向测量,到胸锁关节处再向下反折至第三肋间,即为置入导管的长度。

(4) 根据病人的年龄及体重,选择适当型号的导管。

(5) 穿刺部位局部常规消毒,面积10cm×10cm,扎止血带,术者戴无菌手套,铺消毒洞巾,建立穿刺无菌区域。

(6) 冲洗并检查导管以及带可撕裂鞘的穿刺针是否完好。

(7) 持带可撕裂鞘穿刺针行静脉穿刺,穿刺时,左手绷紧皮肤,右手持针以15~30°角进针,直刺血管,见回血后降低角度略向前进,以确保可撕裂鞘完全进入血管内,松开止血带,左手固定外套管,右手退出穿刺针芯。

(8) 用镊子夹住导管前端向心性送入导管,须注意轻夹,以防损伤导管,当导管尖端到达预定插管长度前5cm处,停止插管,后退可撕裂鞘,直到鞘完全退出穿刺点,撕开并移去可撕裂鞘。

(9) 插入导管至预定的位置,证实在静脉内后按要求固定。

(10) 必要时行X线摄片,确定导管位置。

(11) 记录置管过程。

【并发症】

导管错位、导管阻塞、导管折断、意外脱出等。

【护理措施】

1. 置管后第一个24小时必须换药,出血量不能被敷料所吸收时是不正常的;穿刺点无渗血时每周换药1~2次,换药时严格执行无菌技术。

2. 每天测量臂围,在肘窝上四指处进行测量,臂围>2cm,且辅助治疗不缓解应拔管。

3. 穿刺后第一天应减少肢体活动,第二天鼓励病人活动,但不能剧烈活动。

4. 病人洗澡时,建议用保鲜膜包裹穿刺部位。

5. 洗澡后应检查敷料是否需要更换。

5. 拔管。轻缓地将导管拔出,注意按压。拔管后24小时内用无菌敷料覆盖伤口。

第六节　有创血流动力学监测与护理

血流动力学监测是指利用 Swan-Ganz 气囊漂浮导管和心脏监护仪,经外周静脉插入心脏右心系统和肺动脉,进行心脏及肺血管压力和心排出量等参数的测定,为抢救危重病人提供精细、可靠且是连续性的心血管功能状态及血流动力学改变程度的指标。

【适应症】

1. 危重病人补液治疗的监测。

2. 休克诊断和治疗的监测。

3. 顽固性心衰治疗的监测。

4. 病因不明急性肺水肿的病因鉴别与治疗的监测。

5. 急性呼吸衰竭及应用呼吸机治疗的监测。

6. 急性无尿性肾衰竭一般治疗及透析治疗过程的监测。

7. 严重创伤病人、高危险性外科手术病人术前术后的监测。

8. 急性心肌梗死诊断和治疗的监测。

【相对禁忌症】

1. 全身出血性疾病尚未控制者。

2. 恶性急性心律失常尚未控制者。

3. 原有完全性左束支传导阻滞,新近出现不完全性右束支传导阻滞或 P－R 间期延长者。

4. 急性或亚急性心内膜炎者。

5. 活动性风湿热、心肌炎者。

6. 近期有体循环或肺循环栓塞者。

【操作方法】

(一)用物准备

静脉切开包、手术衣包、手术巾、无菌治疗盘、无菌手套、无菌巾、无菌漂浮导管、急救药物、肝素、500mL 生理盐水、20mL 及 5mL 注射器、监护仪、测压管、压力转换器、三通管、两瓶 500mL 生理盐水冲管用。

(二)向病人做好解释工作,消除病人的恐惧心理

(三)确定导管进入的部位

导管尖端插至右心房所需要的长度与导管插入的起始部位有关。

(四)置管前准备工作

(1) 配制肝素生理盐水:500mL 生理盐水中加入 50mg 肝素。

(2) 连接测压导管:测压管上的储液室接压力转换器,两个三通管分别接控制测压和输液管道。

(3) 连接并启动床边心电监护仪。

(4) 将测压输液管插入 500mL 肝素生理盐水中,排尽管道内空气;将储液室内充满液体,在传感器表面滴上数滴注射用水,并与储液室紧密相贴。将传感器固定于床头专用支架上,传感器应与右心房成水平,以保证测压的准确性。

(5)按动导联选择键,选择好压力通道并设置零点,振幅速度调至 30～60 mm/s,扫描速度为 12.5mm/s。

(五)插管配合

配合医生进行置管术。漂浮导管的置入方法有两种:(1)穿刺法:选用颈内静脉和股静脉(方法见中心静脉置管和护理);(2)切开法:选用肘部较大的静脉。以肘正中静脉切开置入法为例:

1. 局部常规消毒皮肤,铺无菌治疗巾,在器械桌上铺好手术器械。检查漂浮导管是否通畅及球囊的完整性。

2. 当导管插入 40cm 时,护士要将测压管与导管末端的黄色管相接,测量肺动脉压(PAP)。同时向球囊内注入 1～2mL 气体,使球囊充气后继续送管,可测量肺毛细血管楔压(PCWP)。当导管送至肺小动脉后再重复测压 1 次。监护仪屏幕上显示出肺动脉压和肺毛细血管嵌压,放松气囊时显示肺动脉压(PAP),充气时显示肺毛细血管楔压(PCWP)时可固定导管,包扎局部伤口以防导管脱出,撤出手术器械和用物。插管过程中持续用肝素生理盐水滴注。

注意:插管过程中,护士要密切观察监护仪上的心电图波形与心脏内各部压力波形的变化,波形的变化可确定导管尖端在心脏内的位置,当出现异常心电图波形时,要及时报告医生处理。

3. 测压。每次测压前重新检查所设置的参数和传感器的高度。测压时,先旋转测压管上一侧的三通开关,使之与大气相通,校正零点,然后关闭;再旋转另一侧三通开关。使压力管道与压力传感器相通,此时可测得肺动脉压并记录。向球囊内注入 1～2mL 气体后将其开关锁住,此时测得的压力为肺毛细血管楔压。选择 CVP 监测管道,将测压管移至中心静脉通道上,按测肺动脉压的方法进行测压,即可测得中心静脉压或右房压。测压后应及时将测压管重新连接于肺动脉测压管道上,并接通管道冲洗系统,持续用肝素生理盐水冲洗,滴速为 5～10 滴/分,每小时加压冲管 1 次,每次 2～3mL,防止管腔被血凝块阻塞。

测心排出量时,先将病人姓名、性别、身高、体重等数据输入计算机内,从冰箱内取出 2 瓶 500mL0℃～5℃生理盐水,其中一瓶放入冰槽内,瓶内插入与床旁监护仪相连的水温计;从另一瓶生理盐水内抽 5mL 冰生理盐水,抽液体时护士不得用手握液体瓶,以免升高液体的温度,影响数据的准确性。测量时按监控开关,向中心静脉管道内快速注入冰盐水 5mL,此时屏幕上显示出升支与降支对称、波峰钝圆的坐标波形和数据。此操作应重复 3 次,取其平均值并记录。以上各指标测量完毕后,关闭测压系统,检查各管道连接是否正确,并开放冲管系统,待病人体位舒适后方可离去。

【护理措施】

(一)防止损伤导管

取导管时纵向剥开塑料外套,注意不要损坏导管及气囊。

（二）精确校正"0"点

测压时，首先要将"0"点确定在病人平卧位时的右心房水平，如低于这水平测得压力偏高，反之则偏低。

（三）防止感染

不要选择有感染的部位作穿刺，插管部位每日更换一次敷料，注意严格无菌操作，并观察局部皮肤的温度及颜色。

（四）防止栓塞

保持管道通畅，定时检查管道有无扭曲、受压，每隔 1～2 小时用肝素生理盐水（500mL 盐水内加入肝素 50mg）冲洗肺动脉导管和右心导管，以防血栓形成。冲洗的方式可以是间断推注也可以是连续冲洗。

（五）注意观察各种压力变化

若数值或波形发生异常时，在排除病情变化的因素外，注意检查压力传感器的位置是否在零点、导管及传感器内是否有回血、气泡、是否通畅等，并及时处理。

（六）测压时注意呼吸对肺动脉压的影响

深吸气时所测得的肺动脉压明显低于平静时，因此测压时应嘱病人平静呼吸。

第七节　危重症患者的营养支持

危重症患者由于处于高代谢状态，对能量和蛋白质的需求量大，然而由于疾病的原因患者无法经口摄取营养，或经口不能摄取足够的营养。营养支持的目的在于供给细胞代谢所需要的能量与营养物质，维持组织器官结构与功能，通过营养素的药理作用调理代谢紊乱，调节免疫功能，增加机体抗病能力，从而影响疾病的发展与转归，改善潜在和已发生的营养不良状态，防治其并发症。

【营养状态评估】

对危重症患者进行正确、合理的营养评估是极其关键的。

1. 对于摄入不足、营养状态低下的患者（体重丢失＞15％～20％，中臂肌肉周径＜标准值 5％），应该在早期即给予营养支持。

2. 遭受严重创伤的患者，全身性炎症反应和低下的代谢反应常伴有合成能力的障碍，面临脏器衰竭的危险。中等创伤的患者，在停止进食 10～14 日后，即使营养状态良好，也可能出现机体对抗感染和创伤修复能力的下降。因此，对营养不良的创伤患者应尽早给予营养支持。

3. 反映全身性炎症反应的经典指征包括白蛋白血症、血细胞增高或减少、发热及血流动力学不稳定。

4. 对于心跳呼吸骤停的危重患者，无论发病前的营养状态如何，早期的营养支持应该在抢救复苏术成功或基本代谢指征测定明确后就开始。

【营养方法】

根据营养补充途径，临床营养支持分为肠外营养支持（常用的静脉输入法）与肠内营养支持（经肠道输入法和由口喂饲）两种方法。

一、肠外营养法

1. 周边静脉营养法

（1）用途：①用于短时间内需要补充营养素；②代替经口给食。

（2）用法：①用低浓度、等张的营养制剂；②经周边静脉注射液滴注。

（3）适应症：①癌症、术前营养不良、肠道疾病、肾衰竭、肝功能不全、败血症、大创伤、急性胰腺炎、短肠综合征、先天性或神经性肠道疾病；②胃肠道或心情上不能忍受肠道灌喂、后天免疫不全征候群、完全不能经由肠道摄取营养的营养不良儿童、早产儿、极低出生体重、低出生体重的新生儿；③不肯吃饭、不准吃饭、不能吸收的患者。

（4）特点：①此种溶液可以维持患者电解质及液体的平衡；②所含热量有限；③需鼓励患者经口进食或尽早建立管灌饮食；④多用在短期（7～10d）内需要静脉营养输液补充的患者；⑤一旦患者的能量需求增加或预期二周内仍无法建立起肠道喂养者，则需考虑进一步的全静脉营养疗法。

2. 全静脉营养法

全静脉营养法又名经中心静脉的高滋养疗法（central venoushy perallmentation）。

（1）适用性：当肠道营养不能或不足的患者，需积极性的静脉营养以改善病情者。

（2）特点：①全静脉营养疗法能提供较高的营养素及能量；②全静脉营养制剂为高渗透压性营养液；③必须经中心静脉才不致发生静脉炎。

（3）注意事项：①患者发生了导管败血症感染不易控制；②常需中止静脉营养；③静脉营养的导管应保留只给静脉营养输液使用；④三腔管导管引起败血症的机会要大得多；⑤定时检查导管插入处是否有炎症；⑥如发现有炎症现象应尽快拔除导管；⑦每天定时为患者检查血糖。

（4）接受全静脉营养疗法的患者，血液生化检查时的注意事项：①避免由静脉营养导管来抽血；②抽血不要在注射的同一静脉进行；③如接受脂肪乳化剂（fatemulsion）注射的患者最好在给药后 4h 之后抽血；④体液（flu—id）：评估体液最好的指标为体重的测量，尿密度（urinespeclflcgravity），血细胞容积与摄入及排出的记录；⑤钠（Na^+）：一般来说血钠异常多与体液的不平衡有关；⑥钾（K^+）：与葡萄糖代谢及组织生成有关；⑦氯（Cl^-）：除了曾述及盐酸盐的氨基酸制剂较易造成代谢性酸中毒；⑧钙（Ca^{2+}）：低钙质可能是因为低蛋白而引起；⑨磷（P）：肾功能不全时可引起血内磷酸盐过多；⑩镁（Mg^{2+}）：营养不良并有大量胃肠流失。

二、肠内营养法

很多研究证明肠内营养有很大优越性，因为胃肠道是人体最大的免疫器官，包含超过人体 65％的免疫组织。长时间的完全肠外营养会导致肠道功能的废弃，可引起肠壁绒毛萎缩，肠壁变薄，肠壁渗透性增强，肠道细菌可经胃肠壁移位。因此适当的肠内营养除了能提供必须的能量和营养素外，更重要的是能维护和保持胃肠黏膜的屏障作用和免疫功能。

（一）肠内营养的适应症

凡有营养支持指征，胃肠功能存在的患者都可以接受肠内营养支持。尤其是外伤、烧伤、急性胰腺炎、严重疾病需要机械通气的患者，应用肠内营养有利于保持肠道的完整性，优于肠外营养。

（二）肠内营养方法

经口进食和管灌饮食两种。

1. 经口进食（oralintake）

特点：①是最自然的进食；②安全；③最有效率的肠道营养法；④此法又可分为普通饮食及治疗饮食两种。

2. 管灌饮食（tuhefeeding）

①是将食物以液体或均质化形态注入喂食管中；②主要的目的是供给吞咽功能障碍或不能由口进食的患者一种营养均衡易于消化的食物；③管灌饮食给予的方法包括：经鼻或经口的胃管和小肠管间断性灌食或持续性灌食。

（三）注意事项

1. 肠内营养的供给需要依赖胃管或小肠管，置管后需要立即检查是否达到理想的位置。

2. 注意观察肠内营养期间的并发症，主要包括胃潴留、便秘、腹泻、腹胀、返流、吸入性肺炎等。

3. 保持胃肠营养管道通畅，避免堵塞。

第八节　洗胃术

洗胃术是通过胃管将含一定成分的液体灌入胃内，与胃内容物充分混合后再抽出，如此反复多次直至抽出澄清液，以达到彻底冲洗胃腔内未被吸收的内容物或经胃黏膜重新分泌入胃腔的毒物、药物的方法。

【目的】

1. 解毒，清除胃内容物，避免毒物吸收，利用不同的灌洗液进行中和解毒。

2. 减轻胃黏膜水肿。

3. 手术或某些检查前的准备。

【适应症】

1. 口服毒物 6 小时以内，但超过 6 小时者也不轻易放弃洗胃。

2. 胃手术前及检查前。

【禁忌症】

1. 强腐蚀性毒物中毒。

2. 惊厥尤其是未控制者。

3. 食管静脉曲张、上消化道大出血、食管狭窄、胸主动脉瘤、严重的心脏病等。

4. 昏迷。

注意：当洗胃在抢救生命中占首位时，有些禁忌症不是绝对的，如重度中毒的昏迷病人,抢救时可在行气管插管的同时进行洗胃,往往取得成功。

【洗胃液】见下表

常用的洗胃液

中毒药物	洗胃液	禁忌药物
酸性物	镁乳、蛋清水、牛奶	
碱性物	1‰盐酸、白醋、蛋清水、牛奶	强酸禁洗胃
氰化物	饮3%过氧化氢溶液后引吐	强碱禁洗胃
敌敌畏	1:10000～1:15000 高锰酸钾	
1605、1059、乐果	2%～4% $NaHCO_3$、1%盐水	高锰酸钾
敌百虫	1:10000～1:15000 高锰酸钾	
DDT	温开水或生理盐水	碱性药物
酚类	用温开水、植物油洗胃到无酚味为止 洗胃后多次服用牛奶、蛋清保护胃黏膜	油性泻药
巴比妥类(安眠药)	1:10000～1:15000 高锰酸钾	硫酸镁导泻
异烟肼	1:10000～1:15000 高锰酸钾洗胃、硫酸钠导泻	
灭鼠药(磷化锌)	1:10000～1:15000 高锰酸钾或 0.1%硫酸铜洗胃,0.5%～1%硫酸铜溶液每次 10mL,每 5～10 分钟服 1 次,刺激舌根引吐	鸡蛋、牛奶、脂类及其他油类食物
河豚中毒	口服依米丁或 1%硫酸铜溶液每次 100mL,用 1:10000～1:15000 高锰酸钾或 0.5%活性炭悬液灌入,50%硫酸镁导泻	

注:临床研究表明,1:5000 的高锰酸钾洗胃易造成胃黏膜灼伤

【操作方法】

(一)口服灌洗催吐法

适用于清醒、合作的患者。

1. 用物:塑料布、污物桶、压舌板或棉棒、灌洗液。

2. 方法:病人坐椅子上,胸前围塑料布,前面放置一污物桶,嘱病人快速饮入灌洗液 1500～2500mL 后,用棉棒或压舌板刺激病人咽部或舌根部,引起呕吐,如此反复进行直至洗干净为止。

(二)洗胃法

胃管洗胃术在胃管插入后,可分别作胃管洗胃术、灌流洗胃术和电动洗胃器洗胃术。

1. **胃管插入的方法**

清醒病人取坐位,解开上衣钮扣;解开裤带,面前置一污物桶,昏迷病人取头低左侧卧位。头转向一侧,以免液体误入气管内。胃管前端 10cm 涂石蜡油,经口插管时使病人充分张口,昏迷者可用张口器,放入牙垫,避免病人咬住胃管。胃管进入食管插入 45～50cm,即至胃内吸出 100～200mL 胃液留作毒物分析,如不能肯定,可由胃管注入适量空气,同时在胃区听到气过水声,将胃管固定于鼻背部。

2．洗胃方法

（1）胃管洗胃术：插入带漏斗的胃管，用注射器将胃内容物尽量抽尽，留作分析用，经胃管每次注入洗胃液 300～500mL，立即放低漏斗，利用虹吸原理将胃内溶液引出，反复清洗，直至洗出液透亮无味。洗胃完毕可从胃管注入解毒剂、活性炭等，拔出胃管。

（2）电动洗胃机洗胃法：电动洗胃机有自控和手控两种，按工作程序操作，胃管插入后先用负压将胃内容物吸尽，留送标本，以后每次用正压，灌洗 300～500mL 洗胃液，然后将胃内容物以负压吸出，反复灌洗，直至洗净。

（3）剖腹胃造口洗胃术：

1）适应症：急性口服中毒，凡插胃管洗胃确有困难的危重病例。

2）方法：应做好术前准备，危重病人可在抢救室进行手术。

3）操作方法：仰卧位，消毒上腹部皮肤，铺巾局麻，按胃造口常规进行，上腹纵行切口 7～8cm 进入腹腔，胃前壁先作一荷包缝合，切开胃壁插入吸引导管，先吸尽胃内容，反复灌洗，术后将导管保留，以便必要时再次灌洗外，还可由此注入混合奶等。

【护理措施】

1．电动洗胃机洗胃必须接妥地线，以防电击危险。

2．使用过程中注意吸引管通畅，灌洗液的温度一般为 30℃～35℃。

3．洗胃过程中如有阻碍、疼痛，洗出液有较多鲜血者，均应停止施行。

4．严禁灌入过多的洗胃液，以免超过胃容量，造成急性胃扩张。

5．幽门梗阻患者洗胃后须记录胃内滞留量（设洗胃液 2500mL，洗出量为 2000mL，则胃内滞留为 500mL），以供静脉补液参考。

6．服毒患者洗胃后，可酌情注入 30％～50％硫酸镁 30～50mL 导泻。

7．急性中毒者应从速以催吐剂催吐，病人合作者鼓励病人自己饮洗胃液，后刺激咽喉部至吐，或迅速洗胃，以减少毒物的吸收。

8．吞服强酸强碱、浓来苏等腐蚀性毒物和煤油、汽油者，切忌洗胃。

9．估计服毒时间在 6 小时以内者要进行洗胃，但目前均不受此时间限制。虽超过 6 小时仍应洗胃，对于洗胃不彻底者应重新洗胃。

10．反复冲洗，直至洗出液清亮无味为止。

11．洗毕捏住胃管迅速拔出，认真清洗机器各部管道，控制台不可倒置，让病人漱口，彻底洗澡、洗头，更换衣服，以清除污染皮肤的呕吐物等毒物。

第九节　胸腔闭式引流术与护理

胸腔闭式引流术是通过手术将胸管置于胸膜腔，以重力引流为原理，使气、血、液从胸膜腔内排出，维持胸腔负压，促进肺复张，恢复肺功能。

【适应症】

1．外伤性血气胸，影响呼吸、循环功能者。

2．损伤性气胸或自发性气胸，肺压缩 30％以上者。

3．胸部大手术后。

4. 脓胸。

【术前准备】

胸腔闭式引流包一个,消毒蕈状引流管或直径 8～10mm 的前端多孔硅胶管一根,一次性水封瓶一套,生理盐水,无菌手套,皮肤消毒用具等。

【操作方法】

1. 取半卧位(生命体征不稳定者取平卧位),积血(积液)选腋中线第 6～7 肋间,气胸选锁骨中线第 2～3 肋间。术野皮肤常规消毒、铺巾,术者戴无菌手套。

2. 局部浸润麻醉切口区胸壁各层,直至胸膜;沿肋间走向切开皮肤 2cm,沿肋骨上缘伸入血管钳,分开肋间肌肉各层至胸腔;见有液体涌出时立即置入引流管。引流管伸入胸腔的深度不宜超过 4～5cm,以 4 号丝线缝合切口,结扎固定引流管,覆盖无菌纱布,引流管末端接水封瓶。

【护理措施】

1. 术前常规皮试,按医嘱给予镇静药。

2. 术后保持引流管通畅,不使其受压扭曲,定时挤压引流管,注意观察水柱波动情况(正常水柱波动约为上下 4～6cm),一般术后当时水柱波动较大,是由于肺没有完全扩张,当肺完全扩张后水柱波动转为正常。水封瓶位置以病人胸部以下 60～100cm 为宜,玻璃长管必须在水面下 2～3cm。

3. 常规负压吸引,记录每天引流量(伤后早期每小时引流量)并观察性质、颜色,如果每小时引流出鲜血超过 100mL 以上,应通知医生。初放引流时应密切监测血压,以防病人突然休克或虚脱。

4. 每日帮患者适当变动体位,鼓励病人深呼吸、咳嗽,使之达到充分引流。注意固定导管,防止移位和滑脱。

5. 每日更换水封瓶,更换时先夹闭引流管,更换完毕后再重新开放,以防空气被负压吸入,一切操作应坚持无菌操作,以免造成胸腔感染。

6. 拔管:一般引流管放置 48 小时后,如肺完全复张(查体或胸片)8 小时内引流液少于 50mL、无气体排出、水柱波动良好、病人无呼吸困难则可拔管。拔管后 48～72 小时更换敷料。

第十节　溶栓与护理

纤维蛋白是血栓的主要成分,目前各种溶栓方法都是通过药物把血栓中的纤维蛋白溶解。血栓阻塞冠状动脉后超过 20～30 分钟,心肌细胞开始发生坏死,随着时间的延长,坏死由心内向心外膜扩展,因此溶栓治疗越早越好。

常用的溶栓方法有静脉内溶栓和冠状动脉内溶栓。冠状动脉内给药的疗效高于静脉内给药。但静脉内给药可在发病后较早给药。且方法简便,更易于被接受。目前使用的溶栓剂分两大类:一类为"纤维蛋白选择性"溶栓剂,包括 rtPA 和 pro-UK;另一类为"非纤维蛋白选择性"溶栓剂,包括 SK、UK。

【适应症】

1. 持续性胸痛超过半小时,舌下含服硝酸甘油症状不缓解。

2. 相邻两个或更多导联 ST 段抬高,在肢体导联>0.1mV,胸导联>0.2mV。

3. 发病 6 小时内。

4. 若病人来院时已是发病后 6~12 小时,心电图 ST 段明显抬高,伴有或不伴有严重胸痛者。

5. 年龄小于 70 岁。70 岁以上的高龄 AMI 患者,因人而异慎重选择。

【禁忌症】

1. 两周内有创伤手术或外伤史。

2. 高血压病人经治疗后,溶栓前血压仍大于 160/100mmHg。

3. 有脑出血或蛛网膜下腔出血史。

4. 出血性疾病及有出血倾向。

5. 严重休克和严重的心律紊乱。

【操作步骤】

(一) 溶栓前物品准备

准备的物品有:心电监护仪、除颤器、临时起搏器、输液泵、主动脉球囊反搏装置、急救药品等。

(二) 病人准备

1. 做好病人和家属的解释工作。

2. 溶栓前检查血常规、血小板计数、出凝血时间及血型。

3. 嘱病人嚼服阿司匹林。

4. 建立有效的静脉输液通道,以便术中用药。

(三) 用药方法及护理

1. 尿激酶 150 万 U 或 202 万 U/kg 用生理盐水 10mL 溶解,再加入 5%~10% 葡萄糖 100mL 中,30 分钟内静脉滴注。

2. 链激酶 150 万 U 用生理盐水 100mL 溶解,再加入 5%~10% 葡萄糖 100mL 中,60 分钟内静脉滴注。

3. 给予心电监护,注意心律、心率的变化。

4. 溶栓开始后每 10 分钟测血压 1 次,连续 3 小时,血压平稳后可延长时间。

5. 观察药物反应及病人主诉,了解疼痛缓解情况。

6. 护理方法同并发症的观察和护理。

【术后护理】

1. 持续心电监测及血压的观察,全程心电图记录。

2. 经常询问病人疼痛缓解的程度。

3. 注意有无出血倾向。

4. 监测心肌酶的变化,监测凝血时间及肝素的应用。

第十一节　严重创伤护理

严重创伤的患者,特别是严重多处创伤的患者,病情紧急、危重、复杂,如抢救不当常造成严重后果,甚至危及病人生命。

【救治原则】

1. 迅速而安全地使伤员离开现场,避免再度受伤和继发性损伤。

2. 保持呼吸道通畅,如怀疑有颈部损伤,不宜行仰头抬颏法,采用托颌法,必要时行环甲膜穿刺,气管插管或气管切开术。

3. 其他部位或脏器损伤参照多发伤的处理原则。

4. 明显的外出血,应施行压迫止血等临时止血方法。

5. 开放性骨折用无菌敷料包扎,闭合骨折用夹板或就地取材进行制动,减轻并防止进一步损伤。

6. 适量给予止痛、镇静剂,颅脑伤或呼吸抑制者,禁用吗啡、杜冷丁。

7. 心跳呼吸骤停时,立即行心肺复苏术。

8. 如果是放射性损伤应(1) 尽早给予抗放射性药物,(2) 尽早消灭创面或伤口,尤其是清除放射性的污染创面,应注意先将伤口覆盖,以防止带有放射性物质的洗液进入伤口,创口用生理盐水反复冲洗。对于难以冲洗的创口,可采用清创术来清除污染,一般需作延迟愈合。

【操作步骤】

首先应有全局、整体的观念及时而准确地全面对伤员的生命状态进行评估,及时发现有生命危险的伤员或伤情。评估按 ABCDE 顺序进行。

A:气道评估与颈椎保护(alrwaywlthcer-vicalspine control)。

(1) 开放气道时要注意保护颈椎,避免舌头阻塞气道。

(2) 清除异物。

(3) 必要时气管插管、穿刺或切开。

B:呼吸(breathing)。判断呼吸是否正常,包括呼吸快慢、困难程度、胸廓运动是否对称等。

(1) 以看、听、感觉来确定呼吸功能。

(2) 致命的呼吸与胸部创伤有:张力性气胸、开放性气胸、大量血胸、连枷胸和心包填塞。这些伤势一旦诊断就要立即进行急救。

(3) 其他的抢救包括供氧,气管插管,胸腔闭式引流术等。

C:循环评估与止血(circulation and hemorrhage control)。

(1) 体检重点:意识、神志、皮肤颜色、心率/心律、血压、毛细血管再充盈时间及尿量等。

(2) 止血措施,如按压出血的伤口等。

(3) 迅速建立良好的静脉通道,必要时行静脉切开或深静脉穿刺置管,给予输液或输血,以维持血流动力和组织器官灌注状态。

D:神经系统(dysfunction)。

(1) 格拉斯哥昏迷评分。

(2) 观察瞳孔大小及对光反应。

(3) 神经系统必须重复检查,才可以监测脑创伤有否改变。

E:彻底检察与环境控制(exposure and environment)。

(1) 患者的衣服必须全部脱下以彻底检察身上的伤口。

(2) 前面检查完毕后,以三人平托法翻动患者,检查背部和做直肠指检。

(3) 保温。

抢 救 与 复 苏

抢救与复苏原则:做 ABCDE 初步体检时,发现或诊断有任何的致命伤,就必须立刻抢救。其措施应迅速、简单、有效,一切首先为了解除危及患者生命的伤情,维持其生命体征的基本稳定,然后再做进一步的处理,必须树立抢救生命第一的观点。

再 次 体 检

伤员经过上述各种处理后,医师应仔细检查伤员,有无其他隐匿的损伤,为了避免诊查时可能遗漏某一系统,按系统逐一进行检查(即 CRASHPLAN 顺序):

C(Circulation,心脏及循环系统)

R(Respiration,胸部及呼吸系统)

A(Abdomen,腹部脏器)

S(Spine,脊柱脊椎)

H(Head,颅脑)

P(Pelvis,骨盆)

L(Limbs,四肢)

A(Arteries,动脉)

N(Nerves,神经)

进一步治疗——ICU

进一步治疗包括①护理评估;②记录生命体征;③处理。

(一) 呼吸系统

1. 评估内容

(1) 应观察患者呼吸频率、节律及深浅度。

(2) 观察胸廓呼吸运动是否对称,听诊呼吸音是否减弱,检查患者胸壁是否饱满、肋间隙是否变窄等。

(3) 皮肤颜色及氧饱和度。

2．处理

（1）确保足够氧气和换气正常。

（2）如患者有呼吸困难立即气管插管、切开或行环甲膜穿刺。

（3）怀疑有血气胸立即行胸腔闭式引流术。

（二）心血管系统

1．评估心率和心律、血压、中心静脉压、心电图、出血情况。

2．处理

（1）多发性创伤病员需要立即抽血作血型鉴定和配血。

（2）迅速建立有效静脉通道，补充循环血容量，补液种类应晶体液和胶体液兼顾，输液速度应根据病情具体掌握。失血性休克应及时输血。

（3）必须用各种适当的方法迅速控制外出血，最有效的方法是出血处可加压包扎或填塞止血，并将该部抬高。

（4）血流动力学监测。

（三）脑神经系统

1．评估

（1）意识状态：有无记忆缺失、神志恍惚、烦躁不安，以及对外界刺激反应迟钝或消失。

（2）有无头痛、头晕、恶心、呕吐、烦躁、失眠、耳鸣、畏光、多汗、情感障碍等，严重损失可出现脑膜刺激征，大小便失禁、强直性抽搐或去大脑强直等，用格拉斯哥昏迷评分（CCS）来判断意识障碍的程度。

（3）瞳孔活动。

（4）外伤后有无颅骨开放性骨折、伤后有无昏迷、呕吐等颅内压升高的情况。

（5）有无脑脊液外漏或伴发有无神经系统体征。

2．处理

（1）颅内压监测。

（2）高频率机械通气。

（3）镇静剂。

（4）利尿剂。

（5）抗生素。

（四）消化系统

1．评估

（1）腹部情况：有无腹痛、恶心、呕吐、呕血及便血等消化道情况。

（2）有无腹膜刺激征：腹部压痛、反跳痛和腹肌紧张，重者可出现板状腹，常伴有肠鸣音消失等。

（3）失血性休克：无论空腔脏器或实质性脏器均可发生休克。

2．处理

（1）生命体征的检测。

（2）建立静脉通道，立即进行抗休克治疗。

（3）采取对症措施，对腹部创伤病人一旦确定手术，原则上应尽快施行。

（五）泌尿系统

1. 评估：尿量、尿液性质、颜色。

2. 处理：保护肾脏功能，恢复正常排尿通路。如施行导尿术及紧急手术。

（六）骨折与关节脱位

1. 评估：局部情况，有无肿胀、压痛、畸形、骨擦音，异常活动及功能障碍。

2. 处理原则：抢救生命，保护肢体。复位、固定及功能锻炼。

第十二节　环甲膜穿刺

当遇到急性上呼吸道阻塞，不能立即气管切开时，可行紧急环甲膜穿刺术，开放气道挽救患者生命并为正规气管切开赢得时间。

一、适应症

1. 各种原因引起的上呼吸道完全或不完全梗阻者。

2. 3 岁以上患儿。

二、物品准备

环甲膜穿刺针或 16 号金属注射针、T 型管、氧气、氧气连接管。

三、操作步骤

1. 患者仰卧，枕垫于颈背部，尽可能使头后仰，保持正中，充分暴露颈部。

2. 紧急情况下一切从简，用左手指摸清甲状软骨与环状软骨间正中线上的柔软处即环甲膜（见图 1），右手将穿刺针头在环甲膜上垂直下刺（见图 2），通过环甲膜有落空感时，挤压胸部，发现有气体逸出，T 型管上臂端接针头，T 型管下臂接氧气。左手固定针头，右手食指间歇堵塞 T 型管上臂一端开口处，行人工呼吸，根据需要调节正压人工通气频率。

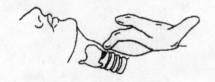
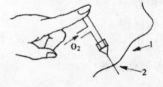

图 1　环甲膜的体表部位　　　　图 2　环甲膜穿刺示意图

四、注意事项

1. 环甲膜穿刺针及 T 型管应作为急救必备物品消毒备用。

2. 该技术仅作为呼吸复苏的急救措施，不能作为确定性处理，初期复苏后改为气管切开。

3. 穿刺中有落空感，进针过浅起不到应用效果，过深易刺伤气管声门下区后壁黏膜。

第十三节 三腔两囊应用与护理

三腔二囊管经鼻插入,进入胃腔后胃囊充气可使管端的气囊膨胀,将管向外牵拉气囊可压迫胃底曲张静脉,食道囊充气可压迫食管下段曲张静脉,获得满意的止血效果。

一、适应症

适用于肝硬化门脉高压,引起食管——胃底静脉曲张破裂出血者。

二、用物准备

三腔二囊管、血管钳、治疗盘、治疗巾、50mL 注射器,石蜡油、纱布、胶布、0.5kg 沙袋、悬吊绳、牵引架、胃肠减压器等。

三、操作步骤

1. 做好解释安定患者情绪,以取得患者配合。

2. 检查三腔管气囊有无漏气,三腔管是否通畅,抽尽囊内空气,分别做好三个管腔标记。

3. 患者半卧位或平卧位,头偏向一侧,清洁鼻腔,石蜡油润滑三腔管前段及气囊,从鼻腔缓缓插入。

4. 当三腔二囊管插入 50~55cm 时,如抽出胃内容物,明确已达胃腔,暂作固定,向胃气囊内充气 200~300mL(压力维持 40~50mmHg)夹闭管口,轻轻向外提拉三腔管有弹性阻力,表明胃气囊压迫胃底。

5. 在三腔管尾端前 10~20cm 处,用绳子扎住重力牵引(以 0.5kg 重物牵引),牵引方向从鼻唇部沿身体纵轴呈 45°,接上胃肠减压器。

6. 如患者仍出血,再向食管气囊充气 100~150mL,夹闭管口(压力维持 30~40mmHg)。

7. 操作完毕,整理用物,安置患者于舒适体位。

四、注意事项

1. 气囊充气,应先胃囊后食管囊,放气顺序则相反。

2. 如充气量不足,牵引时提拉不紧,会导致止血失败;充气不足或提拉过紧,气囊潜入食管下端易引起心律失常或气囊滑出阻塞咽喉部引起窒息,一旦发生患者呼吸困难或窒息,应立即放气处理。

五、护理措施

1. 严密观察病情变化、胃内容物、大便次数、色、量并记录。

2. 观察气囊有无漏气,每隔 2~3 小时测食管囊及胃囊压力一次。

3. 为避免食管与胃底发生压迫性溃疡,食管囊每隔 12 小时放气一次,同时放松牵引,将管子向胃内送入少许,放气时间 15～30 分钟,如仍有出血,做必要处理,并记录出血量。

4. 置管期间禁止饮水,每日口腔护理 2～4 次,及时清除鼻腔分泌物,石蜡油滴入插管鼻腔,3 次/日,减少管子对黏膜刺激。

5. 出血停止 24 小时后,放气观察 12～24 小时,确认无继续出血则可拔管,拔管前嘱病人口服液体石蜡 20～30mL,并抽尽气囊内空气,缓慢拔管,通常置管时间 3～5 天为妥。

6. 肝昏迷患者使用三腔管时,需用床档及约束带制动,防止患者自行拔管和坠床。

参考文献

1. 张振学.领导者应对和处理突发事件的9种能力.北京:中国致公出版社,2009.
2. 王宏伟.突发事件应急管理预防处置与恢复重建.北京:中央广播电视大学出版社,2009.
3. 王陇德.突发公共卫生事件应急管理——理论与实践.北京:人民卫生出版社,2008.
4. 李小刚.急救医学住院医师手册.北京:科学技术文献出版社,2008.
5. 彭波.急诊科手册.北京:科学出版社,2008.
6. 马洪坤等.现代急诊管理学.山东:黄河出版社,1997.
7. 张文武.急诊内科学(第二版).北京:人民卫生出版社,2007.
8. 王吉耀.内科学.北京:人民卫生出版社,2005.
9. 马丹,魏峰,刘清和.急诊医学.武汉:湖北科学技术出版社,2009.
10. 胡大一.心血管内科学.北京:人民卫生出版社,2009.
11. 韩继媛.急诊心脏病学.武汉:武汉出版社,2000.
12. 王一镗.急诊医学.北京:学苑出版社,2005.
13. 李奇林,蔡学全,宋于刚.全科急救学.北京:军事医学科学出版社,2001.
14. 李石,许国铭.内科手册(第六版).北京:人民卫生出版社,2002.
15. 胡大一,马长生.心脏病学实践2008——规范化治疗.北京:人民卫生出版社,2008.
16. 刘仁树,严新志.急诊医学.(第一版).北京:人民军医出版社,1999.
17. 王维治.神经病学(第四版).北京:人民卫生出版社,2002.
18. 陈灏珠.实用内科学(第十一版).北京:人民卫生出版社,2001.
19. 秦桂玺,阎明.急危重症病与急救.北京:人民卫生出版社,2005.
20. 迟家敏.实用糖尿病学.北京:人民卫生出版社,2009.
21. 吴孟超,盛志勇,王正国等.新编外科临床手册.北京:金盾出版社,1993.
22. 刘保池,蔡聚雨,刘海燕等.现代急诊医学.郑州:郑州大学出版社,2006.
23. 沈宏,于学忠,刘中民等.急诊医学.北京:人民卫生出版社,2008.
24. 王振杰,石建华,方先业等.实用急诊医学.北京:人民军医出版社,2009.

打造精品图书　竭诚服务三农
河南大学出版社
读者信息反馈表

尊敬的读者：

感谢您购买、阅读和使用河南大学出版社的＿＿＿＿＿＿＿＿＿＿一书，我们希望通过这张小小的反馈表来获得您更多的建议和意见，以改进我们的工作，加强我们双方的沟通和联系。我们期待着能为您和更多的读者提供更多的好书。

请您填妥下表后，寄回或发 E－mail 给我们，对您的支持我们不胜感激！

1.您是从何种途径得知本书的：

□书店　□网上　□报刊　□图书馆　□朋友推荐

2.您为什么决定购买本书：

□工作需要　□学习参考　□对本书感兴趣　□随便翻翻

3.您对本书内容的评价是：

□很好　□好　□一般　□差　□很差

4.您在阅读本书的过程中有没有发现明显的错误，如果有，它们是：

＿＿＿＿＿＿＿＿＿＿＿＿＿＿＿＿＿＿＿＿＿＿＿＿＿＿＿＿＿＿＿＿＿＿＿＿＿

＿＿＿＿＿＿＿＿＿＿＿＿＿＿＿＿＿＿＿＿＿＿＿＿＿＿＿＿＿＿＿＿＿＿＿＿＿

5.您对哪一类的图书信息比较感兴趣：＿＿＿＿＿＿＿＿＿＿＿＿＿＿＿＿＿＿＿＿

＿＿＿＿＿＿＿＿＿＿＿＿＿＿＿＿＿＿＿＿＿＿＿＿＿＿＿＿＿＿＿＿＿＿＿＿＿

6.如果方便，请提供您的个人信息，以便于我们和您联系（您的个人资料我们将严格保密）：

您供职的单位：＿＿＿＿＿＿＿＿＿＿＿＿＿＿＿＿＿＿＿＿＿＿＿＿＿＿＿＿

您教授的课程（老师填写）：＿＿＿＿＿＿＿＿＿＿＿＿＿＿＿＿＿＿＿＿＿＿

您的通信地址：＿＿＿＿＿＿＿＿＿＿＿＿＿＿＿＿＿＿＿＿＿＿＿＿＿＿＿＿

您的电子邮箱：＿＿＿＿＿＿＿＿＿＿＿＿＿＿＿＿＿＿＿＿＿＿＿＿＿＿＿＿

请联系我们：

电话:0371－86059712　0371－86059713　0371－86059715

传真:0371－86059713

E－mail:hdgdjyfs@163.com

通讯地址:450046　河南省郑州市郑东新区 CBD 商务外环路商务西七街中华大厦2304室

河南大学出版社高等教育出版分社